U0299153

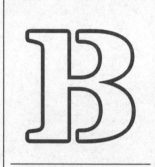

BLUE BOOK

智 库 成 果 出 版 与 传 播 平 台

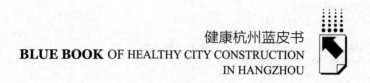

健康杭州蓝皮书

BLUE BOOK OF HEALTHY CITY CONSTRUCTION
IN HANGZHOU

健康杭州发展报告
（2023）

ANNUAL REPORT ON HEALTHY CITY CONSTRUCTION
IN HANGZHOU (2023)

主　编／王建勋　杨　磊
副主编／马海燕　陈燕娟　李金涛　周　驰

社会科学文献出版社
SOCIAL SCIENCES ACADEMIC PRESS (CHINA)

图书在版编目（CIP）数据

健康杭州发展报告. 2023 / 王建勋，杨磊主编. --
北京：社会科学文献出版社，2024.6
（健康杭州蓝皮书）
ISBN 978-7-5228-3592-1

Ⅰ.①健⋯ Ⅱ.①王⋯ ②杨⋯ Ⅲ.①医疗保健制度
-研究报告-杭州-2023 Ⅳ.①R199.2

中国国家版本馆 CIP 数据核字（2024）第 088229 号

健康杭州蓝皮书

健康杭州发展报告（2023）

主　　编 / 王建勋　杨　磊
副 主 编 / 马海燕　陈燕娟　李金涛　周　驰

出 版 人 / 冀祥德
责任编辑 / 孙海龙　孟宁宁
责任印制 / 王京美

出　　版 / 社会科学文献出版社·群学分社（010）59367002
　　　　　地址：北京市北三环中路甲 29 号院华龙大厦　邮编：100029
　　　　　网址：www.ssap.com.cn
发　　行 / 社会科学文献出版社（010）59367028
印　　装 / 三河市东方印刷有限公司

规　　格 / 开　本：787mm×1092mm　1/16
　　　　　印　张：19.25　字　数：289 千字
版　　次 / 2024 年 6 月第 1 版　2024 年 6 月第 1 次印刷
书　　号 / ISBN 978-7-5228-3592-1
定　　价 / 158.00 元

读者服务电话：4008918866

《健康杭州发展报告（2023）》
编辑委员会

朱星雨	朱德明	朱　燕	任建萍	刘　芳
刘克宁	刘金玲	刘婷婕	李　旭	李金涛
杨国平	杨　磊	吴尚熹	吴亮锋	吴　婧
余颖莹	张文辉	张　萌	陈国伶	陈悦彤
陈静纯	陈燕娟	邵　晖	金　铨	周　驰
周　磊	郑　伟	赵朝阳	郝　莉	荣　超
姜　丹	袁彰欣	贾格格	倪晓晴	徐　虹
蒋天武	韩大卫	程二苹	潘淑萍	

主要编撰者简介

王建勋 研究生，高级经济师，杭州市健康城市指导中心主任，杭州医学重点培育学科健康管理带头人，研究方向为健康城市治理、健康影响评价、健康促进场所建设等。主要研究方向为公共事业管理、健康城市理论与实践。近年来主持完成"健康城市理念融入杭州国土空间规划政策建议""健康杭州系统评价研究""健康影响评价理论框架研究""公共政策健康影响评价辅助决策系统研发""健康治理监测数字化信息系统应用研究"10余项。参编《健康影响评价实施操作手册》《"将健康融入所有政策"实践——地方经验汇编》《健康杭州发展报告》等多部专著。全国健康城镇建设专家库成员、中国城市科学研究会健康城市专业委员会委员、健康浙江行动专家咨询委员会成员、浙江省爱国卫生专家库成员。兼任杭州市预防医学会第四届理事会常务理事、副会长。

杨　磊 博士，博士生导师，教授，杭州师范大学原副校长。《健康研究》杂志主编，享受国务院政府特殊津贴专家，国家首批新世纪"百千万人才工程"国家级人选，健康中国企业行动职业健康促进专项行动组组长，教育部高校教学指导委员会公共卫生与预防医学分委员会委员，浙江省高校公共卫生与预防医学教学指导分委员会副主任委员，浙江省科技发展咨询委员会专家，浙江省预防医学会副会长、浙江省预防医学会企业健康促进专业委员会主任委员、劳动卫生与职业病专业委员会副主任委员。浙江省重点科技创新团队"公共卫生监测与突发事件处置关键技术"负责人，省高校

"钱江高级人才"（特聘教授）。主要研究方向为预防医学、社会医学和卫生事业管理、健康管理。先后主持完成了国家科技部、国家自然科学基金委、教育部、浙江省等国家和省部级重大课题 10 余项，获省部级教学科研成果奖 5 项。在国内外学术刊物上发表论文 190 多篇，其中 SCI 收录论文 80 余篇。主编和参编《健康杭州蓝皮书（2018，2020，2021）》《职业健康服务与管理》《预防医学》《初级卫生保健学》等 10 余部著作。承担国家卫健委健共体全民健康管理制度研究、杭州市健康服务业发展对策研究及昆明市健康城市建设发展规划等多项决策应用类课题，主持完成的"省级卫生资源配置标准研究"被政府采纳应用并获省级科技进步三等奖。

马海燕 杭州师范大学公共卫生学院教授。兼任浙江省预防医学会公共卫生监测委员会副主任委员、浙江省预防医学会流行病学专业委员会委员、浙江省预防医学会企业健康促进专业委员会委员。从事公共卫生与预防医学教育近 30 年。主要研究方向为健康教育与健康促进、健康城市理论与实践。主持"十一五"国家科技支撑计划项目的子课题、"十二五"国家科技攻关重点计划项目的子项目，及浙江省科技厅、杭州市等各类科研项目。主编《健康教育与健康促进》、参与编著《健康杭州发展报告》《社区健康和谐之路》《社区护理导论》等教材与著作十余部。

陈燕娟 杭州市健康城市指导中心副主任，主要研究方向为健康城市建设理论与实践。近年来，参与设计健康城市理论与实践应用研究项目 10 余项，参与设计健康影响评价和健康治理监测数字化信息系统 2 项。主持编制健康杭州区、县（市）和市直部门考核指标体系 3 项，参与起草国内第 1 份地方大健康治理现代化实施意见和杭州市第一轮健康杭州行动三年计划实施意见以及杭州市公共政策健康影响评价实施细则。

李金涛 杭州市健康城市指导中心健康城市评价科科长，高级经济师，医学硕士，健康中国企业行动职业健康促进专项行动组专家、中国城市科学研究会健康城市专业委员会委员、浙江省预防医学会企业健康促进专业委员会常务委员、浙江省健康影响评价专家库专家、杭州市预防医学会职业健康促进专业委员会委员，主要从事健康影响评价和场所健康促进研究。参加工作至今发表学术论文23篇，参编出版著作7部，主持和参与国际项目3项、省部级课题1项、市局级课题3项，参与自主设计健康城市课题项目16项。

周　驰　博士，硕士生导师，教授，杭州师范大学公共卫生学院健康管理系副主任。研究方向为健康管理服务体系与政策，主持国家自然科学基金面上项目和青年项目、教育部人文社科、浙江省软科学项目、浙江省哲学社会科学规划课题等10余项，参与国家5G+健康管理应用试点项目、国家"十二五"科技支撑项目、国家社会科学基金等多项国家级课题。以第一或通信作者在《Journal of Affective Disorders》《Journal of Environmental Research and Public Health》《中华医院管理杂志》等国内外期刊共发表学术论文30余篇，参编《中国健康服务业发展报告》《健康管理学案例与实训教程》《老年健康管理师实务培训（上下册）》等专著/教材9部。入选浙江省高校领军人才培养计划，杭州市教育系统优秀教师。兼任中华医学会健康管理学分会教育培训学组委员、中国卫生政策与管理学会及美国中华医学基金会CHPAMS学会会员、浙江省医疗保障研究会专家组成员。

摘　要

党的十八大以来，以习近平同志为核心的党中央坚定不移地沿着中国特色社会主义道路奋勇前进，经过长期努力，中国特色社会主义进入了新时代。在新时代背景下，推动人口高质量发展关系国家的可持续发展与社会稳定。杭州市作为健康中国示范区之一，依托一线城市优势，改革创新医疗体系、健康服务，取得了一系列成绩，为人口高质量发展树立了典范。

本书以杭州市健康促进助力人口高质量发展建设为切入点，总结具有杭州特色的健康城市建设经验。全书由总报告和分报告两个部分组成。总报告详细阐释了健康促进与人口高质量发展的意义，梳理了杭州市健康促进与人口高质量发展的关系，表明健康促进引领人口高质量发展新常态，有利于提高人口整体素质，加强人力资源开发，进而助力优化人口结构、维护人口安全，并从人口健康水平、人口素质、生育友好型社会建设、社会养老体系、区域人口优化五个方面总结杭州市健康促进助力人口高质量发展的成效，同时，总报告进一步整理了杭州市人口高质量发展所面临的挑战，包含人口老龄化程度高、杭州市生活成本高、城镇体系发育不均衡等，最后提出未来发展策略。分报告则是从环境、社会、服务、文化、人群、产业、治理等多个方面总结了健康杭州建设经验。

无障碍环境建设是浙江实现共同富裕的基本保障，是推进健康杭州的必要条件。医院是健康杭州的一个缩影，是杭州市卫健窗口的重要展示，无障碍建设体现了医院的形象与温度，更让患者信任医院，实现医患双赢。杭州市"用心、用情、用爱"持续推进无障碍医院环境建设，提升医院无障碍环境品质。公园城市是我国在新时代发展背景下提出的一种新的城市建设发展模式，是习近平生态文明思想在城市建设中的具体要求，为新时代中国城市园林绿地建设提供了正确的价值导向和目标引导。杭州以"公园+"理念框架为指引，将公园体系建设与城市发展相结合，并以公园复合功能利用为切入点，探索城市公园建设实践新模式，进一步发挥杭州在生态文明建设方面的引领示范作用。

以习近平同志为核心的党中央提出建设老年友好型社区与智慧社区两项战略来分别应对城市老龄化和城市数字化产生的社会问题，杭州市融合建设"智慧社区"与"老年友好社区"，已经逐步发展出"养老+助老+尊老+敬老"四位一体的"老年友好型智慧社区"建设框架，以及"物业主导""社区主导"两大因地制宜的建设模式，可为党和政府应对现代化进程中的城市建设问题提供可行方案，为其他城市建设"老年友好型智慧社区"提供实操借鉴。未来社区建设则是科学把握新发展阶段、深入贯彻新发展理念、主动融入新发展格局的城市现代化发展的先行探索，也是浙江省继"八八战略"后的创新举措和落实国家"十四五"规划纲要中加快推动高质量发展建设共同富裕示范区的重要思路举措。杭州市作为浙江省未来社区建设的"头雁"，进行了行之有效的政策与实践探索，开发出未来社区建设和运营的"杭州模式"，总结形成一批可复制、可推广的"杭州经验"。

在县域医共体方面，杭州市围绕打造"高质量发展建设共同富裕示范区"，坚持以人民健康为中心的发展思想，努力构建"一线直通、全域覆盖、连续服务"的整合型医疗卫生服务体系，通过构筑紧密型医共体，推动了整合型医疗卫生服务体系建设，促进了县域卫生资源的整合与协同，建立了一套医共体内部协同合作的服务模式，提升了医疗卫生服务的整体水平。基层医疗卫生机构是守护人民群众健康的第一道防线，家庭医生签约服务是我国基层卫生服务不可分割的一部分，是家庭医生制度、确保基层首诊和双向转诊的重要基础。杭州家庭医生团队建设健全、基本医疗服务与基本公共卫生服务能力较强，但仍面临医疗费用报销等难题，未来仍需进一步解决。

　　健康素养是健康素质的重要组成部分，在提升居民健康素养方面，杭州市进行了一系列行之有效的政策与实践探索，初步构建提升居民健康素养的政策体系，形成政府主导、部门联动、社会参与的工作格局。在健康教育方面，杭州市充分利用新媒体，创建专业高效的知识传播平台，打造健康教育"新高地"；在健康促进方面，杭州市深入推进健康细胞工程，创建健康促进"新标杆"。健康细胞工程是健康杭州建设的重要组成部分，健康细胞工程的重点是培育健康企业。杭州市经济发达，职业人口众多，培育与促进健康企业建设对健康杭州建设十分重要。经过十多年的建设，杭州市健康企业建设取得了显著的成效，创建了具有杭州特色的健康企业培育建设模式，为其他省市健康企业建设提供参考。

　　中医药是中华民族的瑰宝，在中医药文化传承创新上，杭州市政府倾注了大量人力物力，成效显著。杭州市中医药文化传承创新有利于推进健康杭州建设工程，传承杭州中医药文明，增进杭州人民健康福祉。杭州中医药的兴盛，也证明了杭州市中医药在全国举足轻重的地位。伴随着杭州国医馆、国药堂、医药企业的建设，形成了完备的种植、加工、销售产业链。在《浙江省中医药发展"十四五"规划》《推动浙江省中药产业传承创新发展行动方案（2022—2024年）》相关政策以及政府和市场的协同运行下，2022年杭州市中医药产业有了新的发展。

　　居民的营养与健康状况是制定公共卫生及疾病预防控制策略的重要依据。杭州市政府高度重视居民营养与健康状况，出台一系列政策，致力于提升杭州市居民营养与健康状况。目前，杭州市居民膳食营养摄入不均衡，超重、肥胖、营养不良和高血压发生率处于较高水平，营养健康知识知晓率较低。杭州市政府应采取措施提升居民营养素养，引导居民建立健康膳食习惯。青少年处于生长发育的关键时期，但青少年近视率却居高不下。杭州市中小学生近视率较高且呈现低龄化趋势，杭州市政府高度重视中小学生近视干预，以全国爱眼日、学生营养日等健康主题宣传日为契机，以近视防控为重点，引导学生形成自主自律的健康生活方式。

　　杭州市将公共政策健康影响评价作为健康治理的重要手段。本书以杭州

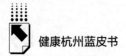
市 4 个具有典型意义的医院工程为研究对象，从实施过程、影响人群和影响因素三个层面开展多案例对比研究，对杭州市现有的医疗工程健康影响评价现状进行系统研究。以杭州医院建设工程为主要样本，结合文献综述和实地调研等方式开展多案例对比研究，力求探索并形成一套较完善、成熟且具有实践指导意义的医院建设类项目健康影响评价体系与评价方法。同时也介绍了"杭州市公共政策健康影响评价辅助决策信息系统"的研发与应用过程，初步实现公共政策健康影响评价"平台化管理、智能化辅助、可视化操作"功能，一定程度上解决了健康影响评价的时效性、标准化和科学性问题。

　　本书最后以案例形式介绍了"五色花"婴幼儿家庭养育照护模式，杭州市以拱墅区武林天水社区卫生服务中心为试点，依托信息化平台，打造3岁以下婴幼儿家庭照护模式，构建婴幼儿照护服务体系，破解婴幼儿照护难困境，创建了3岁以下婴幼儿照护家庭服务新模式、创新了婴幼儿家庭照护服务新团队、创造了未来婴幼儿健康服务新成效。

关键词： 人口高质量发展　健康促进　健康治理　健康杭州

Abstract

Since the 18th National Congress of the Communist Party of China, the Party Central Committee, with Comrade Xi Jinping at its core, has steadfastly advanced along the path of socialism with Chinese characteristics, and after long-term efforts, socialism with Chinese characteristics has entered a new era. In the context of the new era, promoting high-quality population development is crucial for the sustainable development and social stability of the country. Hangzhou, as one of the demonstration zones for a Healthy China, has leveraged the advantages of a first-tier city, reformed and innovated the medical system and health services, achieving a series of successes and setting an example for high-quality population development.

Takeing Hangzhou's efforts in promoting health as the starting point to support high-quality population development, this book summarizes the experience with Hangzhou characteristics in constructing a healthy city in Hangzhou. From the overall structure of this book, it is divided into two parts: the general report and the sub reports.

By elaborating on the significance of health promotion and high-quality population development and analyzing the relationship between health promotion and high-quality population development in Hangzhou, the general report indicates that Health promotion not only leads to the development of a new normal for the population but also contributes to improving the overall quality of the population, strengthens human resource development. This, in turn, helps to optimize population structure and safeguard population security. On the one hand , this general report concludes the effects of Hangzhou's health promotion on high-quality population development from five aspects: population health level,

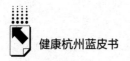
population quality, construction of a fertility-friendly society, social pension system, and regional population optimization. On the other hand, the general report further outlines the challenges faced by Hangzhou's high-quality population development, including a high degree of population aging, high living costs in Hangzhou, and uneven development of the urban system. Finally, this general report proposes future development strategies. The sub reports summarize the experience of building a healthy Hangzhou from various aspects such as environment, society, services, culture, population, and industry. In the following section, a detailed exploration of these construction experiences will be delved into.

In terms of constructing an accessible environment in hospitals, the construction of an accessible environment is not only a fundamental guarantee for Zhejiang to achieve common prosperity but also a essential prerequisite for promoting a healthy Hangzhou. Hospitals are a microcosm of a healthy Hangzhou and an important showcase for Hangzhou's health and wellness. Accessible construction reflects the image and warmth of hospitals, building trust among patients and achieving a win-win situation for doctors and patients. Hangzhou has continuously promoted the construction of an accessible hospital environment with the principles of "Care, Emotion, and Love" improving the quality of the hospital's accessible environment. What's more, In the construction of *the Park City*, representing a specific requirement of Xi Jinping's ecological civilization ideology in urban development, the concept of *Park City* is a new urban construction and development model proposed in the context of China's new era, which provides the correct value orientation and goal guidance for the construction of urban parks and green spaces in the new era of China. Hangzhou, guided by the "Park+" framework, integrates the establishment of a park system with urban development. It explores innovative models of urban park construction by leveraging the multifunctionality of parks as a starting point, which enhances Hangzhou's prominent and exemplary role in the construction of ecological civilization.

The Party Central Committee, with Comrade Xi Jinping at its core, proposed two strategies, building elderly-friendly communities and smart communities, to address the social problems arising from urban aging and digitization. Fully comprehending the central spirit, Hangzhou has integrated the construction of "smart communities" and "elderly-friendly communities" and has gradually developed a framework for the construction of "elder-friendly smart communities" with the integration of "care for the elderly + assistance for the elderly + respect for the elderly + reverence for the elderly." It has also established two flexible construction models: "property-led" and "community-led," providing feasible solutions for the Party and the government to address urban construction issues in the modernization process and serving as a practical reference for other cities to construct "elder-friendly smart communities."

The future community construction is an advanced exploration in the urban modernization development, which is grasping the new development stage, deeply implementing the new development concept, buts also proactively integrating into the new development pattern. Futhermore, It is also an innovative initiative in Zhejiang Province following the "Eight-Eight Strategy," and a key strategic move in implementing the national "14th Five-Year Plan" to accelerate the promotion of high-quality development and the construction of a demonstration zone for common prosperity. As the "leading goose" of community construction in Zhejiang Province, Hangzhou has carried out effective policy and practical exploration, developed the "Hangzhou model" for future community construction and operation, and summarized a batch of replicable and promotable "Hangzhou experiences".

In terms of Chinese county medical community, Hangzhou focuses on building a "demonstration zone for high-quality development and common prosperity". Adhering to the development ideology centered on the health of the people, it strives to build an integrated medical and health service system with the core principles of "direct access at the front line, full coverage in the whole region, and continuous services." Through the construction of a close-knit medical consortium, it has promoted the construction of an integrated medical and health service system, facilitated the integration and coordination of health resources in the county, established a service model of internal cooperation within the medical consortium, and enhanced the overall level of health services. Grassroots

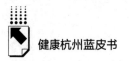

medical and health institutions are the first line to safeguard the health of the people, and family doctor contract services are an integral part of our country's grassroots health services, providing an important foundation for the family doctor system and ensuring the important basics of primary care and bidirectional referral. Although Hangzhou's family doctor team construction is sound, with strong capabilities in basic medical services and basic public health services, it still faces challenges such as medical expense reimbursement. Further solutions are needed in the future.

Health literacy is an important component of health quality. In enhancing residents' health literacy, Hangzhou has carried out effective policy and practical explorations, initially establishing a policy system to enhance residents' health literacy and forming a working pattern led by the government, coordinated by departments, and involving social participation. In terms of health education, Hangzhou fully utilizes new media, creates professional and efficient knowledge dissemination platforms, and builds a "new highland" for health education. In terms of health promotion, Hangzhou deeply promotes the health cell project, creating a "new benchmark" for health promotion. The Health Cell Engineering is an essential part of the construction of a healthy Hangzhou and its key focus is to cultivate health enterprises. Given Hangzhou's economic development and a large working population, fostering and promoting health enterprises are crucial for the construction of a healthy Hangzhou. After more than a decade of construction, Hangzhou's health enterprise construction has achieved significant results, creating a model for cultivating health enterprises with Hangzhou characteristics and providing references for the construction of health enterprises in other provinces and cities.

Traditional Chinese medicine (TCM) is a treasure of the Chinese nation. In the inheritance and innovation of TCM culture, the Hangzhou municipal government has invested a considerable amount of manpower and resources, achieving significant results. The innovation of traditional Chinese medicine culture in Hangzhou is conducive to promoting the construction of a healthy Hangzhou, inheriting Hangzhou's traditional Chinese medicine civilization, and enhancing the well-being of the people in Hangzhou. The prosperity of traditional Chinese medicine in Hangzhou also demonstrates the significant position of Hangzhou's traditional Chinese medicine in the country. With the construction of Hangzhou's national medical pavilion, national pharmacy, and pharmaceutical enterprises, a complete industry chain of planting, processing, and sales has been formed. Under the coordination of relevant policies such as *the 14th Five – Year Plan for the Development of Traditional Chinese Medicine in Zhejiang Province* and *the Action Plan for Promoting the Inheritance and Innovative Development of the Traditional Chinese Medicine Industry in Zhejiang Province* (2022 – 2024) as well as the synergy between the government and the market, Hangzhou's traditional Chinese medicine industry has seen new development in 2022.

The nutrition and health status of residents are important bases for formulating public health and disease prevention and control strategies. The Hangzhou municipal government attaches great importance to the nutrition and health status of residents, introducing a series of policies to improve the nutrition and health status of Hangzhou residents. Currently, the dietary nutrition intake of Hangzhou residents is unbalanced, and the incidence rates of overweight, obesity, malnutrition, and hypertension are relatively high, and the awareness rate of nutrition and health knowledge is low. The Hangzhou municipal government should take measures to improve the nutritional literacy of residents and guide them to establish healthy dietary habits. Adolescents are in a critical period of growth and development, but the myopia rate among adolescents remains high. The myopia rate among primary and secondary school students in Hangzhou is high and shows a trend of decreasing age. The Hangzhou municipal government pays high attention to the intervention of myopia among primary and secondary school students, using health-themed propaganda days such as National Eye Day and Student Nutrition Day to focus on myopia prevention and control, guiding students to form autonomous and disciplined healthy lifestyles.

Hangzhou considers the evaluation of health impacts of public policies as an vital means of health governance. This book takes four hospitals project in Hangzhou that have typical significance as the research objects, conducting a comparative study of multiple cases from three aspects: implementation process, affected population, and influencing factors as well as systematically studies the current status of health impact assessments of existing medical construction projects

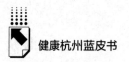

in Hangzhou. Taking the Hangzhou hospital construction project as the main sample, combined with literature review and field research, a comparative study of multiple cases is conducted to explore and form a relatively complete, mature, and practically significant health impact assessment system and methods for hospital construction projects. It also introduces the research and application process of *the Hangzhou Public Policy Health Impact Assessment Support Decision Information System* which has preliminarily realized the functions of "platform management, intelligent assistance, and visual operation" for public policy health impact assessment, to some extent solving the timeliness, standardization, and scientificity problems of health impact assessment.

Finally, the book introduces *the Five-Color Flower infant and toddler family care model* in the form of a case study. Selecting the Wulin Tianshui Community Health Service Center in the Gongshu District as the pilot and relying on an information platform to create a family care model for infants and toddlers under the age of three, Hangzhou has built an infant and toddler care service system. This system not only overcomes the difficulties of infant and toddler care, creating a new model for family care services for infants and toddlers under the age of three, but also innovates a new team for infant and toddler family care services, achieving new results in future infant and toddler health services.

Keywords: high-quality population development; health promotion; health management; healthy Hangzhou

目 录 🔗

I 总报告

II 分报告

健康环境篇

健康社会篇

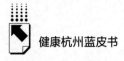

皮书数据库阅读**使用指南**

总 报 告

B.1
杭州市健康促进助力人口高质量
发展建设报告

王建勋　杨磊　李金涛　倪晓晴　陈悦彤*

摘　要： 党的十八大以来，以习近平同志为核心的党中央高度重视人口问题，根据我国人口发展的形势变化，及时做出了调整和改进生育政策以及促进人口长期均衡发展的重大决策。杭州市于 2008 年正式启动健康城市建设，以高质量发展为导向，科学谋划人口发展，将人口高质量发展理念贯穿城市规划、建设、管理全过程，通过改善健康环境，构建健康社会，优化健康服务，营造健康文化，发展健康产业，倡导健康生活方式，全力打造"健康杭州"，引导市域人口适度增长、平衡人口结构、提升人口素质、优化人口布局，实现了人口总量势能、结构红利和素质资本叠加优势。近年来，杭州

---

* 王建勋，杭州市健康城市指导中心主任，主要研究方向为健康城市建设理论与实践、健康影响评价等；杨磊，杭州师范大学原副校长，教授，博士生导师，主要研究方向为预防医学、社会医学与卫生事业管理、健康管理等；李金涛，杭州市健康城市指导中心高级经济师，主要研究方向为健康影响评价和场所健康促进等；倪晓晴，杭州师范大学公共卫生学院研究生；陈悦彤，杭州市健康城市指导中心经济师，主要研究方向为健康治理。

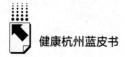

市人口健康水平不断提高，人均期望寿命、婴儿死亡率、孕产妇死亡率等人口健康关键指标位居全国前列；人口素质进一步提升，常住人口受教育程度、全员劳动生产率等指标表现卓越；生育友好型社会建设成效显著，社会养老服务体系持续完善，区域人口结构不断优化。同时，杭州市人口高质量发展也面临着人口老龄化程度较高、年龄结构优势不显著、生活成本增高、人口聚集能力趋弱、城镇体系发展不均衡等现实问题与挑战。推动杭州市人口高质量发展，需要坚持系统观念，树立辩证思维，顺应人口变化趋势，统筹人口发展问题，坚持改革创新，坚持教育优先，提升人口治理能力，提高人口整体素质，为城市的可持续发展奠定坚实基础。

关键词： 健康城市　健康促进　人口高质量发展

在我国现代化进程中，健康被赋予了"全面发展的基础"和"幸福生活的关键指标"的定位。健康不仅是国家繁荣昌盛的象征，也是人类社会可持续发展的重要支柱。新中国成立以来，中央政府始终坚持以人民为中心，实施了一系列战略措施推动健康事业发展。在这个过程中，健康促进策略成为提升人民整体健康状况、降低疾病发病率、提高生活质量以及保障人民长寿健康的关键手段和方法。健康促进的内涵十分丰富，既包括了个人健康教育和行为干预，也强调了组织、政策、经济等环境的支持以及相关政策的制定。党的十八大以来，我国政府通过一系列举措，不仅健全了公共卫生体系，而且加强了社会健康治理，改善了卫生环境、城市规划和食品安全，提高了社会的整体健康水平。杭州作为全国最早开展健康城市建设试点的城市之一，不仅积极倡导健康生活方式、推动健康城市建设，还致力于卫生健康资源均衡化和高素质卫生健康人才队伍建设，为全国推进健康城市建设贡献了宝贵经验。2023年6月，第一届中国健康促进大会在杭州召开，是对杭州市在促进城市与人口高质量发展领域不断凝聚社会力量，推动健康促进事业的发展，共同护佑人民健康，共建幸福家园的肯定与鼓励。

一 健康促进的新时代内涵

（一）健康促进发展的背景

健康是人类全面发展的基础，也是幸福生活最重要的指标，是民族昌盛和国家强盛的重要标志，同时也是人类社会可持续发展的基石。党和政府高度重视人民的健康，自党的十八大以来，在以习近平同志为核心的党中央的领导下，我国坚定秉持以人民为中心的发展思想，采取了一系列重要战略措施。具体而言，党的十八届五中全会上提出了推进构建健康中国的战略，强调实施健康中国战略，并将提高人民的健康水平作为中国特色社会主义制度的重要组成部分。此外，党的十九大报告再次突出了实施健康中国战略，并将保障人民的健康置于优先发展的战略地位，同时提出了完善促进人民健康的政策。党的十九届四中全会和十九届五中全会进一步部署了全面推进健康中国建设战略任务。这些重要政策和战略的提出，凸显了党和政府对人民健康的高度关切，以及致力于构建更加健康的国家的决心，这些举措不仅有助于提高全体人民的生活质量，促进健康中国的建设，还为实现国家的长期繁荣和发展奠定了坚实基础。①

健康促进为健康中国提供了重要的方法和手段，其与"健康中国"战略的共同目标均是提高人民的整体健康水平，减少疾病的发病率，提高生活质量，确保人民健康长寿。作为应对健康问题的核心策略，健康促进在我国得到广泛而深入的运用，并在防控传染病疫情、防治慢性疾病、应对生态环境及生活方式变化、积极应对人口老龄化、强化社会健康治理、开展爱国卫生运动等工作实践中不断完善。例如，我们在与疫病斗争中构建了人、动物与环境之间和谐且有利健康的支持环境，达成了"同一世界、同一健康"

---

① 马晓伟：《奋力谱写全面建设社会主义现代化国家的健康篇章》，https://paper.cntheory.com/html/2021-06/28/nw.D110000xxsb_20210628_2-A7.htm，最后访问日期：2023年12月25日。

的共识，并在抗击新冠疫情中再次得到验证。我国政府强调社会健康治理，通过改善卫生环境、城市规划、食品安全等方面，提高社会的整体健康水平。同时，我们也推动社区健康服务的发展，使人们基本的医疗服务和健康得到保障。此外，我国实施 70 余年的爱国卫生运动也得到了国际社会的充分认可。近年来，我国明确了新时期党的卫生与健康工作方针，颁布了《中华人民共和国基本医疗卫生与健康促进法》，印发实施了《"健康中国 2030"规划纲要》，加快推动卫生健康工作从以治病为中心向以人民健康为中心的转变，建立健全健康促进相关法规制度、方针政策、管理体制、工作机制，并部署了一系列具体任务措施。这些措施不断强化了保障条件，取得了丰硕的成果，积累了宝贵经验。[①]

（二）健康促进的内涵

"健康促进"概念是在 1986 年被提出来的，1986 年世界卫生组织（以下简称 WHO）在加拿大渥太华召开了第一届全球健康促进大会，发布了《渥太华宣言》，明确定义了"健康促进"的内涵。WHO 将"健康促进"定义为一个过程，旨在帮助人们提高和控制自己的健康，协调人类与环境之间的关系。该定义明确了各方（包括个体、家庭、社区和国家）在健康方面的责任，包括个体与家庭、社区以及国家共同采取行动，鼓励有益健康的行为，提高人们改善和应对自身健康问题的能力。

广义的健康促进将健康提升视为改变社会健康的总体战略，包括社会发展层面（如经济、文化等）和社会医学的高度，通过改变社会决定因素增进健康。这一战略由国家和政府主导，采用顶层设计，协调各方，整合资源，进行全面规划和推进。实际上，广义的健康促进就是健康治理，也是健康中国的另一种表述。相对而言，狭义的健康促进将其视为公共健康领域的具体工作策略，主要由卫生体系从业人员推动和协调，是他们在维护公众健

---

① 胡小素、张文丽、胡何晶：《大型公立医院健康促进激励机制与工作模式的构建》，《中国健康教育》2022 年第 8 期，第 755~758 页。

康方面的工作策略和思维方式。健康促进强调了制定有益于健康的政策，保持客观支持与主观参与的平衡，即政策和环境的支持，以及个人和社会参与水平的提高。①

健康促进策略的制定需要全面性、综合性和可持续性。它应涵盖生活的各个领域，包括生活方式、社会和环境因素、心理健康等，关注整个个体的健康，而不仅是疾病的治疗。通过多个方面的方法和措施，健康促进策略旨在提高整体健康水平、预防疾病、提高生活质量。因此，它通常需要卫生部门、教育部门、城市规划部门、环境保护部门等多个部门的协作。健康促进应该是可持续的，不仅关注短期效果，还关注长期的健康结果，是社会、经济和环境可持续发展的一部分。可持续的健康促进策略将健康纳入全球可持续发展议程，关注社会的公平性和可及性，以确保所有人都能受益于健康促进活动，而不只是特定人群。同时，健康促进策略应该具有适应性，根据不同社区和群体的需求、不同时期的要求进行调整和个性化，以发挥最大的效果。

（三）《健康促进　杭州宣言》的发布

2023 年 6 月 11 日，第一届中国健康促进大会在杭州开幕。会议发布了《健康促进　杭州宣言》，动员社会各界达成"同一世界、同一健康"共识，凝聚社会力量、提升专业力量、强化科技力量、动员志愿力量、激励个人力量，共同护佑人民健康，共同建设幸福家园，共同守护人类健康美好未来。围绕大会主题"促进公众健康　共建幸福家园"，会议开设医防融合与健康促进、大众传媒与健康传播、健康科普与健康素养、体医融合、疾病防控与健康教育、儿少卫生与眼科健康、糖尿病教育与疾病管理、协学会 NGO 组织在健康促进与教育中的地位和作用 8 个分论坛，开展健康促进与教育领域的经验交流和案例分享，展示业内学术成果，传播最前沿的健康发展理念。近年来，杭州市积极推动健康城市建设，坚持把人民健康放在城市发展的优先位置，

---

① 胡新光、曹春霞、李浴峰：《论健康促进在"健康中国"战略中的应用》，《医学与社会》2017 年第 4 期，第 64~67 页。

将改善健康环境、优化健康服务、构建健康社会、营造健康文化、培育健康人群、发展健康产业、完善健康治理体系融入健康促进实践，高标准推动"健康杭州"建设，系统推进全国健康城市建设试点，积极打造"健康浙江新标杆""健康中国示范区"，为夯实全社会健康基底贡献更多杭州经验。

二　人口高质量发展的内涵

人口问题一直是我国发展中的全局性、长期性、战略性问题，关系国家的可持续发展和社会的稳定。党的十八大以来，我国对人口问题的关切和采取的应对措施展现了党中央的战略智慧和决策力。为应对人口发展的形势变化，党中央及时采取了一系列调整和改进措施，其中包括对生育政策的调整。这一政策的变革旨在更好地适应社会需求，促进人口结构的长期均衡发展。我国正在努力创造更加有利于人口长期均衡发展的环境，为实现全面建设社会主义现代化国家的目标贡献重要力量。党的二十大报告提出，中国式现代化是人口规模巨大的现代化。人口高质量发展涉及人口规模、结构、分布等内部均衡发展，也涉及经济社会、资源环境等外部均衡发展。充裕的人口数量是人口高质量发展的前提，优化的人口结构是人口高质量发展的重要方面，现代化人力资源的合理分布是实现人口高质量发展的重要途径，同时人口的长期均衡发展需要与经济社会的高质量发展相适应。因此，充实的数量、提升的素质、优化的结构、合理的分布是构建人口高质量发展不可或缺的要素。中央财经委员会第一次会议明确提出用人口高质量发展支撑中国式现代化，明确指出了人口素质、规模、结构在高质量发展中的基础作用，以及现代化产业体系中现代化人力资源的重要作用。这要求我们将人口高质量发展与人民高品质生活紧密结合，以促进人的全面发展，实现全体人民的共同富裕。[1] 同时，中央财经委员会第一

---

① 杜鹏、李心萍：《积极推动人口高质量发展》，http://paper.people.com.cn/rmrb/html/2023-05/29/nw.D110000renmrb_20230529_1-11.htm，最后访问日期：2023年12月25日。

次会议明确提出了人口高质量发展的四个内涵：总量稳定、平衡结构、提升素质和优化布局。[①]

（一）总量稳定

稳定的人口总量是指在一定时期内，国家通过制定相关政策和实施相关措施对人口进行合理的调控，使人口增长的速度保持在一定的范围内，使国家人口总量处于相对稳定的状态。这一目标的实现涉及多个方面因素，包括生育政策、卫生计划等。2022年，我国人口发展首次出现了负增长，这一趋势的背后是我国较低的生育水平，这已经引发了"少子化"的困境。为了应对这一现象，我国政府已经启动了从政策性低生育向内生性低生育的转变，试图在维持人口总量的同时实现更加合理的生育结构。截至2021年，我国60岁及以上的老年人口已经达到了2.67亿，占总人口的18.9%。其中，65岁及以上的老年人口更是超过2亿，占总人口的14.2%，这说明我国"老龄化"趋势明显。在"十四五"时期，我国将正式步入中度老龄化社会，这将在未来相当长的时间内成为我国的基本国情。由于"少子化"和"老龄化"问题的叠加，我国的人口长期均衡发展面临巨大挑战，这不仅需要政府采取更加灵活和有针对性的人口政策，同时也需要社会各方共同努力。维持适度的生育水平、推动人口可持续发展是应对人口老龄化和实现人口长期均衡发展的基础。为构建"以人为本"的现代化和新的生育发展格局，我们应围绕"系统观念统筹协调构建生育支持政策体系"这一主线进行深入探讨。首先，我们需要全局思考并统筹协调各个方面因素，以建立更完备的生育支持政策体系。其次，集中力量提升生育意愿并将其转化为实际生育行为。在制定生育政策过程中，进行全面谋划和战略性布局以确保各项政策的有机衔接和协同作用。最后，通过整体推进，我们将能够在实现适度生育水平的同时推动人口可持续发展，为中国式现代化目标提供有力支撑。

---

① 陆杰华、荀钟月、陈雨涵：《新时代人口高质量发展的现实意义、内涵要义和路径选择》，《人口与健康》2023年第6期，第24~27页。

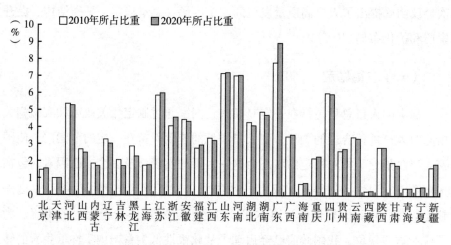

图1　全国各地区人口所占比重（不含港澳台数据，下同）

资料来源：国家统计局。

（二）平衡结构

平衡人口结构是指在一定区域内，不同年龄、性别等人口比例保持相对合理的状态。平衡的人口结构对于社会经济可持续发展和国家长治久安具有重要意义。实现平衡的人口结构需要多方面的努力，其中之一是保持适度的人口自然增长率。通过制定合理的生育政策，提供全面的生育支持服务，提升生育意愿，可实现年龄结构的平稳过渡，降低老龄化带来的社会负担。同时，确保男女比例相对均衡至关重要。平衡性别比例有助于维持人口结构稳定，防止出现性别失衡的社会问题。通过宣传普及性别平等观念、消除性别歧视，可有效促进男女人口比例的均衡。老年人力资源的合理利用也是平衡人口结构的关键一环。随着人口"老龄化"趋势的加深，要充分发掘老年人的工作经验和技能，通过完善养老服务体系，让他们继续为社会贡献力量，实现老龄人口的积极参与。此外，招才引智政策是平衡人口结构的重要手段。通过改善营商环境、提供更好的就业和创业服务，吸引和留住高素质人才，有助于优化人口结构，提高整体劳动力水平。总体而言，实现平衡的人口结构需要综合治理，涉及生育政策、性别平等、老年人力资源、人才内培外引等多个方面，是实现人口高质量发展的基础工作。

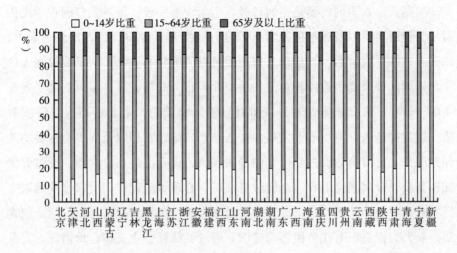

图2　第七次全国人口普查各地区人口年龄构成

资料来源：国家统计局。

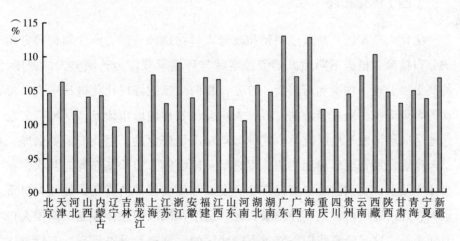

图3　第七次全国人口普查各地区男女性别比

资料来源：国家统计局。

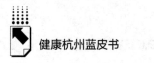

（三）提升素质

提高人口素质的内涵是指通过教育、培训等手段，促进人口的科学文化素质、健康素质以及思想道德素质等全方面提升。全面提高人口整体素质，增强人口综合竞争力，是推动人口高质量发展的核心要义。一是要提高人口文化素质。普及高中阶段教育、发展职业教育和高等教育，可以提高受教育年限，培养更多高素质人才，从而增强整体素质。二是要提高人口健康素质。通过推进医疗卫生事业发展、加强孕产妇健康管理以及提供全程婴幼儿保健服务，可以有效促进新生儿的健康发展，提升出生人口素质。通过健康知识普及，合理膳食倡导、全民健身推广，心理健康促进，可以普及健康生活方式，有效预防慢性病，提升全民健康素质。三是要提高人口思想道德素质。要大力推进新时代公民道德建设。通过弘扬社会主义核心价值观、普及社会公德和职业道德等方面的知识，引导人们形成良好的道德风尚，提高社会文明程度，为人口高质量发展创造良好的社会环境。

（四）优化布局

优化人口布局是指通过调整和改善人口在地理空间、产业结构等方面的分布格局，根据不同地区的资源禀赋与环境承载能力，调整人口密度，使其更加合理、均衡和可持续。首先，我们应该把握现代化进程中人口流动的客观规律。随着经济的发展，人口会从农村向城市流动，从经济欠发达地区向经济发达地区流动。这种流动是不可避免的，但我们需要引导人口与产业发展资源环境相协调，促进城乡区域间人口均衡布局。其次，在具体实践上，我们需要根据经济社会发展和环境保护的需要，加强人口重点增长区、适度增长区、控制增长区、适度调减区的总体规划，调控人口空间布局。这意味着我们需要对不同地区的发展进行分类管理，有针对性地采取措施来引导人口流动。最后，我们还需要围绕建设以城市群为主体形态、大中小城市和小城镇协调发展的城镇化格局，引导人口合理流动。这意味着我们需要促进城市之间的协调发展，避免出现过度集中或过度分散的情况。了解和引导人口流动趋势对于城市规划和发展具有重要的意义。城市管理者可以通过优化资源配置、提升周边城区的发展吸引力等一系列综合性措施,更好地引导和调控人口流动,实现城市的可持续发展。例如,加大对基础设施建设的投入,提高城市的交通、教育、医疗等公共服务水平,吸引更多的人口流入。

三　健康促进与人口高质量发展

健康被认为是人类全面发展所必需的,它是经济社会发展的基本要素,也是国家繁荣和富强的重要指标,同时也是广大人民共同追求的目标。中国共产党始终将维护广大人民的健康与争取民族独立、人民解放、国家富强的伟大目标紧密结合起来,人民的健康水平得到了显著提升。在中国式现代化的进程中,医疗水平不断提升,健康服务逐渐完善,人均预期寿命稳定增长,增进了民生福祉。自党的十八大以来,以习近平同志为核心的党中央坚持以人民为中心的发展理念,更加突出地强调维护人民的健康。党的十八届五中全会做出了"推进健康中国建设"的决策安排,党中央、国务院召开了21世纪第一次全国卫生与健康大会,发布实施了《"健康中国2030"规划纲要》,同时提出了新时期党的卫生与健康工作方针。党的十九大提出"实施健康中国战略",并将其纳入国家总体战略层面进行整体规划和部署。党的十八大以来,我国建成了世界上规模最大的社会保障体系、卫生体系,并在多个民生领域持续发力。人民至上,这是鲜明的中国式现代化背景。人民健康优先发展,是实现第二个百年奋斗目标的重要内容,是中国式现代化道路的重要特征,是社会主义现代化强国的重要标志。[①] 在中国式现代化的推进过程中,健康卫生领域取得了令人瞩目的成就。2021年,我国人均预期寿命已达到78.2岁,远高于世界上大多数国家,凸显了中国式现代化在

---

① 《健康是中国式现代化应有之义》,http://www.nhc.gov.cn/wjw/mtbd/202210/622dab895c7640858ce60784fe64462c.shtml,最后访问日期:2023年12月25日。

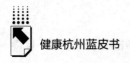

人民生活中的巨大影响。我国的人民健康指标在中高收入国家中名列前茅，体现了全面建设健康中国的显著成果。

（一）健康促进助力适应、引领人口发展新常态

我国的基本国情决定了我们在全球的独特地位。首先，庞大的人口基数为我国创造了长期且庞大的国内市场。这一庞大的市场规模为我国提供了巨大的发展潜力。然而，我们也面临着人口与资源环境的平衡问题。随着人口增长，资源的需求也在增加，这需要我们在可持续发展的框架下寻找平衡点，确保资源的合理利用，防止环境的过度压力。尤其需要关注的是，我国拥有近 9 亿的劳动力。这一庞大的劳动力储备不仅显示了我们在劳动力市场上的竞争力，而且每年新增 1500 万的劳动力表明我们仍然具备强大的劳动力优势。关键的一点是，我国已有超过 2.4 亿人接受过高等教育，这不仅意味着庞大的知识储备，而且为我国培养了大量高素质的人才。这个人才队伍不仅在数量上令人瞩目，而且在质量上也具备较高水平。新增劳动力的受教育年限平均为 14 年，这不仅是对个体知识水平的提升，也为整体社会的文化素质提高奠定了基础。教育水平的提升使得我国劳动力更具创新力和竞争力，为产业升级和科技创新提供了有力支撑。因此，尽管经济增速有所减缓，但这并不意味着"人口红利"的消失。相反，我们正逐渐迎来"人才红利"的形成阶段，这是一个更为可持续和高质量的发展路径。总体而言，我国具备强大的"人才红利"潜力，但也需要更加灵活和科学的政策引导，以最大限度释放人才的创造力，推动我国经济由高速增长向高质量发展的转变。未来，我国人口素质的提升将成为经济社会发展的重要引擎，这一趋势将在多个方面催生积极的变革。首先，高素质人口的涌现将为我国经济发展提供更为优质的劳动力资源，推动生产方式更加智能化、创新化。随着教育水平的提高，我国劳动力队伍将更具创造力和适应性，助力企业实现更高水平的技术创新和管理创新。这将加速经济发展方式的升级和转变，有助于实现更高水平的全要素生产率。在人口老龄化的新形势下，我国政府已经着手制定国家战略来积极应对。其中，以"一老一小"为重点，政府将致力于

完善人口服务体系。普惠托育和基本养老服务体系的发展将成为关键举措。政府计划加大对托育服务的保障，补齐养老服务的短板，以确保全社会对老年人和儿童的关爱和照顾。在服务供给方面，政府将加大普惠服务的提供力度，以满足不同群体的服务需求。此外，通过扩大产品和科技供给，政府还计划提升人民的生活品质，使人民在老龄化社会中依然能够享受高品质的生活。这一系列政策和措施的实施将有效应对人口结构变化带来的挑战，为我国人口发展保驾护航，助力实现高质量发展目标。政府的战略规划不仅关注人口素质提升，更注重全社会的服务体系和生活质量的提升，为我国在面临人口变迁时实现经济社会的可持续发展奠定了坚实基础。

（二）健康促进助力提高人口整体素质、加强人力资源开发

全面建设现代教育体系是党和政府一直以来的重要战略目标。首先，九年义务教育巩固率的提升意味着更多的学生接受了基础教育，为培养全面发展的新一代人才奠定了基础。这反映出我国在基础教育方面取得的积极进展，为学生提供了更多的学习机会和更均等的教育资源，有力地促进了教育公平。而高中毛入学率的提高，则为更多人提供了接受高等教育的机会，有力地推动了人力资源的提质升级。这一教育现代化的跨越式发展不仅对培养高素质人才起到了关键作用，也为我国转变为人力资源强国奠定了坚实基础。同时，2021 年我国人均预期寿命提高到 78.2 岁，这进一步反映了我国卫生健康水平的不断提升。这一提升不仅源于医疗卫生体系的不断完善，也反映了广泛的健康教育和意识的普及。国家不仅在医疗体系上投入大量资源，还注重公众健康知识的普及，使更多人能够采取健康的生活方式，提高自身健康水平。在我国的年龄构成中，60 岁及以上人口占有重要地位，尤其是 60 岁到 69 岁的低龄老年人。这一部分人不仅有着相对较好的身体，还积累了丰富的知识、经验和技能。鼓励这部分人继续为经济社会发展做出贡献具有积极意义。为实现这一目标，健康促进成为关键策略。通过建立健康教育体系、提供定期健康体检、加强慢性病防控等措施，政府可以有效地促进老年人的身体健康和心理健康。这不仅增加了老年人的生活幸福感，而且为其继续为社会做贡献创造了更有利的条件。政府通过

顶层设计来深化教育卫生事业改革创新，将教育强国建设列为人口高质量发展的战略工程。这不仅包括提升人口科学文化素质，还包括强调健康素质和思想道德素质的全面提高，此举将为老年人群体提供更好的学习、健康和道德素质的支持，使其在社会发展中更具活力。与此同时，要加强人力资源开发利用，通过制定灵活的政策和提供相应的培训，保持老年人的劳动参与率，提高他们在社会中的人力资源利用效率。此外，为了促进老年人的继续学习，需要完善全民终身学习推进机制，打造方式更加灵活、资源更加丰富、学习更加便捷的终身学习体系，这将有助于老年人持续提升自身素质，适应社会的发展变化，为社会创造更大的价值。

（三）健康促进助力优化人口结构、维护人口安全

实现人口高质量发展需要全面考虑多个因素之间的平衡，其中经济社会、资源环境与人口之间的关系是至关重要的。一方面，要通过优化区域经济布局和国土空间体系，使不同地区的人口分布更加合理，促进各地的经济社会协调发展。另一方面，调整人口结构是实现人口高质量发展的关键，需要通过有效的政策手段，引导人口朝着更加均衡和可持续的方向发展，同时保障不同人群的权益。在实现人口整体素质提升的同时，注重加速人力资本的提升和创造人才红利。这包括提高教育水平，培养高素质劳动力，推动创新与科技进步，为国家的长期可持续发展奠定基础。与此同时，必须关注人口自身的安全问题，包括卫生健康、社会保障等方面，确保人口的基本福祉。维护人口安全不仅是关心人口数量的问题，更涉及人口与外部环境的平衡。在保持适度生育水平和人口规模的同时，要促进人口与资源环境的永续共生。从发布《中共中央、国务院关于优化生育政策促进人口长期均衡发展的决定》，提出实施三孩生育政策及配套支持措施，到17部门联合印发《关于进一步完善和落实积极生育支持措施的指导意见》①，近年来，我国生

---

① 陈功、索浩宇、张承蒙：《以人口高质量发展支撑中国式现代化——系统观念下生育支持政策体系设计》，《中央社会主义学院学报》2023年第4期，第25~35页。

育支持政策体系逐步健全，通过激发生育潜力，为实现人口长期均衡发展创造了有利条件，这一系列政策的调整不仅关系国家的长远发展，也直接涉及个体家庭的民生问题。解决"一老一小"问题是当前人口发展中的一项紧迫任务。我国注重发展普惠托育服务体系，通过提供全方位的托育服务，减轻家庭在生育、养育、教育方面的负担。通过推动老年人就业、创业、参与社会活动，为老年人创造老有所养、老有所为、老有所乐[①]的养老环境。

四　杭州市人口高质量发展的成效

在新时代背景下，人口高质量发展涉及多个方面，包括社会、经济、文化等领域。杭州市围绕全市经济社会发展战略目标，按照高质量发展要求，科学把握人口发展规律及趋势，强化人口发展的战略地位和基础作用，将人口高质量发展理念贯穿城市规划、建设、管理全过程各环节。杭州市积极引导人口总量适度增长，平衡人口结构，提升人口素质，优化人口布局，持续创造有利于社会发展的人口总量势能、结构红利和素质资本叠加优势。

增进人民健康福祉，提升人民健康水平是人口高质量发展的出发点和落脚点。杭州市通过关注全人群健康需求，全环节防控心脑血管疾病、癌症、糖尿病、传染病等重大疾病，提升人群健康水平。通过构建覆盖城乡、涵盖婚前、孕前、孕期、新生儿和儿童各阶段的出生缺陷防治体系，探索儿童早期发展服务体系，提升出生人口素质。通过持续组织金牌讲师巡讲、健康素养进农村文化礼堂、市民健康知识大赛、应急救护知识培训等全民活动，积极开展健康学校、健康企业、健康社区、健康家庭等健康细胞建设，大力推进面向全人群的健康知识普及行动，提高全民健康素质。通过完善生育服务政策体系、0~3岁托育服务体系、妇幼健康服务体系和家庭发展支撑体系，

---

① 《以人口高质量发展支撑中国式现代化》，https://www.gov.cn/yaowen/2023-05/08/content_5754508.htm，最后访问日期：2023年12月25日。

助推生育支持政策体系进一步优化，持续推进生育友好型社会建设。优化养老服务资源产业布局，建设健康养老服务设施，提升养老服务智慧化水平，完善社会养老服务体系。这一系列健康保障惠民措施为人口高质量发展树立了典范。

（一）人口健康水平进一步提高

医疗服务水平的提高，有助于提供及时有效的健康管理与治疗，提高人口健康水平，增强劳动力素质。卫生健康工作的核心职责是不断提高医疗质量，确保医疗安全，以便为公众提供安全、高质量的医疗服务。把握医疗服务质量内在发展规律，充分调动和激发行业的内生动力，是实现医疗服务质量提升的必由之路。

一是有效夯实基层医疗服务能力。自 2018 年以来，杭州市一直秉持着保基本、强基层、建机制的原则，深入进行基层卫生的全面改革，致力于完善基层卫生服务体系建设。通过借助城市医联体和县域医共体的支持与指导，全市目前有 21 家机构通过国家推荐标准省级复核，5 家机构通过社区医院省级复核，191 家基层医疗卫生机构达到了国家基本标准。与此同时，加速基层医疗硬件的提档升级，全市共完成了 38 家规范化村卫生室（社区卫生服务站）的新建、改建和扩建，完成率为 172.73%，规范化率达到了96.10%；推动星级智慧健康站（室）的建设，全市 12 个未来社区智慧健康站和 2 个未来村卫生室通过省级复核。为进一步改善基层就医体验，杭州市卫生健康委于 2020 年印发了《关于做好杭州市基层医疗机构 2020 年"最多跑一次"改革任务落实工作的通知》，提出了多项"基层就诊更便捷"的举措。杭州市在推进全民健康体检行动方面也取得显著进展。2022 年，杭州市以县（区、市）为单位组织实施健康体检工作，全年完成了城乡居民健康体检 1669392 人，企业退休人员健康体检 62.72 万人，其中针对 65 岁及以上参保城乡居民增加了"颈动脉 B 超"项目，针对中小学生则增加了"心理健康评估"项目。此外，杭州市还积极探索"两慢病"健康管理改革，推动分级诊疗，加强了基层医疗卫生机构慢病一体化门诊的建设，特别是在高血压和糖尿病患者的诊前、诊中和诊后服务方面，全市建成了79家慢病一体化门诊，开具健康处方37.02万张。通过城市医疗资源"双循环"管理，推动分级诊疗，全年有效转诊71938人次，较2021年同期增长32.30%。

二是加强医疗质量控制建设。为持续推进医疗质量安全，规范质控组织工作的科学化、专业化、精细化，杭州市卫健委印发了《杭州市医疗质量控制中心管理办法》。杭州市率先开发了全国首个电子健康证码，同时建成了网络舆情大数据监测系统及医疗机构诊疗行为线上监管系统，实现了对二级以上医疗机构医疗废弃物暂存点的监控全覆盖。杭州市进一步完善了医疗质控信息系统，实现了医疗质控检查、通报、整改、回头看的闭环管理，强化了公立医院的绩效考核和DRGs（按病种分组付费）改革，将绩效考核范围从三级医院延伸至二级医院。此外，公立医院绩效考核和DRGs指标被纳入综合目标考核，统一了抗菌药物和抗肿瘤药物处方权的考核和授予标准，统一了抗肿瘤药物目录，上线了精麻药品处方闭环管理系统，进一步强化了对精麻药品使用的监管，通过处方集中点评系统平台，建立了处方点评的闭环管理机制，推动了合理用药水平的提高。杭州市完成了医疗质量综合监管系统的建设，以医疗质控推动医疗质量整体提升。借助"杭州市质控小程序系统"，对各质控中心进行智能监管、评估和量化考核，进一步提升了医疗质量管理的内涵。

三是深入推进医疗资源均衡布局。2021年，杭州市卫健委印发了《杭州市卫生健康委市属医院医疗资源双循环绩效管理实施方案（试行）》，研发了双循环信息系统，专家资源在不同医院间得以共享，手术专家的输出得以提升，院外会诊和患者转诊也实现了良好的双向流动，实现了市属医院之间专家、手术、会诊、患者和检查的双循环。为进一步推动优质医疗资源向县级医院下沉，实现医疗资源的更加均衡配置，杭州市通过实施"一县一策"的委县合作模式，引导优质医疗资源向基层延伸。市属医院与26家县级医院的密切型托管合作，为县级医院提供了技术支持、专家培训等形式的援助。2021年，杭州市政府印发了《杭州市医疗卫生服务体系暨医疗机构设置"十四五"规划（杭州市区域卫生"十四五"规划）》，旨在构建优

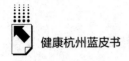
质高效的普惠型医疗卫生服务体系。这一规划为未来五年的医疗服务提供了战略指引，强调了医疗资源的科学布局和高效利用。2022年，杭州市进一步推动医疗体制改革，探索"三医联动"和"六医统筹"改革，完善医改联席会议制度，由市长担任召集人，并发布了公立医院高质量发展行动计划。城市医联体建设得到深化，以市属医院为牵头单位，组成了七个市街一体的城市紧密型医联体，包括主城区53家社区卫生服务中心、公共卫生机构和院前急救机构，实现了主城区社区卫生服务中心的全覆盖。同时通过完善双向转诊平台，依托影像等"五大中心"，全年累计开展了20万余例疑难影像和10万余例疑难心电会诊。这些努力有力地提升了医疗资源的整体利用效率，为更多的患者提供了更便捷、更高效的医疗服务。

杭州市人口健康水平显著提升。"十三五"以来，杭州市人口总量增长较快，人口规模持续扩大。全市常住人口为11936010人，与2010年第六次全国人口普查的8700373人相比，十年共增加了3235637人，增长了37.19%，年平均增长率为3.21%。2020年，杭州市平均期望寿命达到83.12岁，5岁以下儿童死亡率、婴儿死亡率和孕产妇死亡率分别为2.78‰、1.79‰和1.69/10万，均维持在较低水平。此外，全市居民健康素养水平达到38.54%，名列全省第一，处于全国领先地位。为促进全民健康，杭州市全面实现了15分钟体育健身圈，2020年，有44.20%的市民经常参加体育锻炼，国民体质监测合格率达到94.00%。这表明杭州市居民积极参与体育活动，有助于提高整体健康水平。2021年，全市居民平均期望寿命增长至83.63岁，其中男性为81.57岁，女性为85.77岁。2022年，全市新生儿死亡率为0.71‰，较上年下降0.11个千分点。婴儿死亡率为1.43‰，比上年下降0.11个千分点。5岁以下儿童死亡率为2.06‰，比上年下降0.37个千分点。2020年，杭州市中小学生体能素质抽测合格为97.10%，优秀率为43.10%。这一系列数据表明，杭州市的人口健康水平不断优化，为城市的可持续发展奠定了坚实基础。

（二）人口素质进一步提高

发展高质量职业教育和高等教育。首先，大力发展职业教育，强调培养技术人才，以适应快速变化的市场需求。通过与劳动力市场需求的对接，杭州市致力于推动高等教育与科技创新的深度融合，以实现教育事业对科技创新的推动作用，同时也在全面实施科教兴国战略的过程中强化了教育强国建设。为引领教育高质量发展，2021 年杭州市印发了《杭州市教育改革发展"十四五"规划》。同时，为深化职业教育改革，杭州市建立了职业教育联席会议制度，该制度旨在引领和保障职业教育高质量发展。在主动对接杭州新制造业和数字经济发展新需求方面，通过优化职业教育专业组群布局，新增工业机器人、网络信息安全等新兴专业，实现了与市场需求的高度契合。2021 年，杭州市成功入选国家产教融合试点城市，通过推动教育和产业要素的集聚融合，为杭州的教育体系带来了新的发展动力。2022 年，杭州市在高等教育方面取得了明显的发展成效。西湖大学通过完成首届本科招生试点任务，积极探索创新人才培养模式。西湖实验室攻关的抗新冠病毒口服药获批进入临床试验，体现了高等教育在科研和创新方面的积极贡献。中国科学院大学杭州高等研究院在招生人数方面位列中国科学院 100 余个研究所中的第一。此外，杭州市政府、浙江省教育厅、北京航空航天大学签约深化校地合作，推进北航中法航空学院的筹建。杭州师范大学成立学校科研成果转化推广中心，浙江大学城市学院成立省内首个国际文化旅游学院，为高等教育的多元发展提供了新的支持。2022 年，在职业教育改革方面，杭州市印发了《杭州市职业院校社会服务收入奖励分配暂行办法》，提升了职业院校的开放办学和服务社会水平。全市职业院校开展的社会培训人次达到了 15 万，进一步强化了职业教育的社会服务功能。与此同时，通过扩大中高职一体化人才培养规模，实际招生人数较去年同期增长超过 10.00%。在职业教育方面，共有 19 项成果获得浙江省教学成果奖，获奖率高达 86.00%，其中特等奖 3 个。15 项案例入选全省职业教育改革典型案例，3 所职校入选首批浙江省职业教育教师教学创新团队，体现了杭州市在职业教育改革方面的成绩。

持续开展人才引进工作。杭州市在人才引进方面积极出台了一系列政策，涵盖人才引进落户、生活补贴、租房购房补贴、创业补贴、子女入学优惠、健康体检、技能及培训补贴等多个方面。这一系列政策的出台体现了杭州市对各类人才的全方位关照。从 2015 年起，杭州市相继发布了多个关于人才引进的政策文件，如"人才新政 27 条"、2016 年的"人才若干意见 22 条"以及 2017 年的《关于加快推进杭州人才国际化的实施意见》等。此外，杭州市还于 2019 年和 2020 年相继推出了"人才生态 37 条"和"战疫引才、杭向未来"八大举措，不断提升杭州市在全球范围内的人才吸引力。这一系列政策的出台旨在通过高能级平台、高效率改革、高水平服务，推动人才工作的进程，进一步巩固和提高杭州作为人才高地的地位，致力于打造创新创业的新天堂。杭州市一直保持着人才净流入的良好趋势，人才流入和流出的比例变动相对较小，流入比例维持在 3.00% 左右，而流出比例从 2018 年的 2.10% 下降到 2022 年的 1.70%。从吸引海外人才来看，杭州市一直着力推动海外人才引进，将城市定位为"世界一流的社会主义现代化国际大都市"。从统计数据来看，杭州在新一线城市中一直居于首位，表明其在海外留学人才的聚集度具有显著的持续性。这既得益于政策上的吸引力，也与杭州自身特色密不可分。杭州产业集群以互联网和科技创新为主导，为留学生提供了丰富的就业机会，从而一直居于新一线城市的首位。

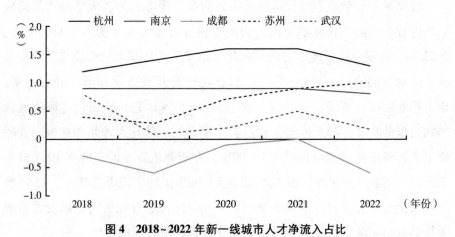

图 4　2018~2022 年新一线城市人才净流入占比

资料来源：智联招聘、泽平宏观。

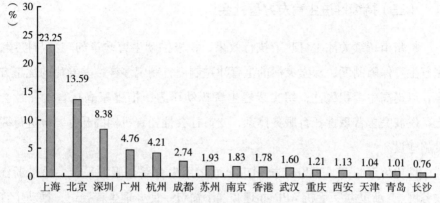

图 5　2023 年第一季度和第二季度海外留学人才归国城市分布 TOP15

资料来源：猎聘大数据。

在科学文化素质方面，截至 2022 年，杭州市普惠性幼儿园的覆盖率达到 92.67%，而公办幼儿园的覆盖率为 78.36%。这一数据显示了杭州在普及幼教方面的积极努力，为广大家庭提供了更多的选择和机会。不仅如此，九年义务教育巩固率、小学学龄儿童净入学率和初中学龄儿童升学率始终保持在 100.00%，反映了城市在教育领域的全面覆盖和保障水平。数据显示15 岁及以上的文盲、半文盲率为 1.81%，这低于全国平均水平，体现了杭州市在普及文化教育方面的丰硕成果。具体而言，在全市的常住人口中，有3499235 人具有大学及以上的文化程度，1834077 人具有高中（包括中专）文化程度。此外，3130437 人具备初中文化程度，还有 2463875 人接受了小学教育。这一系列数据翔实地展示了杭州市居民在不同文化程度上的分布情况，为城市的发展提供了有力支持。在劳动技能素质方面，按照常住人口计算，全市人均地区生产总值达到 152588 元，按年平均汇率折算为 22686 美元，全年全员劳动生产率为 24.6 万元/人，规模以上工业劳动生产率为39.3 万元/人。这一系列数字全面反映了杭州市在劳动生产力和工业规模化方面的卓越表现。全员劳动生产率和规模以上工业劳动生产率的数据表明，杭州市的劳动力素质和生产效率显著提升，凸现了城市在培养高技能劳动力和提高工业化水平方面的成功经验。

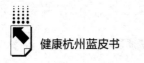

（三）持续推进生育友好型社会

杭州市持续关注生育政策执行效果，积极推动生育政策的转型与接续；完善生育保障制度，探索灵活的生育津贴制度，制定多样性差异化的优惠方案，以提高生育积极性；切实减轻生育抚幼压力，推进家庭抚育责任社会化，发展完善普惠性托育服务体系，支持社会性托育机构的开办，推进母婴设施建设。

优化生育制度。2020年杭州市全面运用生育登记服务平台，通过浙江政务网、"浙里办"手机APP办理和线下窗口一证办理生育登记，推动生育登记、婚姻登记和户籍登记的"婚育户一件事"办理系统，实现了群众生育登记、再生育审批"零跑次"。杭州市加强了人口发展态势和生育形势的监测分析工作，形成了《杭州市人口发展趋势报告》，通过对人口数据的深入研究，市政府更准确地了解了生育情况，为未来决策提供了科学的依据。在计划生育方面，针对特殊家庭，杭州市推行并落实了双岗联系人、就医绿色通道和家庭医生签约服务三项制度。这一系列制度的创新为计划生育提供了更为全面和精准的服务，确保特殊家庭在生育过程中得到及时的支持。2021年，杭州市积极响应国家三孩政策，对涉法审核、积分制入户入学等方面进行同步修订和平稳过渡，为杭州市居民提供更为便捷和明晰的生育政策。2021年全市生育登记共计56806人，其中一孩35421人，二孩20614人，三孩771人。随着2022年关于优化生育政策促进人口长期均衡发展的工作的实施，2022年全市生育登记再创新高，共计60747人，其中一孩39009人，二孩20253人，三孩1485人。这一数据的变化反映了城市生育政策的引导作用，为实现人口长期均衡发展奠定了基础。

完善婴幼儿照护服务体系。2020年，杭州市政府积极推进婴幼儿照护服务发展，发布了《关于促进3岁以下婴幼儿照护服务发展的通知》，以促进普惠性婴幼儿照护服务供给。2020年，市属医院和社区普惠型托育机构迎来了快速增长，其中7家市属医院新增托位150个，新建社区普惠型托育机构7家。通过省市民生实事项目推进，全市新增婴幼儿照护服务机构70

家，新增托位 2626 个。为提高家长的养育水平，杭州市组织编写并赠阅了 10 万册《家长读本》，举办了 139 场婴幼儿照护进社区的培训活动。同时，对现有托育从业机构进行了全覆盖式指导检查，已备案托育机构数量达到 100 家。2021 年，杭州市进一步推动婴幼儿照护服务发展，印发了《关于加强婴幼儿成长驿站建设的实施意见》《杭州市婴幼儿照护服务指导机构工作规范（试行）》。为提升服务机构的质量，杭州市政府制定了婴幼儿照护服务机构的质量评估标准，并评选了 25 家示范性托育机构。全市新增 163 家婴幼儿照护服务社区成长驿站，新增托位 2398 个，每千人托位数达到 2.83 个，组织了 592 场婴幼儿家长养育技能提升专业课堂活动。杭州市在婴幼儿照护服务体系建设上的模式得到了国家、省市领导的充分肯定，并成功入选"民呼我为"党史教育第一批最佳实践案例。2022 年，杭州市成功创建成为国家第一批婴幼儿照护服务示范城市。创新推出了婴幼儿照护机构设施配建和普惠性机构认定管理办法。全市新增 23 个乡镇（街道）建成托育机构，新增普惠托位 8358 个，社区婴幼儿成长驿站 185 家，可提供托位 4.5 万个，每千人托位数达 3.7 个。这一系列成绩标志着杭州市在婴幼儿照护服务方面取得了显著的发展，成为全国范围内的典范。

2023 年 2 月 1 日，杭州市委、市政府印发了《杭州市优化生育政策促进人口长期均衡发展实施方案》，明确指导杭州市在优化生育政策方面的实施方向。该实施方案中规定了明确的工作目标："到 2025 年，积极生育支持政策体系基本建立，群众生育、养育、教育负担显著降低，优生优育保障体系更加健全、服务水平明显提升，出生人口中二孩、三孩占比得到提高，总和生育率和自然增长率企稳回升。"为实现这一目标，该实施方案明确了"减轻生育养育教育负担"的工作任务。其中，通过为符合条件生育二孩、三孩的孕产妇在孕产期间提供特定医疗保健服务，以强化生育服务保障。此外，对符合条件的二孩及三孩家庭在育儿消费和托育服务方面予以支持，以降低多孩家庭的育儿成本。这一系列措施旨在通过政策支持，促进生育政策的优化，进而实现人口的长期均衡发展。"十四五"期间是浙江省高水平全面建设社会主义现代化和高质量发展建设共同富裕示范区的关键时期，杭州

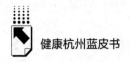

市将生育政策的优化作为打造"浙有善育"标志性成果的关键举措之一。这不仅是对当前时期的政策调整，更是对社会主义现代化建设目标的一次重要响应。通过这一方案，杭州市力求在社会主义建设的进程中，使人口发展与社会发展形成更为协调和平衡的关系。

（四）社会养老体系持续完善

杭州市"一老一小"政策体系持续完善，养老服务"1+1+X"政策支持体系不断完善，颁布实施了《杭州市居家养老服务条例》，出台了《杭州市人民政府办公厅关于贯彻落实〈杭州市居家养老服务条例〉的实施意见》《杭州市卫生健康委员会等五部门关于印发〈关于深入推进医疗健康与养老服务相结合的实施意见〉的通知》《居家养老服务质量规范》等文件近40个，系统地涵盖了用地保障、融资信贷、财政支持、税费优惠、人才队伍建设等多个方面，为养老服务提供了全面的政策支持。2020年，杭州市成立了市老年健康指导中心，启动了紧密医养联合体试点工作。7家市级医院、3家社区卫生服务中心与27家医养结合机构正式签订了合作协议，共同推动了安宁疗护服务的发展，全市共建立了75家医养结合机构。杭州市还与医疗机构签订医疗服务合作协议，推进了社区居家健康养老，共有2684家日间照料中心与附近医疗机构展开了合作。此外，杭州市在老年人心理关爱方面也取得了显著进展，确定了25个社区（村）开展全国老年人心理关爱项目。2021年，老年友好型社区建设成为杭州市争当浙江高质量发展建设共同富裕示范区城市范例的首批试点项目，在全市创建了9个全国示范性老年友好型社区和50个市级老年友好型社区，同时依托市一医院、市肿瘤医院建立市级安宁疗护技术指导中心，有26家医疗机构建立了安宁疗护联合体，提供了200余张安宁疗护病床；针对老年人失智症问题，探索建立筛查评估体系，并在2022年试点开展了2万余人的筛查评估工作。2022年，为提升老年健康服务水平，杭州市实施了一系列创新性措施。首先，通过医养联合体的试点项目，整合医疗和养老资源，为老年人提供更全面的服务。这一项目涉及10家市、县级医院与33家医养结合机构的合作，为老年人提更便捷和综合的医疗和养老服务。其次，老年医学科在公立综合医院中的设立比例已达到90.00%，这意味着老年医学科在主要医疗机构中得到了高度的重视，为老年患者提供了更专业的医疗服务。目前，杭州市的养老机构建设呈现高、中、低端全方位发展的良好格局，确保了养老服务的市场供给、供需平衡以及多层次的服务保障。杭州市已实现镇街级的居家养老服务中心全覆盖，并且与社区级的居家养老服务中心形成错位发展、相互补充的合理布局。这种举措旨在提高老年人居家养老服务的便利程度，通过多层次的服务中心，为老年人提供更为贴心和全面的服务。杭州市在养老服务中开展探索国家人工智能养老社会实验工作，首创了养老电子津贴"重阳分"和电子养老卡，受益老年人超过29万人。这种创新不仅提升了服务的智能化水平，也为老年人提供了更加便捷和灵活的养老服务。此外，杭州市通过开展困难老年人家庭适老化改造，累计改造6000余户，试点建成家庭养老照护床位超过900张，为有特殊需求的老年人提供更为专业的养老服务。杭州市鼓励社会力量兴办养老服务机构，引入行业知名养老品牌，促进养老服务业的快速发展。市区两级财政每年投入超过2900万元，为101.9万名老年人购买团体意外伤害统筹保险提供补贴。这一政策机制形成了"政府引导、市场运作、企业让利、自愿购买、鼓励参与"的合作格局，有效推动了养老服务业的发展。

（五）区域人口结构持续优化

截至2022年末，杭州市城镇化率达到84.00%，较2015年上升了8.7个百分点。城市的发展不仅是人口数量的增长，更是城市结构和发展模式的变革。在观察杭州市的人口增长态势时，明显可见一种中心向外扩散的趋势。首先，中心城区，如上城、拱墅等地的人口呈现缩减趋势。这可能是受高密度发展、生活成本上升等因素的影响，一些居民选择在城区外寻找更宽敞、更宜居的环境。这一现象凸显了城市内部结构的调整和人口流动的多元化。与此同时，周边城区，如滨江、萧山、余杭、临平、富阳等地的人口持续增加。这表明城市的发展重心在逐渐向外延伸，新兴城区吸引了更多的人口涌入，形成了城市发展的新动能。这种转移可能是居民受到了外围区域提供的更为宜居生活和更广阔就业机会的吸引导致的。值得特别关注的是，桐庐、建德的人口流出速度较快，这部分人口主要涌入了主城区。这可能与主城区提供的更多就业机会、更好的教育资源等因素密切相关，使得人口选择向主城区聚集。这种人口流动对城市的发展产生了深远影响，需要引起政府的高度关注。了解和引导这一人口流动趋势对于城市规划和发展至关重要。

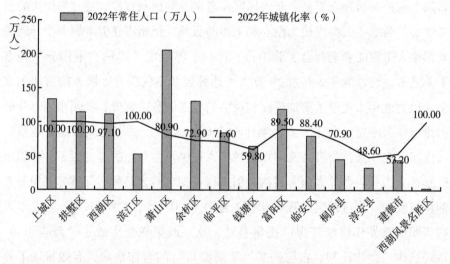

图 6　2022 年杭州市各县（区、市）人口情况

五　杭州市人口高质量发展面临的挑战与策略

（一）面临挑战

1. 人口老龄化程度较高，年龄结构优势不显著

杭州市的出生率呈现稳中有降的趋势。根据第七次全国人口普查数据，杭州市的 60 岁以上老年人口相对于第六次全国人口普查增加了 72.70%。与2010 年的平均年龄 37.3 岁相比，2020 年的平均年龄上升到了 38.8 岁，分别比广州市和深圳市高出了 3.4 岁和 6.3 岁。根据年龄金字塔的推算，从

2027 年开始，杭州市的出生人口数量将趋向下降。到 2030 年，0 岁至 14 岁的儿童人口将比 2021 年增加 15 万人，但其占总人口的比例将从 13.00%下降至 11.70%。与此同时，老龄化程度不断加深。截至 2021 年底，60 岁及以上的老年人口占杭州市总人口的 16.87%，65 岁及以上的老年人口占比为 11.66%。根据测算，到 2025 年，60 岁及以上的老年人口占地将提高至 19.58%，到 2030 年将进一步上升至 23.00%。老年人口的增长趋势在短期内呈现不可逆转的态势。预计到 2028 年，杭州市的人口抚养比将超过 50.00%的人口红利警戒线。① 从 2031 年开始，劳动年龄人口总量将开始下降，人口红利向人才红利的转变紧迫性将增大。这一趋势表明，杭州市将逐渐进入人口结构调整的新时期，劳动力资源的减少将成为未来社会发展的重要考量。面对这一趋势，政府和社会需要深入思考如何应对老龄化的挑战。在加强老年人福祉和医疗服务的同时，也需思考如何激发生育意愿，通过优化生育政策、提供更好的育儿支持等方式，引导年轻家庭更积极地承担生育责任。此外，推动人才引进、培养和留住等将是缓解劳动力减少压力的关键手段。在制定政策和规划未来城市发展时，更需要综合考虑社会、经济、教育等多个方面的因素，以实现人口结构的合理平衡，确保杭州市可持续发展。

2. 生活成本增高，人口聚集能力趋弱

在全国范围内，人口总增长速度的减缓引发了城市和区域之间日益激烈的人口竞争。多个重点城市相继采取各类"人才政策"，以吸引更多人口。这一现象是由于产业逐渐向中西部地区迁移，中西部一些中心城市提供了更多就业机会和较高的收入水平，同时生活成本相对较低，使得这些城市对周边地区变得更具吸引力。例如，成都、西安、武汉、长沙等中西部中心城市在近年来都出现了强劲的人口增长现象。而在浙江省，农村就业人口比例相对较低，农村居民在非农领域的就业机会也受到一定限制。2019～2023 年，

---

① 《杭州常住人口变化趋势和影响分析》，https://mp.weixin.qq.com/s/4hnkGouyyYAVM JoR8iBbDA，最后访问日期：2023 年 12 月 25 日。

杭州市的经济增速虽然略高于全省平均水平，但相较于省内其他城市，其经济增长排名相对较低，领先优势正在逐渐减小。与此同时，城市的生活成本相对较高，因此对人口的吸引力逐渐减弱。这些现象在一定程度上表明了不同地区之间的人口流动与城市发展存在密切的联系。城市的经济增长、政策支持和生活成本等因素将继续对不同地区的人口动态产生深远影响。为了吸引更多人口，杭州市需要制定各种吸引人才的政策，改善居民生活质量，提供更多就业机会，并降低生活成本，以实现更为均衡的人口发展，促进人口的可持续增长。要解决不同地区之间的人口流动与城市发展之间的挑战，政府可通过建立更具吸引力的城市政策、推动产业升级、提高就业机会、提供更多教育资源、改善医疗保障、降低住房成本等措施。这些措施有望吸引更多人口流入，同时推动城市的可持续发展。

3. 人口分布存在差异，城镇体系发展不均衡

第七次全国人口普查数据显示，人口和产业分布在杭州市城区呈现一定的差异和不均衡。余杭区、萧山区、上城区和临平区的非户籍常住人口相对较多，分别达到 124.47 万人、88.92 万人、69.39 万人和 63.86 万人，分别占据全市非户籍常住总人口的 21.67%、15.48%、12.08% 和 11.12%。这表明人口和产业正在向中心城区集聚。然而，一些区域也呈现职住分离的现象，尤其是在临平区。尽管该地住宅区相对密集，但却存在产业导入和商业布局不足的问题。同时，一些产业平台的社会功能尚未完善，导致制造业一线员工需要较长的通勤时间，从而影响了就业环境，加剧了用工不足和人才流失的问题。在钱塘区、临平区、滨江区和上城区，非户籍常住人口占当地常住人口的比重超过了 50.00%，分别达到 62.04%、54.31%、52.99% 和 52.43%，呈现一种倒挂态势。这些数据反映出杭州市内人口和产业分布的不均衡现象。中心城区吸引了大量人口和产业，而一些周边地区的发展相对滞后，产业结构不够多元化。为了实现更加均衡的城市发展，需要采取一系列措施来引导人口和产业更加合理分布。首先，应加强对周边地区的产业引导和扶持，提升这些地区的产业吸引力，促进产业多元化发展。其次，要加大基础设施建设，改善通勤条件，减少人口在城市之间的流动。再次，加强城市规划和土地利用规划，鼓励住宅、商业和产业的合理布局，以减轻中心城区的人口和产业压力。最后，通过综合发展各个城区，可以实现更为均衡的城市人口和产业发展，为杭州市的可持续增长奠定更加坚实的基础。这也将有助于改善居民的生活质量，增加就业机会，降低生活成本，吸引更多的人口前来定居，实现城市的可持续繁荣。

（二）发展策略

1. 坚持系统观念，统筹人口发展问题

当前我国的人口问题在多个方面呈现多层次、复杂性的特征。首先，随着社会的不断发展，我国面临人口结构的深刻调整，呈现少子化、老龄化的趋势。这不仅对社会养老体系提出了新的挑战，还对劳动力市场和经济发展产生了深远的影响。因此，推动人口高质量发展成为刻不容缓的任务，需要政府、社会和个体的共同努力。其次，人口问题不仅是数量的问题，更是质量和结构的问题。实现人口素质的提升、结构的优化成为当前亟待解决的难题，在教育、医疗、就业等方面进行全方位的政策调整和创新至关重要。同时，要实现人口的均衡发展，需要树立系统观念，平衡考虑多个目标。这涉及当前与长远、总量与结构、人口与资源环境之间的复杂关系。对于杭州市而言，需要权衡利弊，科学合理地制定政策，使人口规模适度、素质较高、结构优化、分布合理，在实现人口均衡发展的过程中，实现精准管理，在不同地区制定差异化的政策，因地制宜地解决各地的人口问题，引导人口有序流动和合理分布。第一，加强对人口结构的调查研究，深入了解各地的人口状况及其对区域发展的影响。通过细致入微的数据分析，可以更准确地制定差异化的政策，有针对性地解决不同地区的人口问题。第二，通过增加投入、完善制度、优化服务等方式，加大对教育、医疗、就业等领域的政策支持，提升人口素质。第三，推动区域协调发展，通过优化基础设施建设、完善公共服务体系等手段，引导人口有序流动，提高人口流动的便捷性和效率，避免人口过度集中或分散。

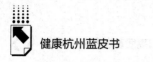

2. 树立辩证思维，顺应人口变化趋势

我国的基本国情，即人口众多、人口基数大的特点依然保持不变。这使得超大规模的国内市场优势将持续存在，同时也使人口与资源环境保持着紧密的平衡状态。首先，我国作为一个人口大国，近9亿的劳动力为国家的经济发展提供了巨大的支持。这一庞大的劳动力储备不仅为企业提供了广泛的用工选择，也为我国在全球市场中保持竞争力创造了有利条件。同时，每年新增的劳动人口数量超过1500万人，为不断壮大的经济提供了源源不断的劳动力。其次，教育水平的提升使得我国的人才储备更加雄厚。超过2.4亿接受高等教育的人口意味着有更多的专业人才和高素质劳动者。这不仅有助于提升企业和产业的创新能力，也为我国走向更高端产业链提供了坚实的人才基础。值得注意的是，新增劳动力的平均受教育年限达到了14年，显示我国的劳动力整体素质不断提高。这一优势不仅在经济领域表现出色，在科技、文化等领域也为我国的整体发展提供了强大动力。2022年，杭州城区总人口达到1002.1万人，晋级为全国第十个超大型城市，需要通过科学合理的政策引导，更好地利用人力资源优势，推动经济社会的高质量发展。同时，也更需要关注人才的培养和流动，确保他们在各个领域都能够充分发挥作用，为城市长远发展注入源源不断的智力动力。随着人口素质的不断提高，发挥好人口资源的优势，将进一步促进经济发展方式的转变、产业结构的升级，以及全要素生产率的提高。这些因素将为高质量发展提供更多有效的人力资本支持。"人才红利"的形成意味着未来将能够更好地应对各种挑战，实现经济可持续增长，不断提升国际竞争力，推动城市的繁荣发展。

3. 坚持教育优先，提高人口整体素质

党的二十大提出，教育、科技和人才是全面建设社会主义现代化国家的基础性、战略性的"三个支柱"。《中华人民共和国国民经济和社会发展第十四个五年规划和2035年远景目标纲要》强调，提高国民素质确保人的全面发展，要着眼于建立全生命周期卫生健康体系、优化人口结构、扩大人口质量红利，全方位提升人的综合发展水平。为了实现这一目标，必须始终坚持教育优先发展、科技自立自强、人才引领驱动的方针。教育的优先发展是

确保人才培养的基础，科技的自立自强是国家创新力的源泉，而人才的引领驱动则是推动社会发展的关键。在这一理念的指引下，教育强市、科技强市、人才强市，使人才培养和科技创新成为城市可持续发展的核心动力。在推动这一建设进程中，应全方位提升人才的自主培养能力，以确保杭州市在关键领域具备自给自足的能力。同时，要保持人力资源的禀赋优势，充分发挥杭州市庞大的人才队伍流入优势，加速推进人口红利向人才红利的转化。同时，人口健康素质对杭州市人力资源的影响至关重要。要构建面向全人群、覆盖全生命周期、涵盖全环节的健康服务体系，推动全民共建共享健康福祉，提升全市人民健康水平。

4. 坚持改革创新，提高人口治理能力

为了应对杭州市人口发展面临的突出问题和矛盾，以及现代化建设战略的需求，深化改革是必然之举，要积极消除限制人口高质量发展的观念、政策法规、体制机制等方面的制约，要健全人口发展规划实施机制、人口发展综合决策机制、人口政策长效研究评估机制和人口要素保障机制。制定更加包容的政策，鼓励家庭规划，以促进人口的健康发展。要推动城乡发展平衡，确保人口资源的合理配置，避免城市过于拥挤，而农村资源过于稀缺。要充分发挥杭州市智慧城市数字治理优势，以数字化技术手段精准施策，提升人口管理和服务效率。这些措施将有助于提高城市人口的素质，推动城市朝着更健康、更具竞争力的方向前进。

分 报 告

健康环境篇

B.2

杭州市医院无障碍设施建设现状及效果评价

姜 丹 刘婷婕*

摘 要: 为实现建成国际一流无障碍城市目标,近年来,杭州市秉承"以人为本"理念,将无障碍医疗融入医院高质量发展,坚持"建设目标、工程进度、验收标准"三个"统一"要求,规范无障碍环境的连续性、系统性、合规性,统筹推进全市医疗无障碍环境建设;积极推行无障碍示范医院建设,在通行无障碍、行为无障碍、沟通无障碍、心理无障碍、管理无障碍五个方面,打造医疗无障碍标准化样板,充分实现让"爱"无"碍"。各市属医院以医疗场景为切入点,将无障碍环境建设分为通行、诊疗、医技、住院、专科、工作休憩六大场景,针对不同场景制定、实施"一院一方案"

---

* 姜丹,杭州师范大学公共卫生学院讲师,博士,主要研究方向为健康教育;刘婷婕,杭州师范大学公共卫生学院副教授,主要研究方向为健康教育。

建设，依托数字攻坚和医养结合，全面落实无障碍问题清单，积极打造"舒心就医"人文环境，营造"用心、用情、用爱"服务氛围。

关键词： 无障碍设施 示范建设 数智引领

无障碍环境建设是残疾人、老年人等特殊群体权益保障的重要内容，党和国家一直高度重视推进无障碍环境建设工作。习近平总书记指出，无障碍设施建设是国家和社会文明的标志，要高度重视。①

无障碍环境建设不仅是特殊群体平等参与社会生活的重要保障，也是社会文明进步的重要标志，更代表着一座城市的温度。无障碍环境建设是浙江实现共同富裕的基本保障，是推进健康杭州的必要条件。

目前，杭州市已两度获评全国"健康城市"试点城市、全国健康城市建设样板市、健康中国年度标志城市，连续五年获得"健康浙江"考核优秀等次。而医院，作为"健康杭州"的一个重要细胞，也是杭州市卫健窗口文明服务风采的重要展示，其无障碍设施建设体现了医院的形象与温度，让患者与医院之间建立信任、合作双赢，也使人民群众更放心、社会关系更融洽。近年来，杭州市医院无障碍设施建设紧紧围绕"以人为中心"，积极打造"舒心就医"，在现代化医院建设与管理道路上一直勇往直前，奋力争先。

一 医院无障碍设施建设概述

（一）医院无障碍设施建设意义

无障碍设施（accessibility facilities）是指为了方便残疾人、老年人等行动不

---

① 《坚守人民情怀，走好新时代的长征路——习近平在湖南考察并主持召开基层代表座谈会纪实》，https://www.gov.cn/xinwen/2020-09/20/content_5544936.htm，最后访问日期：2023年9月20日。

便或有视力障碍者在居住、出行、工作、休闲娱乐和参加其他社会活动时，能够自主、安全、方便地通行和使用安全设施而建设的物质环境。作为重要的健康促进场所，医院的无障碍设施主要是指为让残疾人、伤病者、老年患者等群体平等、方便地出入医院和使用各类设施而设置的各种出入口、服务设施，如低位服务台、卫生间、电梯、通道、车位、电梯等，以及无障碍信息化建设。

第七次全国人口普查结果显示，截至 2020 年底，大陆地区 60 岁及以上的老年人口总量达到 2.64 亿人，已占到全国总人口的 18.70%。从人口结构来看，我国已经跨过第一个快速人口老龄化阶段，马上要进入下一个更快速的阶段。[①] 除此之外，中国现有残疾人约 8500 万，相当于每 16 个中国人中就有一位残障人士，再加上有特殊需求的伤病人员以及孕妇、儿童等，这一部分人口达到了数亿人。

据统计，随着城市老龄化进程的加快和三孩政策的开放，杭州现有残障人士 47.78 万人，14 岁以下儿童 158.2 万人，60 岁以上老年人 211.1 万人（占比为 16.87%）。[②] 按照国际标准（60 岁以上人口占总人口比例达到 10%），杭州市已成为人口老龄化程度较高的城市之一。老龄化速度的加快，无疑会造成弱势群体数量的增加。但随着国家医疗体制改革，医疗模式发生的变化，"以患者为中心"的理念对医院无障碍设施建设提出了新的发展高度要求。如何让这些人群平等享受和参与社会生活，提升生活品质，保障其生活尊严，不仅是建筑设计师和建造师的困扰，也是全社会应该共同关注的话题。

（二）医院无障碍设施建设发展史和研究现状

1974 年，联合国无障碍设计的提出，充分考虑了对全生命周期、全人类服

---

① 国家统计局：《第七次全国人口普查公报（第五号）》，http：//www.stats.gov.cn/zt_18555/zdtjgz/zgrkpc/dqcrkpc/ggl/202302/t20230215_1904001.html，最后访问日期：2023 年 9 月 8 日。

② 浙江省统计局：《浙江省第七次人口普查系列分析之八：人口老龄化》，http：//tjj.zj.gov.cn/art/2022/7/22/art_1229129214_4956232.html，最后访问日期：2023 年 9 月 12 日。

务理念，以及对身体处于不同程度缺陷和能力衰弱者的关怀。相对于美国等西方发达国家，我国无障碍设计与研究，特别是医院的无障碍设施建设仍处于发展中。

文献检索发现，在近 30 年发表的中文文献中，关于医院无障碍设施的期刊论文仅可收集到 152 篇。这些文献中，从学科研究分布来看，41.00%归属于建筑科学与工程，45.00%与医学相关，其中临床医学占比为 7.00%、医药卫生方针与法律法规研究占比为 38.00%；从时间分布来看，2000 年前相关的研究甚少，虽然 2003 年之后相关的研究逐渐增多，但总体关注度不高。最早关于医院无障碍设施保障的研究见于 1990 年金磊等发表的《从可靠性工程看医院管理的新思维》，将医院设施与风险事故相联系。① 李亿书等在 1992 年提出了针对病人和医疗工作特殊需求的"医院建筑无障碍体系"，并对医院室内外环境（包括绿化、通风、采光、卫生等）提出了建议。② 1996 年 12 月，建设部与国家计委颁布并实施了《综合医院建设标准》，对无障碍设施的设计和建筑虽然都有了明确的标准，但在具体的理论和技术层面上都比较宽泛，导致我国医院在无障碍设施建设的基础上实质性改善仍有不足。③ 2006 年，一项关于北京 9 家医院无障碍设施建设现状的调查报告显示，90.00%被调查医院的环境建设都不符合无障碍设施建设标准。2008 年奥运会的举办，以北京为示范城市，城市交通、医院建设、体育场馆等场所的无障碍设计与建设有了较大的提升。2011 年赵鹏等走访上海市、南京市和杭州市的医院，提出了医院无障碍设计应该包括物质无障碍设计、信息和交流无障碍设计两部分。④ 针对对医院无障碍设计的明确要求，2012年我国颁布了《无障碍设计规范》（GB50763-2012），使得医院无障碍设计有了明确的要求，至此越来越多的设计和研究也开始聚焦医院环境，包括智

① 金磊、金硕、李玮：《从可靠性工程看医院管理的新思维》，《医学与哲学》1990 年第 4 期，第 48~50 页。
② 李亿书：《医院建筑无障碍体系设计初探》，《新建筑》1992 年第 2 期，第 31~34、12 页。
③ 李亿书：《医院环境设计》，《新建筑》1995 年第 2 期，第 36~39 页。
④ 赵鹏、贾祝军：《医院的无障碍设计探析》，《山西建筑》2011 年第 37 卷第 25 期，第 1~2 页。

能电子系统的应用、无障碍停车系统的开发、绿色节能的建筑设计以及医养结合的适老化服务管理等。几经改版升级的《综合医院建筑设计规范》在满足各项医疗服务与功能的同时，对无障碍设施的建设也提出了新的标准，医院建设的中心也逐渐对医院工作效率、品质环境、绿色智慧和心理精神需求等方面提出了新的发展方向。2023年9月1日，《中华人民共和国无障碍环境建设法》正式发布实施，作为我国首次就无障碍环境建设制定的专门性法律，在保障重点人群的同时，进一步扩大受益范围，强化无障碍环境建设的基础性、通用性和普惠性，让无障碍环境建设成果惠及全体社会成员。① 该法例的出台，也标志着我国向欧美等发达经济体看齐，在保障全体公民同等地参与社会生活权利方面向前迈进了一大步。

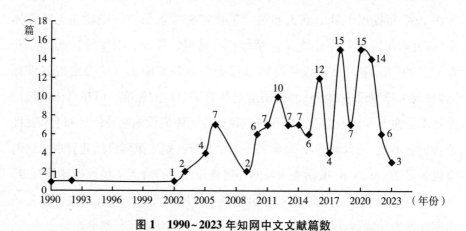

图1　1990~2023年知网中文文献篇数

说明：数据文献来源取自中国知网（CNKI），检索主题词包括"医院+无障碍"，文献来源设定为学术期刊。剔除硕士和博士毕业论文、会议摘要和综述性文献。检索时间截至2023年9月12日。总参考文献170篇，剔除无关文献，保留137篇文献。

在无障碍设计评价方面，国内学者也开展过相关研究，熊若蘅于2010年从无障碍评价指标、对象和基准入手详细阐述了日本公共建筑中的无障碍设计，提出了自己的思考与见解，对我国无障碍导则的制定具有一定的参考

---

① 《中华人民共和国无障碍环境建设法》，《中华人民共和国全国人民代表大会常务委员会公报》2023年第5期，第503~513页。

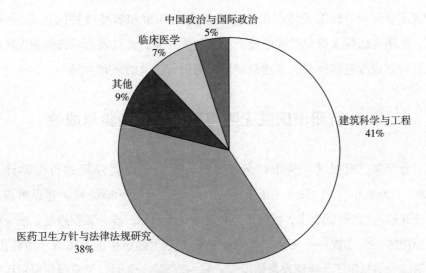

图2 1990~2023年知网中文文献学科分布

价值。① 朱图陵等依据国内无障碍设施评价实践经验，结合国际上较权威的《国际功能、残疾和健康分类》（international classification of functionging, disability and health，ICF）的环境因素及其阈值，提出了对残疾人无障碍环境进行认识和评定，在原则、规范、步骤和内容等方面制定了具体工作路径。② 陈欢等根据ICF提出的环境因素限定值和分级标准，对广州市30家不同级别的医院进行无障碍设施情况调查，对出入口、厕所、电梯等10项无障碍设施进行赋值评定，发现在各级医院无障碍设施建设中存在的问题，并提出了改进意见。③ 闫旭等利用层次分析法（Analytic Hierarchy Process，AHP），对滁州市5处综合性医院的无障碍设施建设进行了调研与综合评价，

① 熊若蘅：《公共交通综合体无障碍度评价简述——日本无障碍设计前沿》，《中国建筑装饰装修》2010年第1期，第160~162页。
② 朱图陵、范佳进、黄河等：《残疾人无障碍环境评定》，《中国康复理论与实践》2013年第19卷第5期，第489~492页。
③ 陈欢、艾旺宪、叶长青：《广州市各级医院无障碍环境现状调查》，《中国康复理论与实践》2020年第26卷第8期，第988~992页。

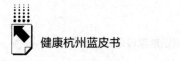

发现了目前综合医院无障碍设施建设的薄弱环节和需要改进的地方。① 然而，我国在医院无障碍设施建设上仍需加快发展，尤其是形成成熟的无障碍设计与建设规范和体系，在建设评估方面仍有很大的研究空间。

二 杭州市医院无障碍设施建设经验与成效

近年来，根据《杭州市"迎亚（残）运"无障碍环境建设行动计划（2020—2022 年）》② 和《关于印发杭州市 2022 年度无障碍环境建设重点工作任务的通知》③ 的要求，杭州市坚持统一建设目标、统一工程进度、统一验收标准的三个"统一"要求，统筹推进全市卫生健康系统无障碍环境建设。各医院纷纷制定了无障碍设施建设"一院一方案"，争创"无障碍建设示范医院"，积极打造"舒心就医"人文环境，全力营造"用心、用情、用爱"服务氛围。

（一）建章立制，建立健全无障碍环境建设长效机制

杭州市始终把无障碍环境建设作为医疗机构服务大提升的重要内容，将无障碍环境建设纳入医院年度综合目标考核，推进和改善市属医院无障碍环境建设，"用心、用情、用爱"提升医院无障碍环境品质。

早在 2000 年 5 月，杭州市成立全国首家在民政部门注册登记的杭州市残疾人无障碍环境促进会，致力于服务社会、服务残障人士，宣传无障碍理念，推动无障碍环境发展。2004 年，杭州市政府颁布和实施了旧版《杭州市无障

① 闫旭、张晓瑞、朱明豪：《基于 AHP 的滁州市综合医院无障碍设计模糊综合评价》，《青岛理工大学学报》2022 年第 43 卷第 1 期，第 72~78 页。

② 杭州市人民政府办公厅：《杭州市人民政府办公厅杭州市人民政府办公厅关于印发杭州市"迎亚（残）运"无障碍环境建设行动计划（2020—2022 年）的通知》（杭政办函〔2020〕19 号），https://cgw.hangzhou.gov.cn/art/2020/6/30/art_1229482812_1720851.html，最后访问日期：2023 年 9 月 12 日。

③ 杭州市卫生健康委员会：《关于公布"杭州市无障碍示范医院"名单的通知》（杭卫发〔2023〕13 号），https://wsjkw.hangzhou.gov.cn/art/2023/2/24/art_1229319142_1829944.html，最后访问日期：2023 年 9 月 12 日。

碍设施建设和管理办法》（以下简称《办法》），为全市无障碍设施的建设和管理提供了制度保障。2011年，为成功举办第八届全国残疾人运动会，杭州市积极建设无障碍城市环境，并对原有的无障碍设施进行了升级和维护。

随着社会发展和时代进步，杭州市对无障碍环境建设有了新标准，人民群众对无障碍设施有了新需求。因此，近年来在无障碍环境建设规范上的各种保障制度也顺势而变，呼之欲出。2018年，杭州市率先发布了全国首个残疾人旅游服务标准——《残障人员旅游服务规范》（DB3301/T 0216-2018）。2019年，再次发布了全国首个饭店无障碍标准——《饭店无障碍设施与服务规范》（DB3301/T 0300-2019）。此外，杭州市还先后推出了全国首个无障碍旅游服务标准、全国首个旅游无障碍环境评价标准、全国首个乡村景区无障碍环境建设标准等诸多标准和评价规范。2020年6月，为确保亚（残）运会顺利召开，全面提升城市无障碍环境品质，杭州市政府制定了《杭州市"迎亚（残）运"无障碍环境建设行动计划（2020—2022年）》。[①] 2020年12月，《杭州市无障碍环境建设规划》发布，明确至2025年的近期目标和2035年的远景目标；同月《杭州市无障碍环境融合设计指南》发布，进一步明确无障碍环境融合、公共建筑信息、工业建筑与村镇社区无障碍设计要求，进一步推进无障碍设施建设的全龄化、复合度和连续性。

2021年10月1日，经杭州市人民政府第80次常务会议审议通过，《杭州市无障碍环境建设和管理办法》正式实施。该办法总共分为六章：总则、无障碍设施建设和管理、无障碍信息交流、无障碍社会服务、法律责任和附则。首次明确了"无障碍环境是全社会的共同责任"，将"社区服务无障碍"扩展至"全社会服务无障碍"，这不仅是"重要窗口"领头雁的担当体现，也是杭州亚（残）会对标要求的贯彻落地，从解决"有没有"的问题，发展到解决"好不好"的问题。

---

① 申玉胜、倪倩、方珍珍、顾大正、沈呈辉、楼超艳：《浙江省无障碍旅游标准体系发展现状研究》，《中国标准化》2022年第S1期，第326~329页。

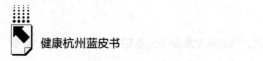
2022 年 9 月，经过近 1 年半时间的努力，由杭州市卫健委牵头，杭州市第三人民医院等单位组织编撰了《杭州市卫生健康系统无障碍导则》，并印发了《杭州市卫生健康系统无障碍导则（试行）的通知》（以下简称《导则》），向全市正式发布施行。截至 2023 年，已印发 2000 余本《导则》，发放到市属医院和各县（区、市）卫生健康系统，为医疗机构硬件建设、软件建设和辅助设施建设等多个维度下如何构建全方位、立体化、个性化的无障碍服务设施，打造"有爱无碍舒心就医"的健康服务环境提供参照标准。《导则》发布后，在《健康杭州》《都市快报》快公益栏目等媒体进行了宣传，让市民群众了解《导则》出台的目的、意义和医疗机构无障碍的设施等。《导则》的出台为保障老年人、孕妇、儿童、残障人士等社会特殊群体就医和出行提供必要准则，充分体现了卫生健康系统对于特殊人群的关怀，用更高水平和更高质量为残疾人、老年人、儿童及其他行动障碍者提供全方位健康服务保障，体现了杭州市城市发展与城市文明的进步。

（二）上下协同，统筹推进无障碍设施建设管理

在无障碍设施建设推进过程中，杭州市政府坚持无障碍环境建设和日常维护相结合，不定期邀请市残联、残疾人代表及专家等，通过现场体验交流、座谈等方式，不断完善与创新无障碍环境建设，并按照无障碍规范标准，建立健全市属医院无障碍环境建设长效机制。

2020 年 6 月，杭州市卫健委召开市属医院无障碍环境建设专题推进会，要求"用心、用情、用爱"打造无障碍医院，并将无障碍环境建设作为医疗机构服务大提升的重要内容，纳入市属医院年度综合目标考核。各医院成立无障碍环境建设专项领导小组，形成由医院党委书记负总责、班子分工负责、业务线配合的工作格局。卫健委与各医院建立联络机制，定期了解工作进度，建立每月通报制度，积极营造"比学赶超"的良好氛围，全面落实无障碍负面清单问题。

同时，注重医护人才队伍建设，定期与盲人协会、无障碍促进会等机构，联合举办市属医院无障碍服务能力提升培训和技能大赛，提升医护人员

的无障碍认知水平与能力。在培训过程中，通过演示和模拟残障人士学习、工作、娱乐等日常情景，加深医务工作者对残障人士的了解和认识，并对医疗机构无障碍环境建设相关标准、残障人士服务礼仪、亚（残）运会残障人士比赛项目等进行详细讲解，争取让特殊人群享受到更便捷、更舒适的健康服务，也为更好地迎接和服务杭州亚（残）运会做好医疗服务保障工作。通过技能比赛，各参赛队伍围绕创新设计和使用操作两个方面，不仅演绎城市大脑舒心就医的应用场景，也将人工智能、互联网技术融入医疗健康生活，充分展现了医护人员的数字创新和应用服务能力。[①]

坚持统筹安排，强化资金保障。在新冠疫情期间，市属各医院运营资金十分紧张，但各医院能够提高政治站位，统筹协调，根据各医院无障碍改造工程项目清单，保障并落实无障碍设施改造资金共计879万元，其中设施无障碍投入资金515万元，信息无障碍投入资金332万元，其他类投入资金32万元，确保改造项目全力推进。

（三）攻坚克难，全面落实无障碍问题清单

坚持严格把关，提升工程品质。为提升医院无障碍设施品质，杭州市卫健委等部门严格把关，邀请专家莅临指导，组织系统内部督查互查，邀请残障人士现场体验，对未达标的点位要求返工整改，并逐一销号。2020年，医院受新冠疫情影响，在运营资金十分紧张的情况下，杭州市卫健委统筹协调，根据各医院相关工程项目清单编制，落实无障碍设施改造资金预算，投入改造资金达1000万余元，确保改造项目全力推进。经梳理统计，杭州市残联排查市属医院无障碍负面清单共187个，2020年底完工170个，施工推进4个，前期准备13个，负面清单整改完成率达90.00%。2021年第三季度杭州市残联组织人员对市属医院无障碍设施建设工作完成情况进行专项督查，对轮椅坡道、无障碍电梯、无障碍厕所等13类大项进行问题梳理，对未达标点位逐一登记造册，标注坐落方位；对存在的问题提出合理化建

---

① 《实用+创新！如何让就医更舒心更暖心？这些数字先锋给出了答案……》，https://www.sohu.com/a/417811069_456096，最后访问日期：2023年9月11日。

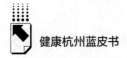
议，并督促按期改进，切实提高设施使用合格率。杭州市各有关部门跟进改造工程，对改造方案反复研究论证，精心设计安排，制定"一院一方案"工作举措。2022年，各市属医院在落实整改杭州市残联排查无障碍负面清单187个问题和自查发现未达标无障碍设施315处的基础上，将无障碍环境建设作为医院后勤常态化管理工作，纳入日常巡查工作范围，开展自查自纠，经常性地组织院办、门办、信息、总务、保卫等多部门开展无障碍环境改造和设施设备完好情况的监督检查，发现故障和损坏及时维修，确保各项无障碍硬软件设施、设备正常使用。

坚持无障碍环境建设和日常维护相结合，把满足残障人士和老年人便利作为唯一标准。在新（改、扩）建项目无障碍标准建设时，严格对照国标标准，做到同步设计、同步施工、同步验收、同步交付使用，与周边已有的无障碍设施相互衔接。如杭州市七医院二期病房楼在改扩建时，充分考虑老弱病残幼等群体的特殊需求，在斜坡、转角、电梯、卫生间等容易发生意外事件的高危区，确保无障碍设计的"无障碍"，最大限度实现"用爱呵护，用心服务"。[①] 在项目竣工验收时，邀请残障人士现场体验，成为市属医院中首个通过无障碍专项验收的新工程。此外，杭州老年病医院新院区、杭州师范大学附属医院国医馆、杭州市中医院病房楼装修改造等医院新（改、扩）项目，严格按照无障碍设施建设标准进行规范设计施工，各项目均通过市或区无障碍环境建设促进会验收，为残障人士提供无障碍服务环境。在医院无障碍停车位改造中，市属医院按医院总停车泊位数2.00%的比例设置残障人士专用停车位，2020年完成无障碍停车位改造78个，由医院保卫科统一管理。

2023年杭州举办第19届亚运会、第4届亚残运会之际，各医疗机构大规模开展公共区域无障碍环境合规性建设，从通用设计的适用性、无障碍环境建设的场景连续性与关键点、无障碍环境建设的落实度、无障碍环境的长效管理

---

① 《舒心就医 | 用爱呵护 用心服务 杭州市七医院积极打造无障碍服务窗口》，https：//www.sohu.com/a/440312084_687642，最后访问日期：2023年9月7日。

（包括无障碍环境保障制度的长效跟进、无障碍管理的长效覆盖、信息技术的长效融合、无障碍理念的长效深入）等方面，以医疗场景为切入点，将无障碍医院环境氛围分为通行、诊疗、医技、住院、专科、工作休憩六大场景，针对不同场景制定无障碍环境建设要求，以人为本，突出无障碍环境的连续性、系统性、合规性，进一步推进全市无障碍环境高质量建设和管理。①

（四）打造亮点，带头无障碍设施建设示范引领

为高质量打造杭州市医院无障碍设施建设，将无障碍医疗融入医院高质量发展，杭州市积极推行无障碍示范医院建设，充分实现让"爱"无"碍"。在市属医院中，杭州市第一人民医院、杭州师范大学附属医院和杭州市红十字会医院走在前列，在通行无障碍、行为无障碍、沟通无障碍、心理无障碍、管理无障碍五个方面，打造医院无障碍标准化样板。在此基础上，2021年，杭州市卫健委下发了《关于推进创建无障碍示范医院申报工作的通知》，各市属医院和县（区、市）有关医疗机构积极开展无障碍示范医院创建，23家医疗机构申报创建无障碍示范医院。2021年，组织专家成立检查验收组，利用近半个月时间对申报单位开展无障碍示范医院创建现场检查验收。从现场检查情况来看，市级医院和各区县医疗机构重视无障碍示范医院创建工作，高标准推进无障碍环境建设，在工作落实中抓得实、做得细、有创新，如杭州市第一人民医院、杭州市西溪医院、杭州市中医院丁桥院区等完善无障碍设施，建设了室内定位导航服务、阅读辅助设备、手语翻译服务（远程在线）等信息无障碍设施，利用智能化信息系统为特殊人群提供更加便捷、优质的服务。针对在日常监督检查中发现的不足和存在的问题，相关医院积极配合整改落实，进一步完善和优化无障碍环境建设，加强无障碍环境常态化管理。

---

① 《医疗机构无障碍设施存在的问题及建设要点》，https：//mp. weixin. qq. com/s？_ _ biz＝MzA3NTAzMzAyMw＝＝&mid＝2672863963&idx＝1&sn＝f9ad201bb0c1b441a2eb67706552215f&chksm＝85d2ba0bb2a5 331d89e0f498375aeabb57fa547884641c8f5c0290f8df1c97f53e2c2ec47628&scene＝27，最后访问日期：2023年9月7日。

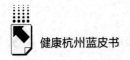

经过有关单位积极申报，2023 年 2 月，杭州市卫健委和无障碍办公室最终确定杭州市第一人民医院、杭州师范大学附属医院、杭州市第三人民医院、杭州市肿瘤医院、杭州市红十字会医院、杭州市西溪医院等 21 家医疗机构为"杭州市无障碍示范医院"。其中，杭州市第一人民医院、杭州师范大学附属医院和杭州市临平区妇幼保健院 3 家单位成为浙江省首批"有爱无障"无障碍医院。①

（五）数智引领，积极构建无障碍场景应用

为深入推进无障碍医院建设，市属各医院坚持数智引领，围绕"舒心就医"进一步优化、完善、提升信息系统，借助语音、人脸识别等技术，发挥人工智能的优势，解决视障、听障、语障患者的无障碍沟通问题，积极构建无障碍场景应用。同时，完成官方网站无障碍改造、一键急救及文字报警系统的安装，所有市属医院就诊区域均建立引导标识系统、院内手机导航、低位自助机服务等无障碍设施，一站式服务中心提供人工无障碍咨询、在线手语翻译系统等服务，无障碍电梯配备报层语音功能和盲文按钮，无障碍卫生间设有语音播报功能和报警功能。除此之外，基于 5G 网络、基站等设备部署，杭州市从 2018 年各医院以远程会诊、远程操作机器人等 5G 智慧医疗项目开展基础建设为着眼点，推进 AI 辅助诊疗、移动查房等医疗项目，提高医疗资源的流动性、便捷性和高效性。②

自 2020 年 8 月以来，杭州市西溪医院以"数智杭州·宜居天堂"为目标，开展了"我为群众办实事"等一系列"数智攻坚"活动，着力解决残疾人、老年人等特殊群体在信息化发展中遇到的难点、堵点和痛点问题，并于 2011 年率先全面启用信息无障碍应用场景。AI 语音交互自助机的应用，使视障人士能够独立使用"免触屏"自助挂号、结算、充值等功能；智能

---

① 《浙江省"有爱无碍"公共服务场所首批无障碍案例公布》，https://www.hangzhou.com.cn/hzyyh/content/content_ 8571818. html，最后访问日期：2023 年 9 月 7 日。

② 黄凌伶、石笑天、范晨晨等：《杭州市公立医院 5G 智慧医疗应用的研究》，《中国新通信》2022 年第 1 期，第 70~72 页。

语音电子病历的应用，使患者能够通过手机等智能设备收听自己门诊病历全部内容的语音播报，随时随地了解就诊过程和诊疗信息；智慧泊车系统的应用，使下肢残障人士可以提前预约车位和停车服务，最大限度保证交通出行需求，让医院出行无障碍。目前，智能语音等技术已在杭州市属医院实现全覆盖，让听障、视障人士和年长者就医听得见、看得见。①

2022 年 8 月 1 日，杭州市第一人民医院城北院区正式运行，作为一家现代化医院，院区采用智能天轨系统为卧床病人、瘫痪病人、失能者提供无障碍安全移位服务；智能轨道物流系统全天候保障院内医疗物资的高效安全传输；全自动发药机大大提高了取药效率，同时保证药物的精准投送。

各区、县医疗机构也丝毫不逊色，以智慧医院建设为抓手，抢抓数字化改革机遇，不断提升无障碍环境品质。以杭州市临安区为例，区卫健局以临安区第一人民医院为试点，区中医院、区口腔医院等 9 家区级医院陆续完成了信息无障碍设施建设，率先实现了区级医院全覆盖。② 截至 2011 年 8 月，共计服务聋哑患者 167 人次、506 分钟，服务视障患者 1.0 版打印语音病历 20 余人次，并将 1.0 版语音病历升级为 2.0 版并实现全覆盖。

（六）老有所医，塑造适老化友善医疗

近年来，随着互联网、大数据、5G 技术、人工智能等信息化技术的发展，杭州市创新发展"舒心就医"，越来越多的智能化医疗及诊疗服务出现。但大多老年人不会上网、不会使用智能手机，智能化的生活和医疗反而成为老年人生活与就医的"绊脚石"，特别是很多政策文件中明确提到，惠民政策只有 75 岁以上的老年人群才可享受。这就无形中给很多老年群体造

---

① 《共同富裕 健康先行 | 杭州启用医疗机构信息无障碍应用场景》，http://wsjkw. hangzhou. gov. cn/art/2021/11/10/art_ 1229154570_ 58928362. html，最后访问日期：2023 年 9 月 12 日。

② 《全市首批！临安区率先完成信息无障碍医院建设》，https://mp. weixin. qq. com/s?＿ biz = MzIyODE4OTAyMg = = &mid = 2673241577&idx = 2&sn = f08d8a8e4a2633a46ec5b94c 51a4d3c5&chksm = f2f77bd8c580f2ce221ff51777e95089ac96a140b 2426a350d15d323a039b578 5420bf63f856&scene=27，最后访问日期：2023 年 9 月 12 日。

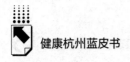
成了就医鸿沟，尤其是数字化带来的信息差。

2019年，国家卫健委等8部门印发了《关于建立完善老年健康服务体系的指导意见》（国卫老龄发〔2019〕61号）。杭州市政府积极响应，经过立法调研，《杭州市居家养老服务条例》于2019年10月正式施行，并在2020年5月召开杭州市老龄工作委员会全体扩大会议上，明确了2020年为杭州老年人办的10件实事，包括开展老年健康促进行动、推进适老化改造、开展涉老便民志愿服务等。① 为贯彻落实国家卫健委和国家中医药管理局《关于开展建设老年友善医疗机构工作的通知》，2020年12月杭州市卫健委制定并印发《关于开展建设老年友善医疗机构工作的通知》，确定了2020~2022年的三年工作目标，要求全市各级医疗卫生单位充分考虑老年人群的生活习惯，保留和改进老年人传统服务方式，提出"营造老年友善文化""提供老年人就医便利服务""打造老年友善就医环境"三项重点任务。② 2020年12月，《杭州市老龄办关于开展"智慧助老"行动的通知》发布，详细提出了七大行动内容，在全社会智能化飞速发展过程中充分保障老年人的合法权益，让老年患者享受更多的获得感、幸福感和安全感。③

在各级卫生健康部门积极推动下，2021年杭州市共有32家医院被评为"老年友善医疗机构"，其中二级医疗机构15家，三级医疗机构17家。2022年共有14家医院被评为"老年友善医疗机构"，其中二级医疗机构12家，三级医疗机构2家，如表1所示。

---

① 《定了！事关全市近180万人的10件大事，今年我们准备这么干!》，http://wsjkw.hangzhou.gov.cn/art/2020/5/8/art_ 1229008589_ 47531057.html，最后访问日期：2023年9月12日。

② 《关于印发切实解决老年人运用智能技术困难改善服务便利老年人就医实施方案的通知》，http://wsjkw.hangzhou.gov.cn/art/2020/12/24/art_ 1229319142_ 1715143.html，最后访问日期：2023年9月12日。

③ 《杭州市老龄办关于开展"智慧助老"行动的通知》，http://wsjkw.hangzhou.gov.cn/art/2020/12/24/art_ 1229319142_ 1715143.html，最后访问日期：2023年9月12日。

表 1　2021~2022 年杭州市老年友善医疗机构

时间	医院	
	二级机构	三级机构
2021 年度	杭州市五云山医院	杭州市第一人民医院
	杭州市第九人民医院	杭州师范大学附属医院
	浙江骨伤医院	杭州市第三人民医院
	杭州市萧山区第二人民医院	杭州市红十字会医院
	杭州市萧山区第三人民医院	杭州市西溪医院
	杭州市余杭区第二人民医院	杭州市第七人民医院
	杭州市临平区中西医结合医院	杭州市中医院
	杭州市富阳区中医院	杭州市妇产科医院
	杭州市富阳区第三人民医院	浙江老年关怀医院
	桐庐县第一人民医院	杭州市萧山区第一人民医院
	桐庐县中医院	杭州市萧山区中医院
	淳安县第一人民医院	浙江萧山医院
	淳安县中医院	杭州市临平区第一人民医院
	建德市中西医结合医院	杭州市临平区中医院
	建德中医院	杭州市富阳区第一人民医院
		杭州市富阳中医骨伤医院
		建德市第一人民医院
2022 年度	萧山经济技术开发区医院	
	杭州市余杭区第三人民医院	
	杭州市富阳区第二人民医院	
	杭州市临安区第三人民医院	
	杭州市临安区中医院	
	桐庐县第二人民医院	
	桐庐县妇幼保健院	杭州市富阳区妇幼保健院
	建德市妇幼保健院	杭州市临安区第一人民医院
	淳安县第二人民医院	
	淳安县妇幼保健院	
	建德市第二人民医院	
	建德市第四人民医院	
合计	27 家	19 家

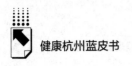
三 医院无障碍设施建设和管理的展望与启示

（一）医院无障碍设施建设现存问题与挑战

杭州市各级医院无障碍设施建设总体上符合无障碍设计规范的硬性规定，但在细节化、系统性和舒适性等方面考虑的仍相对不足，在规范、信息化技术、通用化、适老化等方面需要进一步改善和提升。

1.社会公众无障碍意识尚需增强

无障碍关注的对象不仅是通常概念中的"残障人士"，更应该关注每一位市民。首先，当前社会公众的无障碍意识仍然比较薄弱，对老、弱、病、残、孕等特殊群体的社会需求了解不够。认识上的偏差导致了思维方式的不同，无障碍的推行，不仅是硬环境设施的配备和完善，同时也需要所有软环境的推广与宣传，包括法律法规的制定、公共环境的服务等。其次，社会公众对无障碍设施的认识，缺乏系统性和连续性。比如，医院的无障碍标志在门诊大厅具有较高的覆盖率，但在候诊大厅或者住院大楼等场所覆盖率较低。在缺少足够的志愿者等人工服务的情况下，病人就难以独自完成就诊。

2.无障碍长效管理仍需深化

近年来杭州市医院改建、扩建的现象比较明显，特别是部分市属医院建院时间较久远，院内空间受限制，工程改造难度大。一方面，新旧环境以及工程没有很好的衔接，给患者造成了新的障碍。另一方面，由于建设成本等因素，个别部门主要重视日常基础设施建设，对特殊群体的需求关注有所降低，因此在投入分配上出现了一定的倾斜。在医院管理中，部分医院没有配备专门的组织管理人员，定期检查和维护医院的无障碍设施，一些无障碍设施建设形同虚设，没有后期的维护管理，成了"花架子"，使用频率不高；一些设施由于老化和破损没有得到及时维修，还可能造成额外的伤害。

3. 无障碍设计精细化有待加强

陈戎等经过实地调查杭州市典型医疗机构无障碍设施建设，梳理出目前存在的一些问题，特别是无障碍通道（包括无障碍电梯、车位）、低位服务台、无障碍卫生间等方面与设计规范之间仍存在差距。[①] 笔者在各医院走访调查中也发现无障碍设施建设不规范或者不达标等现象仍时有发生，比如，不宜在电梯口设置盲道；无障碍车位没有留出足够的轮椅回转的空间；卫生间缺少放化验瓶等的装置；盲道终止处离医院大门或者门诊楼仍有很长一段距离；无障碍停车位标志牌形同虚设或者被占用等；无障碍停车位侧面通道无标志或者标志区域宽度不足 1.2 米；门诊大厅尚未设置盲人触摸台及盲人触摸牌等。

（二）医院无障碍设施建设对策建议

1. 加强无障碍理念宣传

随着文明意识的提高，无障碍的服务对象不应只限于残疾人，也应该包括儿童、老年人、孕妇、受伤病人及家属，甚至是医护工作者。各医院应本着"以人为本，心系患者，服务至上"的宗旨，着力抓好无障碍设施建设这项"民心事业"，利用"全国文明城市"复评、"健康促进医院"建设等活动，结合"日常与集中、重点与面上"等宣传形式，提高全市人民对无障碍理念的认识，加强公共道德规范，进一步规范市属各医院标识系统，引导群众支持和自觉维护公共设施，并将无障碍理念融入基本建设和改造中去。同时，可以充分利用横幅、电子屏幕、文化长廊等载体，通过视频、标语、海报、盲文等形式，全方位、多形式、多渠道强化无障碍理念，宣传《杭州市卫生健康系统无障碍环境导则》，让公众进一步了解无障碍人群和环境。利用微信、微博、抖音等新媒体打造无障碍设施建设科普专题，形成全社会力量共同关心、关注医疗机构无障碍环境建设，营造医疗系统无障碍

[①] 陈戎、张晓萍、李巍巍、朱涛、李洋：《医疗机构无障碍环境建设与长效管理》，《中国医院建筑与装备》2023 年第 2 期，第 57~62 页。

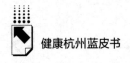

环境建设的良好氛围。

2. 持续推进无障碍医院建设

按照无障碍设施建设标准和《杭州市卫生健康系统无障碍环境导则（试行）》，以无障碍示范医院为引领，继续推进医疗机构无障碍环境建设，重点对医院新、改（扩）建项目，严格按照无障碍环境建设标准设计施工，打造医院无障碍环境特色亮点。充分利用医院标识系统的科学与规范化使用，从语音系统、视觉高度、倾斜度、颜色、材质等方面进行优化，为患者提供安全的医疗环境，这在一定程度上也能够提升医院的整体形象。

3. 提高医院无障碍服务质量

部分医院的老院区由于地理位置等因素的限制，短期内不能重建、扩张与修缮，各医院可以加强信息交流服务水平来弥补硬件上的不足。一方面，组织引导医院窗口工作人员学盲文、学手语，大力培育无障碍人本化，真心、真情、真意推进无障碍交流。另一方面，积极推进自助挂号、电梯等互联网场景应用，发挥人工智能的优势，借助语音、人脸识别、手语识别等技术，通过语言、文字或图像，解决视障、听障、语障患者的无障碍沟通问题，通过信息化建设，进一步提升无障碍硬件设施水平、优化无障碍信息交流，加大智能化设施引入力度，进一步确保无障碍人士就医方便、引导无障碍人士独立就医。

4. 优化无障碍管理，提升能力

进一步加强对市属医院无障碍设施的常态化管理，完善无障碍设施建设的长效和激励工作机制，加强日常使用和管理维护，明确专人负责，严格落实日常检查与维护保养制度，定期组织检查，发现问题及时整改，保证无障碍设施完好率达到 100.00%。在医院等级评审与复核、城市文明建设与管理，以及各类精神文明评比中作为必要指标，建立奖惩制度。为全人群提供更高水平、更高质量生命全周期健康服务，展现"重要窗口"的卫健"头雁"风采。

B.3

基于"公园+"理念的
杭州市城市公园建设实践

袁彰欣　叶可陌　程二苹　郑　伟　王锐龙*

摘　要： 在生态文明建设和亚运会的新形势和新要求下，杭州将公园体系建设与城市发展相结合，以公园复合功能利用为落脚点，提出"公园+"理念。该理念从公园与城市、公园与社区、公园与居民三个维度，建立全新的城市公园建设理念框架。在该理念框架的指引下，杭州市有关部门以规划引领科学布局为前提、以新时代民生需求为根本、以江南园林人文精髓为特色、以共建共享制度优化为切入点、以考核督查资金奖励为主抓手，出台了一系列政策，建成了各类型示范公园，提升了杭州的整体城市环境质量，为杭州市未来的公园绿地建设发展奠定了坚实的理论基础。

关键词： 公园+　城市公园建设　生态文明建设

　　党的十八大以来，在可持续发展和生态文明建设的时代背景下，"两山理论"、社会主义生态文明建设战略等新理念、新战略相继被提出，生态文明建设的地位和作用日益凸显。2018年2月，习近平总书记在视察成都天府新区时提出公园城市理念，强调"要突出公园城市特点，把生态价值考虑进去"。公园城市是我国在新时代发展背景下提出的一种新的城市建设发

＊　袁彰欣，杭州市园林文物局园林绿化发展中心规划建设科科长；叶可陌，博士，浙江农林大学风景园林与建筑学院讲师，杭州市园林文物局园林绿化处挂职；程二苹，杭州市园林文物局园林绿化处处长；郑伟，杭州园林设计院股份有限公司规划院院长，正高级工程师；王锐龙，杭州园林设计院股份有限公司规划院一所副所长，高级工程师。

展模式，是习近平生态文明思想在城市建设中的具体要求，为新时代中国城市园林绿地建设提供了正确的价值导向和目标引导。[①] 杭州作为第十九届亚运会的举办城市，是我国落实生态文明建设思想、贯彻公园城市理念的重要示范城市，在我国当代城市建设进程中扮演着十分重要的角色。同时，杭州是我国健康城市建设的"引领型城市"，其公园建设成果将在健康环境、健康社会、健康服务等领域发挥重要作用。

在此大背景下，杭州的城市公园建设面临前所未有的新形势和新要求。因此，基于公园建设的基本现状，杭州以"公园+"理念框架为指引，将公园体系建设与城市发展相结合，并以公园复合功能利用为切入点，探索城市公园建设实践新模式，进一步发挥杭州在生态文明建设方面的引领示范作用。

一 杭州市城市公园现状与问题

（一）城市公园基本现状

杭州市以生态文明思想为引领，将浓厚的江南韵味、悠久的历史文化和城市建设相结合，形成了如今"山水交融、城景结合"的城市景观风貌格局。截至 2023 年 11 月，杭州市公园绿地总面积约 127.26 平方千米，其中综合公园、专类公园、社区公园、游园等各类公园 560 余个，面积合计约 76.67 平方千米，约占公园绿地总面积的 60.20%；其余公园绿地主要包括沿河沿路的绿地、街头绿地等，约占公园绿地总面积的 39.80%。

在 560 余个公园中，西湖、西溪、湘湖、良渚四大景区公园占到了公园总面积约 61.00%；城市公园（含综合公园、专类公园）约 140 余处，占公园总面积约 31.00%；社区公园数量约 330 余处，占公园总面积约 7.00%；

---

① 束晨阳：《以公园城市理念推进城市园林绿地建设》，《中国园林》2021 年第 S1 期，第 6 页。

游园数量约 90 处，占公园总面积不足 1.00%。

良好的绿化本底、科学的规划部署，使杭州市的公园布局、公园类型和公园功能逐步完善，形成一批具有江南韵味和历史底蕴的城市公园，为市民提供环境优美、功能丰富、老少皆宜的户外绿色空间。

（二）城市公园主要问题

杭州市城市公园建设虽历史悠久、基础深厚，但仍然在公园体系、布局、类型和功能等方面存在一定不足。

1. 公园体系的系统性

目前杭州拥有景区公园、综合公园及专类公园、社区公园、游园等不同公园等级，各等级之间存在一定的交叉关系，总体呈现多层级公园并存的态势特征。但总体而言，公园等级体系呈现的系统性不强，系统结构不够明晰。以景区为主的公园面积占比过大，城区内的其他大型综合公园及专类公园的数量较少，区级公园、社区公园及专类公园和游园的面积相对较少，总体公园体系呈现"头重脚轻式"的结构（见图1）。由于景区公园多位于城市核心区外或市郊，市民日常的游憩功能多由综合公园和社区公园承担，因此景区公园过大的面积占比、综合公园和社区公园的面积不足，对整个城市公园体系的服务功能是较为不利的。同时，作为公园体系的"神经末梢"，杭州市的游园数量和面积占比严重不足。

2. 空间布局的均衡性

从城市公园的空间分布上看，杭州市总体呈现"各区分布不均、人均指标差异大"的特征。上城区、拱墅区、西湖区和西湖风景区的公园数量占公园总数约六成，其中西湖风景区中的公园绿地面积在各区中最多，达到2600 余公顷。而临安、建德、桐庐、淳安等外围区县的公园绿地面积相对偏少，公园数量也较少。同时，大型公园、郊野公园等多分布在城区外围，社区公园和游园多分布在中心城区。从人均公园面积来看，由于各城区人口密度的差异性，公园数量和面积占优的上城区、拱墅区的人均公园面积反而相对较少，与深圳、上海等城市核心区的人均指标存在较大差距。公园空间

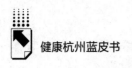
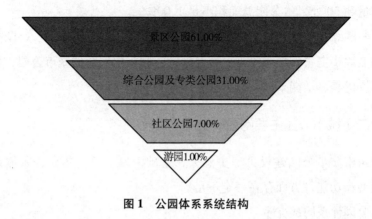

图 1　公园体系系统结构

布局的不均衡、人均指标的不足，导致了公园的可达性较弱，尤其是城市核心区公园的就近服务水平相对不足。

3. 公园类型的丰富性

目前杭州市拥有风景名胜公园、森林公园、湿地公园、地质公园、城市公园、专类公园等多种公园类别。总体而言，公园类型丰富度有待提高，尤其综合公园及专类公园的数量较少。近几年，除城北体育公园外，以亚运会召开为契机，运河亚运公园、北景园生态公园、丰收湖公园、桃花湖公园等大型综合公园陆续建成，但在数量、规模和均衡性上仍有不足；现有的专类公园较少，且大多位于西湖风景名胜区内；部分专类公园建设年代早，例如杭州动物园与植物园分别建成于 1975 年与 1956 年，且规模已无法满足当下的各类活动需求；体育公园、儿童公园的数量不足，现有体育公园 6 个、儿童公园 3 个，数量低于国内其他同类型城市。同时，杭州市的社区公园和游园类型也不够丰富，以观赏、休憩型为主，难以满足居民日常多样化的活动需求。

4. 公园功能的多样性

杭州市城市公园的服务功能总体较为单一，缺乏一定数量的公园配套设施。目前杭州市域范围内，50 公顷以上的综合公园仅有 18 个，大多数综合公园、社区公园的面积较小，在公园内难以设置游憩、运动等综合性功能设施或建筑，难以满足居民多元化的使用需求。杭州市公园现状问题及设施需求调研统计的结果显示，公园配套功能的不足是当前居民对公园满意度低的主要原因之一（见图2）①。对于现已设置活动设施的公园，又多数无法同时满足不同年龄层人群的活动需求。同时，现有沿河、沿路带状公园绿地的宽度不足，难以承载更多实用功能，也成为制约杭州城市公园发展功能多样性的重要因素。

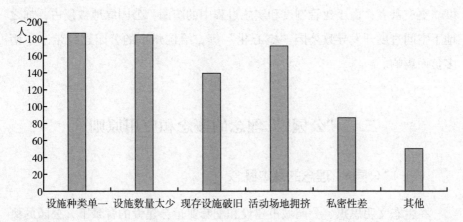

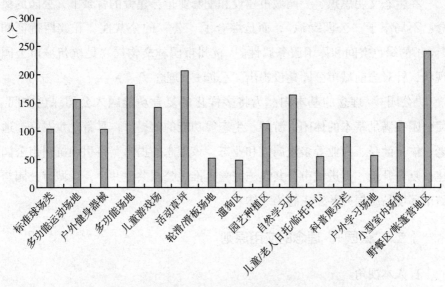

图2 杭州市公园现状问题及设施需求调研统计

① 本次调研采用网络问卷的方式，共回收400余份有效问卷。问卷基本覆盖各年龄层人群：15~35岁人群占比为47.04%，35~60岁人群占比为37.19%，60岁以上人群占比为15.76%。

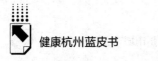

5.建管制度的合理性

在现有的城市公园体系中，城市公园以"市级-区级-街道（社区）"三级体系进行建设和日常监管，建设主体多元，公园在建设、管理和运维协同上的制度不够健全，还有待完善。部分区域的公园项目，尤其是大型公园的实施率较低、推进较缓，公园的建设进度明显滞后于片区的整体开发进度。更有甚者，由于建管制度和实施过程中的疏漏，公园绿地被侵占，加之地下空间过度开发导致公园"空心化"等，给杭州市的公园建设带来了诸多负面影响。

二 "公园+"理念的概念和应用原则

（一）"公园+"理念的基本概念

在生态文明思想、公园城市建设和配套亚运会建设的背景下，公园的概念已不局限于"公园绿地"，而是综合了"公"的公共性、开放性特征和"园"的绿色空间和休闲服务属性。[①] 杭州市园林文物局立足杭州城市公园现状，针对当前城市公园建设提出"公园+"理念。

"公园+"理念的基本内涵为将多样化的复合功能融入公园绿色空间。使公园在满足基本的休闲、游憩、生态等功能的前提下，具备儿童友好、适老、体育健身、商业等多重属性和业态。该理念的提出，将引领杭州市公园建设复合升级，促进城市公共设施完善，推进公园共建共享，让城市公园与城市环境品质提升并真正融为一体。

（二）"公园+"理念的应用原则

1.人本视角

优化城市绿色空间格局，整合区域自然和人文资源，注重场景营造，以

---

① 王忠杰、吴岩、景泽宇：《公园化城，场景营城——"公园城市"建设模式的新思考》，《中国园林》2021年第 S1 期，第 7~11 页。

人为本打造诗意户外生活空间，兼顾空间可达性、文脉地域性和景观舒适性，做到"城""园""人"融合。

2. 公共属性

统筹区域及周边的城市广场、特色街区、文保遗产、体育场馆、儿童活动场所等公共资源，通过城市公园建设弥补、完善城市服务功能，用公园组织、串联城市空间，将自然引入城市，使绿色空间在不同尺度上与城市空间渗透嵌合。

3. 需求导向

以公园使用者的需求为根本导向，布置各类活动空间、嵌入服务设施和多样功能，尤其注重弱势群体的关怀，增加公园可达性，激活公园的内在价值。

4. 因地制宜

在公园项目建设的全过程中，深入分析场地现状，挖掘周边用地潜能，关注场地生态价值，科学布局、合理设计，形成鲜明的公园景观特色，推进区域城市景观风貌的形成。

三 "公园+"理念的基本框架

"公园+"理念的基本框架蕴含三个维度，分别是公园与城市、公园与社区、公园与居民，从城市的宏观视角到居民个体的微观视角，将公园的生态、景观、游憩等功能属性与城市空间和居民生活全方位复合叠加，使高品质的公园绿地建设与城市发展相契合。

（一）公园与城市维度：生态布局、完善体系

在杭州市现有公园体系的基础上，倡导将城市建成区周边的林地、湿地、农田等优质用地纳入整体公园体系，尤其是要加快郊野公园建设，提升城市公园体系的综合生态效益。深入挖掘有条件建设公园的沿路、沿河绿地及建成区内的各类公共用地，做好扩绿、转绿工作，以进一步增加游园、口

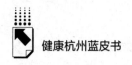

袋公园的数量和面积，并与城市绿道网络相结合，完善公园体系的级配与总体布局。

（二）公园与社区维度：服务配套、文化传承

区级建设管理部门牵头，在街道、社区等区块基础上形成公园建设运维服务单元，进一步将体育设施、儿童活动设施、老年人活动设施、母婴设施、交通设施、标识系统等配套设施与公园公共空间相结合，在有条件的公园适当增加文创、餐饮等业态，活化公园服务、激活周边社区。同时，梳理城市和区域的历史人文资源，将文化内涵与公园场景营造相结合，提升区域环境品质。

（三）公园与居民维度：回应需求、功能嵌入

兼顾多元人群需求，尤其是要回应儿童、老年人及其他弱势群体、特殊群体的需求，在公园内嵌入多样化的功能。设置儿童活动场地和多元丰富的游戏设施，并倡导自然性的导入，为儿童创造亲近自然的机会，促进儿童主动探索、自由创造。加强公园无障碍设施建设，完善康乐休闲设施，满足残障人士和长者的慢生活需求。在部分公园适度开辟宠物可进入的活动区域，增建宠物游乐设施，提供人与宠物互动的友好空间。

四　基于"公园+"理念的城市公园建设举措

（一）以规划引领科学布局为前提

成立公园规划建设工作小组，强化统筹协调、细化分解任务、加强督查考核，领导各区县积极有序推进公园建设工作顺利开展。落实优化全市绿地布局，构建层级分明的"郊野公园-综合公园-社区公园-游园（口袋公园）"四级城乡公园体系，提升市民身边的公园数量与质量，新增公园绿地优先向公园绿地服务半径覆盖率低、人口密度高的区域布局，实现居民出行"300米见绿、500米见园"的目标。

（二）以新时代民生需求为根本

坚守绿色生态底线，在确保绿地率和绿化环境品质的基础上，以新时代各类人群的活动需求为建园根本。深入调研收集周边居民的诉求，兼顾老人、儿童及特殊群体需求，提倡集约使用空间，鼓励各类功能嵌入公园绿色空间。提高空间利用的多样性，避免在公园中简单堆砌各类标准场地设施，避免过度建设以及与公园绿地整体风貌不协调的情况出现。优先设置多功能复合型、非标准、园林化的场地设施，充分利用植被、地形、河流等景观资源，将"公园+"功能性与园林景观性相融合。倡导设置自然地形的开放式草坪和林下活动空间，为灵活开展各类游憩休闲、运动健身、文化交流活动提供绿色舒适的场所。

（三）以江南园林人文精髓为特色

延续杭州深厚的江南园林底蕴，传承区域特色文化，将人文精髓融入公园规划设计中。倡导"文化型"公园建设，协同各区公园建设部门做好特色文化公园的项目申报和方案审批工作，将地区优秀的文化遗产通过公园中的植物景观、场地铺装、文化景墙、特色小品等要素呈现给市民。

（四）以共建共享制度优化为切入点

积极引导多方社会力量并将其作为催化剂，引入专业机构进行支持，促进居民深度参与公园营造，并将公园空间共建共享、管理运维制度优化作为切入点。在公园建设更新过程中，吸纳市民和公益组织参与管理和服务，促进科学、民主决策，增强公园与公众的情感联系。引导多元化社会资金积极参与公园建设和运营。完善活动申请制度和公园养护制度，灵活经营的同时，确保各类活动、商铺与公园的性质相协调，控制各类活动对公园环境的负面影响，并使商铺租金、活动场地租金等收益反哺公园运维。针对公园具体情况，分时分区细化管理，明确具体的"公园+"与开放共享内容、指标体系、管控措施，将"公园+"开放共享内容限定在合理、合适的范围内，

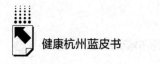

在不丧失公园最本质属性的前提下，激发公园的潜在价值，为市民创造更大的生活福祉。

（五）以考核督查资金奖励为主抓手

杭州市将公园建设作为县（区、市）绿化综合考核和规划建设专项考核的内容，实现宏观监管和微观指导相结合，通过督查、考核促进公园建设落到实处。同时，有关部门还争取专项奖励资金，并出台资金奖补管理办法，通过基础奖励和绩效奖励面、点结合的方式，充分调动属地公园建设的积极性，鼓励和引导多出公园建设精品。

五 基于"公园+"理念的城市公园建设阶段性成效和案例

（一）出台了一系列政策模式

1.相关规划文件颁布与落实

近三年，根据《杭州市国土空间总体规划（2021—2035年）》，杭州市园林文物局相继制定《杭州市绿地系统专项规划（2021—2035年）》《杭州市园林绿化"十四五"规划》《杭州市公园近期建设规划》等规划，进一步深化和强化绿地建设规划设计的顶层引领，持续推动《杭州市绿地系统专项规划（2021—2035年）》与国土空间总体规划相衔接。

2022~2025年，全市计划建设公园250个以上。2023年，全市计划建成公园60个，其中43个公园列入本年度省政府民生实事"新建改造公园200个"中。到2025年全市公园总数将达到800个，公园绿化活动场地服务半径覆盖率达到90.00%以上。

2.绿地开放共享与"公园+"

从2023年3月杭州市成为全国首批公园绿地开放共享试点城市起，在广泛征求公众意见的基础上，在城市绿色生态空间中选取合适的公园草坪、林下空间以及运动空闲地等，划定开放共享区域，完善配套服务设施，满足人民群众运动健身、休闲游憩、搭建帐篷等亲近自然的户外活动需求。杭州市在引入多类型投资方、做热"草坪经济"上进行了不少有益的探索。例如，2023 年在杭钢遗址公园大草坪举办的草莓音乐节，吸引了近万名音乐爱好者前来，见证了传统工业的场景化空间营造与文化内容运营的融合。

2023 年 11 月，杭州市在 10 个城区范围内进行摸底调研，结合民众需求、空间均衡和科学保护梳理出 10 个城市公园作为第一批开放共享的城市公园绿地，未来将陆续开放绿地空间 1000 处。在前期广泛调研民意的基础上《杭州市城市公园绿地开放共享管理导则（试行）》编制发布，该文件在开放共享适宜性要求、场地选址布局要求、功能分区、设施和服务设施、标识指引系统、管理养护、行为准则、配套设施等方面做出了明确规定，指导新建类、提升类公园的建设和管理运营。随着越来越多的公园绿地投入开放共享，杭州市园林文物局将根据草坪大小、类型、承载力，核算活动相应的养护、人力成本，并结合当下趋势确定活动形式，通过"自我造血"反哺草坪养护。围绕文化、休闲、运动、科普、经营五大类活动打造城市公园文化 IP，形成杭州特色开放模式。

（二）建成了各类型示范公园

通过全面梳理摸排、科学制定建设计划、市区积极联动、全面监督指导、及时总结提升等一系列举措，杭州市加快推进"公园城市"建设工作。截至 2023 年 11 月，杭州市新建和改造提升城市公园 68 个，其中"省级民生实事"公园完成了 48 个，完成率为 111.60%。公园类型丰富，功能多元，涵盖了山地公园、滨水公园、体育特色公园、儿童友好公园、遗址公园、历史文化公园等各种类型，突出全龄友好，促进蓝绿空间融合，历史文脉与绿色生态有机结合。

1. 口袋公园建设完善居民绿色生活圈

"口袋公园"是面向公众开放，规模较小，形状多样，具有一定游憩功能的公园绿化活动场地，具有小巧多样、环境友好、方便群众使用等特点，面积一般在 400~10000 平方米，类型包括小游园、小微绿地等。① 2023 年，杭州市共建成口袋公园 26 个，数量最多、覆盖面最广。例如，上城区的全福桥公园，北临德胜快速路，南临居住区，地块呈东西向狭长分布。该项目设计有悦活健身、活力草坪、林下花园三大功能区，保留场地内原有长势良好的树木，衔接场地内外高差，融入人群需求，步道成环，打造出一个生态、健康、活跃的慢行连续绿色空间。再如，百田巷小公园通过景石造景、休闲漫步道、林下栈道等多种多样的景观元素塑造了入口开放、密林穿梭、草坪组团等六种空间，形成了既能满足全龄休闲需求，又能使城市邻里多元化的市民休闲空间。一个个创新而充满活力的口袋公园组成了 "15 分钟" 生态休闲圈，助力城市慢生活空间体系的构建。

2. 滨水公园建设推动城水空间互动

结合杭州山水相融的城市地貌特征，打造杭州特色滨水公园，通过滨水游步道、亲水平台、植物主题、桥下空间等打造，真正做到了 "还河于民、还水于民"，大大推动了城市绿色空间和水域蓝色空间的互动融合。位于江河汇板块大运河东侧的盛运公园，是一处集全民共享、健康运动、寓教于乐、观光休闲、水上集散枢纽、科普教育等多功能于一体的滨水社区公园（见图 3）。公园以昙花庵桥为界，分为北园、南园两部分。园内设有月季科普公园、休闲健身绿道、地下停车库、水上客运码头等功能区。尤其是园区内设置的月季展示区，通过花带、花境及花廊的组合形式呈现了 40 多个月季品种，为周边居民提供了更加丰富的休闲生活去处。通过改造桥下空间、铺设新材料绿道、打造绿色主题等方式，盛运公园真正做到了 "还河于民"，大大推动了城市和运河水系的互动融合。

3. 多样体育设施嵌入创造全龄段人群活动空间

滨江区的临桥巷公园位于钱塘江边，通过在架空的骑行绿道下布置各类

① 《住房和城乡建设部办公厅关于推动 "口袋公园" 建设的通知》（建办城函〔2022〕276 号），https://www.gov.cn/zhengce/zhengceku/2022-08/09/content_ 5704766.htm，最后访问日期：2023 年 9 月 7 日。

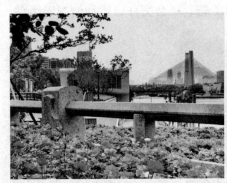
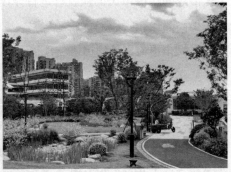

图 3　盛运公园

体育场地和儿童游乐设施，给全龄段人群提供不同类型的活动场所，并与绿道结合给游人提供丰富的空间体验（见图 4）。公园的活动游乐设施包括蹦床、滑梯、滑板、攀岩、沙坑、平衡木、篮球等，满足各年龄段儿童和青少年的游乐需求，并且设计合理，与架空骑行道形成多样的视觉和空间联系，提升了公园使用率，深受周边居民喜爱。

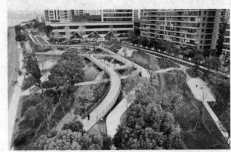
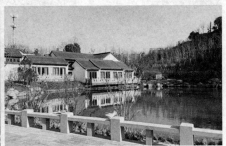

图 4　临桥巷公园

4. 传统文化与当代绿色生活的有机结合

西湖区的象山海塘公园建在古海塘遗址上，立足以遗址为线、景点为面展开叙述文化记忆，占地超过 2.6 万平方米，紧邻之江家园，大量的植被和开放的公园格局成为居民遛娃散步、休闲游憩的好去处。杭州通过挖掘城市公共绿色资源的潜力，加快推进城市绿地环境提档升级，创造类型丰富的绿

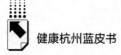

色生活空间，供市民群众就近进行休闲游憩、社会交往、运动健身等活动，切实提高人民获得感和幸福感。

5.城市历史文脉的提炼与升华

滨江区的冠山乳泉公园，将拥有400多年历史的乳泉遗迹和传承至今的冠山文化、乳泉文化与公园设计有机融合，通过公园建设将这些城市传统文脉的精神内核进行提炼和升华（见图5）。公园依南侧冠山而建，总体布局因形就势，以简洁的交通体系串联各功能区。从北侧冠山路横跨冠泉桥进入公园，可见由苏轼题匾的乳泉山房，院内复建关帝庙、绿香山馆、冠山文化陈列馆，充分体现了冠山的历史文化和当地耕读传统。乳泉山房前为乳泉广场，保留至今的乳泉遗迹和雕塑、景墙相得益彰。公园东部为餐饮服务建筑"冠山小筑"，建筑周围大量种植的红梅，和建筑前的山、水、亭等景物结合形成了独具特色的植物景观。

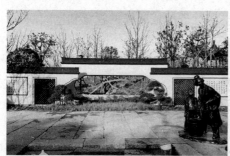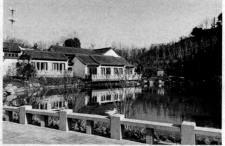

图5　冠山乳泉公园

六　小结

城市公园建设是生态文明思想在城市建设领域的具体体现，是我国新时代城市发展的方向所在。"公园+"理念的提出，充分回应了最广大城市居民的需求，不仅丰富了人与公园的互动方式，促进了"人""园"融合，而且进一步激活了公园绿地的内在价值和潜在价值，确保了公园绿地发展的可持续性。在"公园+"理念支撑下，杭州市园林文物局取得了丰厚的公园建设成果，提升了城市整体环境质量，为杭州市未来的公园绿地建设发展奠定了坚实的理论基础。当然，城市公园的建设模式不是单一固定的，需要结合时代发展和理论、技术创新不断更新和完善，以推动城市建设的健康有序发展。

健康社会篇

B.4
杭州市老年友好型智慧社区建设的
模式分析与经验总结[*]

刘　芳[**]

摘　要： 以习近平同志为核心的党中央提出建设老年友好型社区与智慧社区两项战略来分别应对城市老龄化和城市数字化产生的社会问题，然而受技术、经济、社会、制度、代际等因素的综合影响，两种社区的建设实践严重脱节，导致城市社区建设出现"瘸腿"结构。为了回应上述社区建设问题，本报告梳理并归纳了杭州市15年来融合建设"智慧社区"与"老年友好型社区"的经验，发现杭州市走过了"以智能技术推广为中心"的萌芽时期，经历了"以老年人社区生活需求为中心"的1.0单向嵌入期，再发展到"兼顾智慧友好"的2.0双向融合期。目前杭州市已经逐步发展出"养老+助老+尊老+敬老"四位一体的"老年友好型智慧社区"建设框架，以及"物业主导""社区主导"两大因地制宜的建设模式。本报告期望通过提炼杭州市的"老年友好型智慧社区"建设框架与模式，为党和政府应对现代化进程中的城市建设问题提供可行方案，为其他城市建设"老年友好型智慧社区"提供实操借鉴。

关键词： 智能养老　智慧养老　老年友好社区　智慧社区

---

[*] 该研究报告系杭州市哲学社会科学规划课题"杭州市老年友好型智慧社区建设路径研究"（编号：Z23YD023）的阶段性成果。
[**] 刘芳，浙江财经大学法学院社会工作系讲师。

中国式现代化进程处于城市化、老龄化和数字化的交汇处，数智技术的快速发展和老年人口占比的快速增加正在改变现代城市社区建设形态。以习近平同志为核心的党中央提出建设老年友好型社区与智慧社区两项城市建设政策来分别应对城市老龄化和城市数字化产生的社会问题。建设老年友好型社区旨在通过打造最优化的社区物理环境、社会环境以及支持性的基础设施促进老年人就地养老。2020年12月，国家卫健委印发的《关于开展示范性全国老年友好型社区创建工作的通知》提出，"十四五"期间，全国预计建成5000个示范性老年友好型社区，到2035年，实现全国城乡老年友好型社区全覆盖。① 建设智慧社区是充分应用大数据、云计算、人工智能等信息技术手段，整合社区各类服务资源，打造基于信息化、智能化管理与服务的社区治理新形态。2022年5月，民政部等9部门印发《关于深入推进智慧社区建设的意见》的通知指出，到2025年，基本构建起网格化管理、精细化服务、信息化支撑、开放共享的智慧社区服务平台，初步打造成智慧共享、和睦共治的新型数字社区。②

尽管老年友好型社区与智慧社区两项政策在部分任务上殊途同归，如提高为老服务的科技化水平是老年友好型社区建设六大任务之一，建设兼顾老年人需求的智慧社会是《"十四五"国家老龄事业发展和养老服务体系规划》的重点之一，再如智慧社区建设策略期望通过加强智慧社区基础设施建设改造，构筑社区数字生活新图景，助力未成年人、老年人、残疾人共享智慧生活，消除数字鸿沟；然而，两项政策无论是在制度设计环节、建设实践环节，还是在成效评估环节，都存在显著的区隔和脱节，导致城市社区建设出现"瘸腿"结构，表现为"重老人，轻数智"的社区建设正在阻碍养老服务的高质量、可持续发展，"重数智，轻老人"的社区建设正在加剧老

---

① 《关于开展示范性全国老年友好型社区创建工作的通知》，https：//www.gov.cn/zhengce/zhengceku/2020-12/14/content_ 5569385. htm，最后访问日期：2023年9月7日。

② 《民政部 中央政法委 中央网信办 发展改革委 工业和信息化部 公安部 财政部 住房城乡建设部 农业农村部印发〈关于深入推进智慧社区建设的意见〉的通知》，https：//www.gov.cn/zhengce/zhengceku/2022-05/21/content_ 5691593. htm，最后访问日期：2023年9月3日。

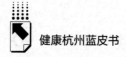

年人的数字失能和社会孤独。① 如何连接老年友好型社区与智慧社区两项政策实践,让老年友好型社会和数智化社会在城市社区建设中融合发展,是应对中国式现代化进程中的新问题。

截至2022年底,在杭州市常住人口中60岁及以上的人口为228.0万人,占总人口的18.40%,比2021年上升了1.1个百分点,其中65岁及以上的人口为163.8万人,占总人口的13.20%,比2021年上升了0.8个百分点。② 杭州市已经迈入中度老龄化社会,老龄化进程持续加速。为了满足老年人的养老需求,杭州市在全国范围内率先开展老年友好城市和老年宜居社区建设,目前是27个(其中有9个在2023年拟命名名单中)全国示范性老年友好型社区的所在地,到2035年,杭州全市城乡将实现老年友好型社区全覆盖。杭州市是数字化改革和智慧城市建设先行区,随着数智技术的发展和数字化改革的深化,杭州市的"养老+数智"整合发展不断迭代升级,为解决中国式现代化进程中的城市化、老龄化和数字化问题提供了样本。

一 杭州市融合探索萌芽期:"社区智能养老"

为了及时处理老年人突发紧急情况,杭州市早在2009年就开始推行社区智能安防工程建设,保障老年人的生活生命安全,自2013年以来,杭州市整合智慧城市建设和老年宜居社区建设,大力发展居家养老智能安防系统,创新"社区智能养老"服务模式。

社区居家智能养老服务是指将环境智能系统(安防报警系统、环境控制系统、视频监控系统等)嵌入老年人的居家生活环境或将终端佩戴在老年人的身体上,使社区养老服务人员及老年人子女能够通过智能摄像头随时

---

① Li, M., & Woolrych, R. "Experiences of older people and social inclusion in relation to smart 'age-friendly' cities: A case study of Chongqing, China." *Frontiers in Public Health* 9 (2021): 779-913.

② 《2022年杭州市人口主要数据公报》,https://www.hangzhou.gov.cn/art/2023/3/2/art_1229063404_4144634.html,最后访问日期:2023年3月2日。

监控老年人的身体变化、空间移动和紧急需求。例如，居家自动体检设备可以及时地监测老年人的心跳、血糖、血压等指标，并建立电子档案；例如，智能腕表可以通过 GPS 定位，随时了解老年人的位置，防止其走失或迷路；再例如，床头一键呼叫铃，老年人在有急救需求的时候可以及时联系到社区养老服务人员。此外，社区智能养老服务系统还能对房卡、水卡、电卡、餐卡集成整合实现一卡通，方便老年人一卡出行，同时一卡通能对老年人所接受的社区养老服务信息进行存储和识别，有效地监督社区居家养老照顾人员的具体服务情况。

二　杭州市的融合探索1.0："社区智慧养老"

自 2019 年以来，杭州市启动数字改革，将数字革新应用于制度形态、经济形态、生活形态等领域，通过数字赋能养老和"未来场景"创建，努力实现人人共享数字社会的目标。老龄化社会的持续加速和数智社会的深度裂变对融合实践提出了新的挑战，在早期智能养老服务的基础上，杭州市也在应对挑战的过程中探索出新的融合发展模式。

社区智慧养老服务是社区养老服务的智慧化形态，即指将互联网、物联网、大数据等多种信息技术有机嵌入社区养老服务体系，使信息技术贯通于上门服务与照料服务中，实现养老服务供给内容与供给方式的技术创新、流程创新与内容创新。[①]

社区智慧养老是从社区智能养老发展而来。智慧养老服务是以老年人的多样化需求为根基，从四个方面革新智能养老服务。第一，突破养老空间。以互联网、云计算、大数据、区块链、人工智能为代表的智慧技术使养老服务脱离了物理空间的限制，居住在某一物理空间的老年人可以通过信息化、数字化智慧传感网络空间，链接和享受其他地域空间的服务。第二，延长监

---

① 王成、李东阳、周玉萍：《社区智慧养老服务供给——责任网络、现实约束与机制构建》，《人口与经济》2023 年第 1 期，第 120~138 页。

护时间。智能腕表、手环等可穿戴设备、自助式监护设备、智能服务机器人等多元化智能设备对老年人生活的嵌入也使养老服务在时间维度上呈现"一直在线"的状态，即随时随刻都在为老年人提供健康监测等服务。第三，增加供给主体。由各类技术形成的虚拟网络空间呈现整合性、分享性的特征，更多的服务供给主体可以进入虚拟网络空间，供给主体日趋多元。第四，优化供需对接。以智慧养老信息平台为链接，整合社区、养老服务机构、医疗机构、社会组织等主体的数据，通过数据分析和精准配比，缩短供需配对和服务到家的时间，也使个性化养老成为可能。

为了积极应对人口老龄化，浙江省早在 2019 年就利用物联网、大数据和人工智能等技术，基于"1+5+N"总体框架，建成全省统一的"浙里养"智慧养老服务平台，强化养老大数据，畅通养老服务发展不充分、供需对接不顺畅的重要路径，助推全省养老服务智慧化水平不断提升。2022 年，杭州市对"浙里养"智慧养老服务平台进行提档升级，加快建设"浙里康养"数字化综合应用，打通民政、人社、卫健、医保、教育等部门数据，链接养老市场数据及社会数据，打造智慧养老院、时间银行等"五个老有"场景，为老年人及家属提供养老地图、探访关爱、云上老年大学等服务，从"数据为王"的智慧养老服务走向"数据+服务"协同发展的智慧养老 2.0 时代。针对老年人链接和使用包括"浙里康养"等数字应用在内的困难，以及由此困难导致的"数字鸿沟"，从 2021 年开始，杭州市组织开展互联网应用适老化改造和智慧助老志愿服务，加强智慧技术无障碍设施建设，降低老年人应用数字技术的难度，保留线下服务途径，便利老年人获取养老服务和老年福利。具体做法包括加强智能技术课程培训、倡导数字技术帮扶志愿服务和增加为老技术研发与科技福祉。

虽然智慧助老行动初步解决了智慧养老应用不足的问题，而智慧养老服务应用的推广也有效改善了老年人的社区生活质量，但智慧养老与智慧助老仍然存在智慧养老应用场景偏少、平台建设不够系统集成、智慧产品"为老"而不"适老"、智慧技术成瘾和依赖、老年人参与和评价缺位、智慧评价指标失衡、社会孤独与数字歧视等问题。

三 杭州市的融合探索2.0:"老年友好型智慧社区"

为了全面向纵深推进数字化改革,将数智技术融入社会生活的方方面面,推动智慧社区建设走向未来。2019 年 3 月,《浙江省未来社区建设试点工作方案》发布,杭州市成为未来社区建设的排头兵。未来社区是杭州市建设智慧城市的创举,是以城市大脑为支撑,将新一代数智技术运用于养老、教育、生活、医疗、能源、环境、出行等领域,加快数字赋能,保障居民生活的科技化和安全化。2021 年,在建设未来社区的同时,杭州市也在创建全国性老年友好型未来社区,未来社区建设与老年友好型社区建设在物理空间上的叠加,为智慧社区与老年友好型社区的"双向融合"发展提供契机。经过三年的探索,杭州市的未来社区与老年友好型智慧社区的双试点社区显现了"老年友好型智慧社区"雏形。

老年友好型智慧社区是在数智技术的支持下,使用综合的方法来优化社区的社会环境和物理环境的设计,将智慧技术融入老年友好型社区的八个领域,从而为老年人提供更好的健康护理和社会关怀,不仅促进老年人就地独立生活,还能提升社会包容度,增进老年人的社会参与。①

(一)杭州市老年友好型智慧社区的四个建设维度

2022 年 10 月至 2023 年 8 月,本研究团队走访了杭州市 4 个区的 8 个城镇双试点社区,发现杭州市老年友好型智慧社区的建设包括"养老-助老-尊老-敬老"四个维度,每个维度都包含多项具体的行动内容,具体有如下几个方面。

1. 升级智慧养老服务

第一,加大物理环境智慧适老化改造。在社区适老化和居家适老化改

---

① Van Staalduinen, W., et al. "Building smart healthy inclusive environments for all ages with citizens." in *Smart Objects and Technologies for Social Good*: *7th EAI International Conference* (*pp. 255-263*), Cham: Springer International Publishing, 2021.

造过程中增加智慧设施设备的投建，在社区适老化改造中安装电动载人爬楼机、无接触智慧归家门锁、智慧助餐人脸刷卡系统、360°安全监控等智慧设施设备，让老年人安全无忧地走出家门，快速便捷地享受社会服务，在居家适老化改造中安装红外线检测仪和一键呼叫系统，保障老年人的居家生活安全。第二，整合虚实服务平台。借助社区改造的契机，将智慧养老平台落地于民生综合服务体或老年居家养老服务中心，增强线上线下服务的流转率和连接度，打通"接单—派单—服务—反馈—维护"各节点之间的虚实壁垒，提高服务清单完成度。第三，重点打造智慧生活服务。围绕老年人的基本生活需求，重点打造智慧助餐、智慧康养和智慧家政三个品牌服务，构建生活照料和健康照顾一体化的智慧服务体系，解决老年人在日常生活中最关心、最紧迫的生存问题。第四，智慧化服务供给和补贴支付方式。逐步推广"智慧预约+电子支付"模式，降低人工预约和刷卡支付中间环节的失误率和操作成本，便利老年人尤其是失能失智老年人链接服务。智慧预约是在区域养老服务商城或服务热线下单订购服务，使用政府发放养老服务电子津贴——"重阳分"——结算服务费用。第五，开拓智慧养老应用场景。通过"敬老通"一体化系统应用，跨区域整合交通部门、公交公司、文旅部门、景区和涉老服务企业，开拓"数智公交"、"数智文旅"、"数智金融"和"数智社保"等新场景，将智慧应用融入老年人生活的方方面面。

2. 细化智慧助老行动

第一，聚集社会力量丰富数字技能教学方式。依托老年电视大学教学平台，发动社会组织、志愿团体、亲属邻里等各方力量，通过网上视频教学、老年电视大学第二课堂面授、志愿助老服务、家庭成员帮助等方式，帮助老年人提升智能技术运用能力。第二，分层精准设计数字技能学习课程。根据老年人的学习能力差异，开设入门版、进阶版、高阶版等不同程度的智能技术系列课程，满足不同受教育程度老年人的学习需求。根据老年人的学习记忆曲线，通过4~10次重复操作演示教学，确保每一位老年人都能够切实掌握课程内容。第三，培训创设专属服务规划师。尽管一些老年人学会了使用常见数字技术，但他们仍然无法根据自己的独特需求有规划地购买智慧养老产品，常常储存津贴到过期作废。为了充分发挥电子津贴作用，培训创设专属服务规划师，根据老年人的个性化需求，一对一指导老年人使用电子津贴购买智慧养老服务，并全程监控服务完成度和满意度。第四，提升智慧应用的适老化程度。改造老年人常用 APP（如浙里办）或网站的操作界面，增加"长辈模式"或"关怀模式"，使操作界面更加简洁易操作，并推出语音搜索、内容朗读、一键购票、一键叫车等功能，降低使用门槛。

3. 增加智慧尊老环节

第一，开展覆盖全社区的"知老"调查服务。购买涉老社会组织进行广泛的需求调查和分析，了解每一位老年人的个性化需求、数字能力、数字意愿和学习规律，认识到部分老年人的"年轻化"需求，打破"数字无能"与"数字无感"的刻板印象，在此基础上制定老年友好智慧社区建设方案。第二，发挥老年人在监管服务质量方面的作用。明确老年人才是最有发言权的养老专家，组织老年人参与服务运营主体竞标，选择自己想要的服务运营主体及其配套服务包，在服务运营过程中，邀请老年志愿者组建督导团，监督服务运营主体的实际运营情况。第三，通过互助激活老年人的能动性。推行"数字+互助+慈善"的养老模式，具体通过开展老年志愿行动、创建时间银行和"我画我的空间"等方式，为老年人主导老年友好型智慧社区的建设和运作创造空间和机会，在老年人参与的过程中激发他们的潜力，增强他们的社会价值感。

4. 构建智慧敬老环境

第一，营造"尊老敬老"社区氛围。深入挖掘各地丰厚的慈孝文化资源，广泛开展敬老、养老、助老主题教育活动，通过设置微景观、敬老楼道、尊老宣传橱窗、乡贤耆老宣传栏、抖音视频等线上+线下方式大力宣传孝亲敬老先进典型，增强全社区尊老敬老的氛围。第二，大力推行为老数智志愿服务。重新设计涉老志愿服务的主题和比重，鼓励机关、企事业单位和社会组织积极参与敬老、助老活动，组织暑期社会实践队、青年文明号实践队、优秀少先队实践队参与老年人"数字陪伴"志愿服务，增进数字优等

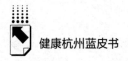
世代对老年人所遭遇的数字困难的理解和包容。第三，扩大老年人优待范围。为老年人提供专属服务的同时，推进与老年人日常生活密切相关的公共服务部门和窗口设置长者优待窗口，如社会保障、图书借阅、公交充值、景区购票等，为老年人提供优先、便利、优惠服务。

（二）杭州市老年友好型智慧社区的两种建设模式

继续分析 8 个双试点的社区调研结果发现，老年友好型智慧社区的建设维度具有一致性，但在运营方式和服务设计两个方面却有各自的地方特性。根据运营方式和服务设计的差异，可以将这些双试点社区的老年友好型智慧建设区分为物业主导模式、社区主导模式。调查结果表明，8 个社区中有 2 个社区采用物业主导模式、6 个社区采用社区主导模式。物业主导模式和社区主导模式之间的特点异同，如表 1 所示。

表 1 杭州市老年友好型智慧社区两大建设模式的十个特点

特点	物业主导模式	社区主导模式
建设资金	企业全资,政府供地	政府全资
运营模式	政府兜底+市场运营	政府购买
运营主体	物业企业	社区社会组织
运营资金	政府+企业	政府全兜
智慧系统	自主研发	政府采购
供给模式	系统集成	分散供给
服务群体	社区居民	老年群体
需求来源	系统数据	实地走访
服务设计	专家计划,全程把控	专家主导,老人参与
评估指标	政府验收+盈利计算	政府验收

1.物业主导模式

采用该模式的老年友好型智慧社区的运营中心由政府提供场地，房地产开发商筹资督建的居家智慧养老服务综合体，集团旗下物业企业采用"政府兜底+市场运作"的经营模式，既承接政府给予特殊群体补助的无偿、低偿服务,又面向全小区所有居民提供商业性质的生活服务。综合体的日常运营经费主要来自商业营收,少部分来自政府购买资金,物业企业自负盈亏。承接养老服务的物业企业与科技企业合作研发了智慧物业服务+养老服务综合管理平台系统,基于系统整合物业服务区域范围内的专业养老机构、为老服务企业和医养结合资源,协同多家供应商为老年人提供包括上门服务、日间照料、线上商城、门店管理、物业管理、巡视探访、文娱活动、智慧助餐、智能看护(定位服务、视频监控、智能家居、智能安防)、紧急救助、呼叫中心、医养结合等一系列完整的智慧服务,并自主采购配套智慧设备。

这一模式的服务特点有如下五个。第一,服务供给系统集成。物业企业在其从属的房地产开发集团的支撑下,可以获得集团内部综合平台的大数据、其他部门的资源与合作科技企业的支持,以市场利益为共识增进服务供给主体的协同性,构建起"咨询+设计+建筑+营销+运营"一体化的智慧养老服务产业链。第二,服务面向全区居民。由于物业企业必须对全体业主负责,并且全区居民也是物业营收的主要客户来源,所以智慧养老综合体也接待社区其他年龄群体。第三,养老需求来自数据。物业企业对社区老年人的生活需求的了解主要来自智慧物业服务+养老服务综合管理平台系统中的大数据分析中心,大数据分析中心会使用智能终端设备抓取老年人在线填写、现场就诊、随身携带或住宅安装的需求数据,进行描述分析,并提供推论报告。第四,专家把控服务设计。物业企业高薪聘请跨专业的专家组成服务团队,根据需求报告的推论结果,专家团队协商设计最优的服务方案,无须老年居民参与服务设计环节。第五,双重资方评估指标。由于物业主导的老年友好型智慧社区的建设资本和运营资金主要来自企业和政府,所以物业企业要向两者负责,既要接受政府委托第三方进行的项目评估,还要接受集团总部主管部门开展的市场效益评估。

2.社区主导模式

采用该模式的老年友好型智慧社区的运营中心由政府全额出资与主导,街道招标建设居家养老服务中心,社区两委负责日常运营(或监督第三方专业机构运营)。服务中心的选址一般与党群服务中心、社会组织

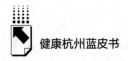

服务中心、社会工作站、新时代文明实践站等功能站点共同组建成民生综合体。服务中心仅面向老年人提供政府购买项目所涉及的服务包，日常运营经费全部来自政府购买资金。服务中心拥有智慧养老信息平台及家庭养老床位展示厅、医务室、治疗室、康复训练室、辅具租赁展示、餐厅、多功能活动室、助浴室、心理咨询室、手工阅览室、书画室、老年大学等设施配套，主要提供短期住养、日间照护、居家照护、助餐、助浴、助洁、医疗服务、康复服务等居家养老服务。智慧系统是政府统一推广、全省通用的"浙里康养"系统的分支端点，智慧设备是在政府主导下招标采购的。

这一模式的服务特点有如下五个方面。第一，服务供给各自为政。社区两委将居家养老服务中心的文娱活动、日照中心和智慧助餐三大服务拆分发包，委托三个及以上的专业为老社会组织或私营企业供应商分类承包，三大服务系统之间相互独立，互不干涉，社区两委居中协调。第二，提供专属老年服务。居家养老服务中心顾名思义是仅为辖区内在册老年人提供专属养老服务，资金运用、平台运行和服务设计都具有群体排他性。第三，养老需求来自走访。社区两委每周定期入户走访老年人家庭，在与老年人及其家属的交谈过程中收集养老需求，此外，社区两委鼓励老年志愿者、老年党员关注特殊老年人群，主动收集服务漏洞，及时向社区反馈情况。第四，专家居民协同设计。社区两委邀请第三方为老服务专家作为督导设计项目服务清单，并邀请督导、居民代表参与招标会议，与社区两委共同投票决定服务供应商或机构。第五，政府购买项目指标。由于社区主导的老年友好型智慧社区的建设资本和运营资金都来自政府财政支持，所以社区两委要向政府负责，接受政府委托第三方进行的项目评估。

（三）杭州市老年友好型智慧社区两大模式的智慧友好程度

由于建设模式的迥异，两个模式的老年友好型智慧社区的智慧度和友好度存在显著差异，如表2所示。

表2 杭州市老年友好型智慧社区两大建设模式的智慧度与友好度

维度		物业主导模式	社区主导模式
智慧度	智慧养老(5)	☆ ☆ ☆ ☆ ☆	☆ ☆ ☆
	智慧助老(4)	☆ ☆ ☆	☆ ☆
友好度	智慧尊老(3)	★	☆ ☆ ★
	智慧敬老(3)	☆ ☆	☆ ☆

注：根据上一节四个维度部分详述的具体行动，1个"☆"代表开展一个行动，每个维度的"★"越多，代表行动类型越多，智慧度和友好度越高。

1. 物业主导模式下的社区智慧友好度

该类型的老年友好型智慧社区的智慧度高于其他两种建设模式主导下的社区，相对而言，友好度排名垫底，具体来说体现在如下几个方面。第一，在智慧养老维度上，该类型社区的智慧养老行动是目前所有类型社区中最丰富的，物业企业依托自主研发智慧系统集成各项养老服务资源，构建起了使用电子津贴支付、生活照料和健康照顾一体化、虚实精准对接的智慧服务体系，提供社区/居家物理环境的智慧适老化改造，并将智慧养老服务场景拓展到城市交通、文旅、金融、政务等场景。第二，在智慧助老维度上，物业企业大力开发数字技能教学方式、培训创设专属服务规划师和开展智慧应用适老化改造。由于大部分老年人没有付费学习的习惯，物业企业没有费心设计学习课程。第三，在智慧尊老维度上，虽然物业企业仅在社区的建议下聘请5~6名老年人组建智慧食堂督导团以监督食堂餐食的质量和价格，但是，物业企业出于全龄客户培育的考虑，基本没有采用督导团更适老的改进建议。物业企业依赖智慧设备终端和数字大脑抓取的需求数据，没有开展全面的、更详细的"知老"调查。此外，物业企业推行专家计划模式，没有动员老年人参与服务设计，更没有组建老年志愿者参与服务供给。第四，在智慧敬老维度上，物业企业不仅组织大学生志愿者为老年人提供数字教学、文娱活动，还在食堂、图书角、理发室等功能区设置老年优待窗口。但在"敬老"文化氛围营造方面，物业企业目前仍有较大提升空间。

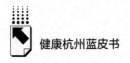

2. 社区主导模式下的社区智慧友好度

该类型的老年友好型智慧社区无论是智慧度还是友好度都处于中游位置，具体来说体现在如下几个方面。第一，在智慧养老维度上，该类型社区依靠政府采购的智慧系统衔接涉老资源和为老服务，构建起了使用电子津贴支付、生活照料和健康照顾一体化的智慧服务体系，并提供社区/居家物理环境的智慧适老化改造。然而，由于全省普遍适用的智慧养老系统无法精准对接特定社区的线下服务实体，所以虚实难以整合。此外，统一采购的智慧养老系统主攻居家生活场景，缺少相应技术、资源和方案连通其他部门的智慧平台，这不足以支撑社区之外的养老场景。第二，在智慧助老维度上，社区居家养老服务中心依托社区老年电视大学，借助社区社会组织和助老志愿者的力量，创新数字技能教学方式，并根据老年人的需求差异与能力强弱分层设计数字技能学习课程。社区居家养老服务中心既缺少专项资金或专门岗位的支撑，又缺失科技企业的支持，在培训创设专属服务规划师和开展智慧应用适老化改造两项行动上有心无力。第三，在智慧尊老维度上，社区两委不仅聘请5~6名老年人组建智慧食堂督导团以监督食堂餐食的质量和价格，将老年督导的建议作为供应商评选和菜单制定的首要依据，还组织老年志愿者参与上门陪伴、助餐助洁和智慧学习等服务的提供工作。然而，老年人作为服务供给主体而不是服务设计者嵌入智慧养老服务体系更多的是听从社区的组织安排，较少发挥自身的智慧。此外，在"知老"调查上，社区主导模式也仅关心部分有特殊需求的老年人，缺少对社区所有老年人的全局关照。第四，在智慧敬老维度上，社区两委不仅积极营造社区"敬老"文化氛围，而且培育社区志愿者组织、组织大学生志愿者为老年人提供数字教学、文娱活动和入户陪伴等服务。在老年人优待方面，除了智慧食堂是专属于老年人的，综合体的其他功能区域没有设置老年优待窗口，也无法确保老年服务中心的场地在一楼。

四　经验总结：杭州市老年友好型智慧社区建设逻辑与框架

针对中国式现代化城市建设的"瘸腿"结构及其导致的养老问题，如何连通数智技术与老年友好两个主题，推进老龄化社会和数智化社会在城市社区建设中融合发展，是政产学研各界都在积极研究和探索的问题。早在 2009 年，杭州市就开始探索智能技术在居家养老安全领域的应用，助推智能技术从军用到民用，打破智能技术与养老生活之间的壁垒，实现二者的首次"触电"，并形成"智能养老"服务模式。从 2019 年开始，杭州市大力推行数智技术研发与数智社会改革，依托"浙里康养"数智系统的支撑，在智慧社区建设与老年宜居社区建设的同步进程中，以老年人的居家日常生活需求为标的，将数智技术嵌入社区居家养老服务体系，消弭数智技术与养老生活之间的壁垒，发展出"社区智慧养老"模式。从 2021 年开始，杭州市既全面拓展数智技术在老龄化社会生活中的应用场景，加快数字赋能，促使智慧社区建设走向未来，又发现了老年宜居理念仅关注物理环境适老化的狭隘，进而转向兼顾物理环境宜居和社会环境包容的老年友好型社区建设，在智慧（未来取向）社区建设与老年友好型社区建设试点中，以社区建设为基点，连通数智技术与老年友好两个主题，推进老年友好型社会和数智化社会在社区建设中的深度融合，形成"老年友好型智慧社区"建设框架。

从"智能（intelligent）养老"模式到"社区智慧（smart）养老"模式的转型不只是养老理念发生了重大转变：从以智能技术推广为中心过渡到以老年人社区生活需求为中心，也是局部互联的智能技术向万物互联的数智技术的迭代升级，是智慧技术与养老生活连通的开始，还是数智社会与老龄化社会融合发展的开端。与"智能养老"模式相比，"社区智慧养老"模式不仅是在社区、住宅和机构安装设备以保障老年人的居家安全，而且依托数智大脑，围绕老年人的社区生活需求进行为老资源的跨时空整合和供给组织的协同合作，以期实现供需精准匹配。与"智能养老"模式相比，"社区智慧养老"模式不再一味地追求"科技感"和"高大上"，呈现明显"重技术、轻需求""重产品、轻服务""重概念、轻场景"的特点，而是在创新数智技术的同时跟进养老服务，保证数智养老产品和服务的安全可得。

与"社区智慧养老"模式相比，在"智慧养老"方面，老年友好型智慧社区在基建改造、平台集成、服务范畴、支付方式、应用场景等方面进行了迭代升级和领域开拓，强化数智技术可用性，使数智技术全面嵌入老年人日常生活的方方面面，构建万年数字生活新图景；在"智慧助老"方面，老年友好型智慧社区建设一改粗放型、普适型的助老模式，通过创新教学方式、分级授课内容、配比专属规划和改造智慧应用等方式，增强数智技术的可接受性，推动助老服务逐步走向精细化、个性化，增进不同类型、不同需求老年人与数智技术的链接，切实增强老年人使用数智技术的能力和意愿。

此外，老年友好型智慧社区增加了"智慧尊老"和"智慧敬老"两个维度的建设。"智慧尊老"行动旨在打破社会赋予老年人的"数字劣势"的刻板印象，改变过度强调"数字能力"的养老现象，在充分"知老"的基础上开辟"用老"渠道，激活老年人参与"数智社会"建设的积极性，发挥老年人的生活智慧来改进数智服务的质量，展现老年人的社会价值。"智慧敬老"行动倡导数智时代传承和弘扬孝慈文化，通过双线宣传、志愿陪伴和特殊优待等方式，实现技术养老和文化养老的结合，增进代际理解和关怀，营造良好的敬老氛围，减少社会尤其是年轻一代对老年人的"数字歧视"和"数字排斥"，使老年人更加自如地融入数智社会。

如果说"智慧养老"和"智慧助老"体现的是老年友好型智慧社区的"智慧度"，即数智技术在老年人晚年生活中的嵌入度和可及性，那么"智慧尊老"和"智慧敬老"则体现的是老年友好型智慧社区的"友好度"，即老年人在数智社会中的主动参与度和社会包容度。"智慧"+"友好"表明老年友好型智慧社区建设改变了将数智技术"单向嵌入"老年人的生活服务与管理的旧做法，创造出数智技术与养老文化"双向融合"的新路径。

经过15年的探索，杭州市的融合探索走过了"以智能技术推广为中心"的萌芽时期，经历了"以老年人社区生活需求为中心"的1.0单向嵌入期，再发展到"兼顾智慧友好"的2.0双向融合期。现今在建设未来社区和创建老年友好型社区两项政策的支持下，杭州市的8个社区对"智慧"

和"友好"的理解更加丰富,逐步发展出"养老-助老-尊老-敬老"四位一体的建设框架,以及"物业主导""社区主导"两大因地制宜的建设模式,为党和政府应对现代化进程中的城市建设问题提供可行方案,也为国家制定"老年友好型智慧社区"建设战略提供行动样板,更为其他省份建设"老年友好型智慧社区"提供实操借鉴。

B.5
杭州市未来社区健康服务质量评价研究

王文婷　任建萍　邵晖　吴亮锋　刘克宁*

摘　要：　近年来，浙江省率先提出"未来社区"战略并全域推进试点建设。杭州市密集出台一系列政策文件，并进行了行之有效的实践探索，总结形成一批可复制、可推广的"杭州经验"，交出一份共同富裕现代化基本单元建设的"杭州答卷"。本研究基于未来社区健康场景视角构建了一套基层卫生健康服务质量评价工具，并通过调研了解杭州市未来社区卫生健康服务运行现状及效果，对未来社区居民的满意度进行评价，旨在进一步探究未来社区服务能力路径和运行机制，为推动杭州成为共同富裕示范区城市范例提供新的思路和依据。结果显示，目前杭州市未来社区健康服务质量与居民的期望值之间还存在一定的差距，其中只有线上智慧平台/APP、运动场所可及性、智能设备/平台使用率、随访和满意度调查四个条目的服务质量达到了居民的期望。满意度方面，居民对响应性最为满意，对保证性的满意度最低。后续应充分考虑老年人健康需求，依托和结合横向的"城市大脑"和纵向的"健康大脑"，强化考核的"指挥棒"作用，助力未来社区健康服务建设提质升级。

关键词：　未来社区　健康场景　指标体系

---

* 王文婷，杭州师范大学公共卫生学院博士研究生，经济师，主要研究方向为卫生政策与服务体系；任建萍，杭州师范大学公共卫生学院健康服务与管理系主任，教授，博士生导师，主要研究方向为健康服务评估、卫生经济与政策；邵晖，杭州市第一人民医院下沙院区院长，主要研究方向为医院管理、医疗卫生行业管理；吴亮锋，杭州师范大学公共卫生学院硕士研究生，主要研究方向为健康管理；刘克宁，杭州师范大学公共卫生学院硕士研究生，主要研究方向为公共卫生政策。

健康是人民最具普遍意义的美好生活需要。社区作为居民生活的基本单元，是承载人民美好生活向往的基础载体，也是城市现代化发展水平的重要标志，[1]更是与人民群众健康联系最直接的基层组织和有效推进健康建设的重要平台，而社区卫生健康服务作为实现人人享有初级卫生保健的基本途径，也是促进卫生服务公平性、构建和谐社会的重要内容，具有服务覆盖广泛、方便群众等优点，对于改善居民健康状况具有重要意义。

作为新形势下率先提出的新型城市功能单元，未来社区建设是科学把握新发展阶段、深入贯彻新发展理念、主动融入新发展格局的城市现代化发展的先行探索，也是浙江省继"八八战略"后的创新举措和落实国家"十四五"规划纲要中加快推动高质量发展建设共同富裕示范区的重要思路举措。从 2019 年起，浙江省全面铺开未来社区建设，"健康场景"作为重点打造的九大场景之一备受瞩目，对未来社区健康服务质量进行科学、客观、公正的衡量比较及综合评判势在必行。同时有利于为政府部门制定相关基层医疗卫生政策、完善卫生健康服务体系提供借鉴和依据，从而进一步完善、提升社区健康服务功能和质量，更好地发挥基层健康"守门人"的作用，推动人群健康目标的实现。

一 杭州市未来社区的政策背景与沿革

（一）未来社区建设背景

"未来社区"在国内属于新生事物，而在国际上已经成为热点。2008年，IBM 公司提出"智慧地球"（smart planet）这一概念和发展战略，越来越多的智慧方案陆续展开。为了进一步满足人民日益增长的美好生活需要，"智慧地球"的内涵不断拓展，并逐渐延伸到环保和健康领域，世界各国纷纷开始从智慧化角度构建城市主体。

---

① 孟刚：《未来社区建设的时代背景和浙江追求》，《浙江经济》2019 年第 7 期，第 8~11 页。

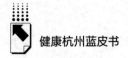
在社会学研究视野中，社区是城市的最小行政单元，智慧社区作为智慧城市建设的下沉和延伸，其理念受到城市管理者的广泛关注，以智慧化程度为标志的"未来社区"概念应运而生，关于"未来社区"的探索和构建也在全球范围内不断出现，加拿大打造 Quayside 未来社区，建设更智能、绿色、包容的城市社区；① 新加坡的"邻里中心"计划、欧洲 BLOCK 街区、日本共享住宅等，都能看到未来社区的影子。

在国内，随着居民服务需求逐渐个性化、多样化，传统社区的治理模式也随之发生转变。与此同时，智慧城市建设全面提速，社区作为城市精细化治理的"最后一公里"也迎来了全方位的智慧升级。2014 年，住房和城乡建设部颁布《智慧社区建设指南（试行）》，明确智慧社区是通过信息技术手段，整合区域信息和各类公共服务资源，依托综合信息服务平台和适度领先的基础设施，促进社区服务智能化的社区管理新模式。2016 年，民政部颁布《城乡社区服务体系建设规划（2016—2020 年）》，明确提出智慧社区的建设目标：设施智能、服务便捷、管理精细、生态宜居。从 2017 年起，国内北上广等大中型城市逐步启动智慧社区建设，通过数据治理提升了人员管理、疫情防控、便利居民等多方面的服务效能。

作为智慧城市建设驱动下的新型社区形态和智慧社区的"进阶版"，"未来社区"这一概念是改革、发展和民生的高度融合，其建设具有强烈的时代紧迫性。2019 年初，浙江省率先提出"未来社区"建设战略，将其写入《浙江省政府工作报告》；同年印发《浙江省未来社区建设试点工作方案》（浙政发〔2019〕8 号），标志着浙江省未来社区建设试点工作全面启动。之后为加快个案试点到面上推广，进一步助力高质量全域推进未来社区建设，浙江省相继出台一系列指导性文件，具体如表 1 所示。

---

① Robinson, P., & Coutts, S. "The case of Quayside, Toronto, Canada-ScienceDirect." *Smart City Emergence*, 2019, pp. 333-350.

表1 浙江省未来社区建设主要指导性文件

序号	部门	主要文件	发文号
1	浙江省人民政府	《浙江省未来社区建设试点工作方案》	浙政发〔2019〕8号
2	浙江省人民政府	《关于高质量加快推进未来社区试点建设工作的意见》	浙政办发〔2019〕60号
3	杭州市人民政府	《关于高质量推进杭州市未来社区试点建设的实施意见》	杭政办函〔2019〕90号
4	浙江省发改委	《浙江省未来社区试点建设管理办法(试行)》	浙发改基综〔2020〕195号
5	杭州市建委	《杭州市城镇未来社区验收办法(试行)》	—
6	杭州市建委	《杭州市未来社区数字化建设指南(1.0版)》	—
7	浙江省人民政府	《关于全域推进未来社区建设的指导意见》	浙政办发〔2023〕4号
8	杭州市建委	《未来社区长效运营实施指南(试行)》	
9	杭州市人民政府	《关于高质量全域推进未来社区建设的实施意见》	杭政办函〔2023〕52号
10	浙江省卫健委	《未来社区健康场景建设方案(试行)的通知》	浙卫办〔2021〕23号

资料来源:浙江省人民政府、杭州市人民政府官网。

截至2023年4月,浙江省先后公布七批未来社区创建名单,全省未来社区创建项目总数达到1263个。目前全省已形成首批省级试点24个,第二批省级试点36个,第三批省级试点93个,为我国未来社区的发展提供了"浙江样板"。杭州市一直是浙江省未来社区建设的"战略先锋"。截至2023年7月底,杭州市累计开展未来社区创建项目300个(其中列入省级试点、创建项目252个),覆盖社区单元总面积超过10000公顷,受益居民数达250万人以上,已建成并通过验收项目72个,其中省级62个,数量居全省第一。

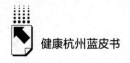
（二）未来社区健康场景

1. 场景内涵

未来社区以"满足人民美好生活向往"为中心，聚焦人本化、生态化、数字化三大价值坐标，着力打造未来邻里、教育、健康、创业、建筑、交通、低碳、服务和治理九大场景[①]，打造有归属感、舒适感和未来感的新型城市功能单元，促进人的全面发展和社会进步。其中，围绕"人人享有更加公平可及、综合连续、经济有效的健康服务"目标，着力构建面向全人群与全生命周期的未来健康场景，并将其作为其他场景实现的基础保障，只有满足健康生活方式、充足的医疗保障和养老服务等基础性需求，才有可能进一步激发情感交流、认知提升、自我实现等高层次需求。

针对社区医疗"看得起"却"看不好"，养老设施与服务设施缺失，健康多元化需求难以满足的现实困境，杭州打造未来健康场景，并将其作为未来社区建设的主要任务之一备受瞩目。具体而言，未来社区围绕健康生活、优质医疗和幸福养老三大板块，倡导新型健康理念，构建面向全人群和全生命周期的"全民康养"未来健康场景，包含构建五分钟、十分钟、十五分钟运动设施生活圈，健康饮食与健康运动并行，建立线上问诊系统，住宅混合布局，配建专业照护设施等具体措施。2021年7月，浙江省卫健委出台《未来社区健康场景建设方案（试行）的通知》（浙卫办〔2021〕23号）以法律法规的形式明确各部门的义务和责任，促进围绕打造未来社区健康场景目标推动多方主体的良好互动。

2. 典型案例

作为省会城市，杭州市在未来社区创建工作中扛起"头雁"担当，在加快打造共同富裕示范区现代化基本单元的实践中继续保持领航位置。杭州市各个未来社区在建设过程中特色举措层出不穷，未来社区健康场景的推广与实践方面已取得了阶段性成果。

---

① 《未来社区：浙江的理论与实践探索》，浙江大学出版社，2021，第3~4页。

拱墅区和睦社区：和睦社区属于旧改类未来社区试点，社区内 60 岁以上的老年人口占户籍人口总数的三分之一以上。针对居民背景复杂、人口老龄化程度较高的问题，和睦社区建立"未来健康驾驶舱"，对辖区内居民进行标签化分层管理。所谓"未来健康驾驶舱"，即利用大数据和智能建模分析，打破"数据孤岛"，基于居民专属健康档案和智能健康评估结果，将和睦社区的居民从身体状况、风险预测、心理情感、社交需求等维度分为健康人群、精神文化宣讲、情感关怀、身体照护、重点关注五类，以便社区卫生健康工作人员能够为其提供精准服务。此外，所有基于"未来健康驾驶舱"的居民健康数据都会在浙江省 IRS 平台同步上传，为促进医防融合和紧密型医联体建设添砖加瓦。[①]

在养老问题上，针对大部分能够正常生活的老年人，和睦社区充分引入 AI 专业医学风险评估模型，定期对老年人进行全方位多维度的健康评估和慢性病筛查，树立"知已病、治未病"的观念；针对约 20% 的失能、高龄、孤寡老人，和睦社区也积极筹划提高线上和线下的监测与急救能力，目前已通过轻量化平台，设立了"卒中溶栓急救地图"，并自主研发用药提醒功能，提醒患有长慢病的老人按时服药。

上城区杨柳郡社区：杨柳郡社区是一个专门为年轻人打造的未来社区，人口结构偏年轻化，居民平均年龄为 35.2 岁。[②] 针对社区运动场地不足的困境，杨柳郡社区通过与轨道交通、绿城物业共建，盘活资源，改造可供全龄段居民休闲健身的架空层健身步道，同时提供约 1.4 万平方米的球类、游泳等室内运动空间，串联周边资源常态化组织各项赛事活动，营造良好的运动氛围，让年轻人足不出户就能有良好的健身体验。在医疗方面，杨柳郡社区依托"健康大脑+智慧医疗"，设立"未来健康屋"，通过互联网技术和智能自助检测设备，为居民提供"医、康、养、护"全方位的健康服务，使

① 《在未来社区中构建健康全周期闭环管理》，https://www.cn-healthcare.com/articlewm/20220615/content-1380905.html，最后访问日期：2023 年 6 月 15 日。

② 《杭州上城区杨柳郡社区》，https://www.zj.gov.cn/art/2021/12/17/art_1229514422_59176194.html，最后访问日期：2023 年 10 月 17 日。

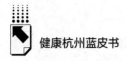
居民在家门口即可满足常见病诊疗、远程医疗会诊、远程 B 超心电、精确预约转诊和云药房等健康需求，①充分迎合现代年轻人的生活节奏，最大限度地便利居民医疗和生活。

二 杭州市未来社区健康服务质量评价指标体系构建

（一）初步拟定服务质量评价指标

基于 SERVQUAL 模型，本研究从有形性、可靠性、响应性、保证性、移情性五个维度构建杭州市未来社区健康服务质量评价指标体系。依据上述五个维度的相关概念进行转换，同时结合《浙江省未来社区试点创建评价指标体系（试行）》等相关政策文件中设置的约束性和引导性指标，参考国内外相关文献量表对各次级指标进行了相应的修改、优化，并提出相应的次级指标，初步形成了包括 5 个一级指标、16 个二级指标、50 个三级指标的杭州市未来社区健康服务质量评价指标体系。

（二）专家咨询情况

1. 专家咨询问卷的设计

本研究专家咨询调查问卷包含三部分内容：第一部分为专家基本信息，包含专家的年龄、性别、学历、工作年限、职称、职务和工作领域；第二部分为专家的权威度，包含专家对本次咨询的熟悉程度和判断依据；第三部分为专家咨询内容，专家需要对指标的重要性和可操作性做出评价，重要性指某指标在未来社区健康服务质量评价中的重要程度，按照差级数法分为 5 级，即很不重要为 1 分、不重要为 2 分、一般为 3 分、重要为 4 分、很重要为 5 分，取整数；可操作性指某指标在未来社区健康服务质量评价具体评估

---

① 《彭埠街道杨柳郡社区卫生服务站获评五星级智慧健康站》，http：//www.hzsc.gov.cn/art/2022/10/18/art_ 1229554439_ 4095751. html，最后访问日期：2023 年 10 月 18 日。

时的可行程度和可得性，按照差级数法分为 3 级，即可行程度弱为 1 分、可行程度中为 2 分、可行程度强为 3 分。指标后设有专家修改栏，可对指标名称表述、指标选择科学性、指标数量需要增减等问题进行修改，指标下设专家意见栏，可对指标进行补充或提出其他建议。

专家对指标的熟悉程度的判定同样分为 5 级：很熟悉赋值为 1.0、熟悉赋值为 0.75、较熟悉赋值为 0.5、不太熟悉赋值为 0.25、很不熟悉赋值为 0；判断依据分为理论分析、实践经验、国内外同行了解、直觉，根据判断依据的影响程度，理论分析赋值为 0.3、实践经验赋值为 0.5、国内外同行了解赋值为 0.1、直觉赋值为 0.1。

2. 咨询专家选择

咨询专家的选择是 Delphi 法的关键，根据研究目的、研究对象与研究内容，咨询专家应尽可能覆盖杭州市未来社区健康服务质量评价的各个领域和部门。为保证咨询结果的客观性与权威性，本研究选取了杭州市相关卫生行政部门负责人，高校卫生事业管理专业教授，未来社区负责人和相关医务人员等。咨询专家的纳入标准：①高等院校从事医院管理、医疗服务等领域的教学科研人员，副教授职称及以上；②社区临床医护和管理人员，中级职称及以上；③工作年限 5 年以上，在该领域具有较丰富的工作经验；④自愿原则。

3. 咨询结果

（1）专家基本信息

在参与咨询的 17 位专家中，男性有 10 名（58.80%），女性有 7 名（41.20%），专家平均年龄为 42.56±7.92 岁。学历为硕士及以上的有 13 名（76.50%），高级职称共有 12 名（70.60%），工作年限在 10 年及以上的专家共有 15 名（88.20%），未来社区的管理人员和临床医护人员共有 5 名（29.40%）。

（2）专家积极系数

专家积极系数用于分析专家对研究的配合程度和参与咨询的积极性，通常以专家咨询问卷应答率（E）表示 $E = N_i/N$（N_i 为实际回复的专家数，N 为参与咨询的专家数）。本次专家咨询中，共发放咨询问卷 17 份，回收 17

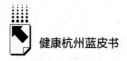

份，专家积极系数为 1.0，表明咨询得到了高质量的参与和回复。

（3）专家权威系数

专家权威系数用于评估专家在本领域中的权威性和专业水平，专家根据实际情况对指标的判断依据及熟悉程度进行打分。其计算公式为：$Cy = (C\alpha + Cs) / 2$（Cy 为权威系数，$C\alpha$ 为判断依据的量化值，Cs 为熟悉程度的量化值），研究表明权威系数应大于 0.7。在本次咨询中，专家熟悉程度的量化值为 0.78，专家判断依据的量化值为 0.96，专家权威系数为 0.87，可以认为所咨询的专家在本领域具有深厚的学术底蕴和较高的专业水平。

（4）专家意见集中程度

采用专家对三级指标重要性和可操作性的满分率、均分和变异系数来标识专家意见的集中程度。本次咨询当中，50 个三级指标的重要程度均分在 3.91~5.00 分，其中满分率最高的为 100%，有 37 个三级指标的满分率大于 50%。三级指标的主要性、可操作性评价的满分率、均分和变异系数，如表 2 所示。

表 2 三级指标重要性、可操作性评价的满分率、均数、变异系数

单位：%，分

指标	重要性评价			可操作性评价		
	满分率	均分	变异系数	满分率	均分	变异系数
1.1.1 科室类别和数量	0.88	4.88	0.07	0.88	2.88	0.12
1.1.2 智能医疗健康场所	0.71	4.59	0.16	0.82	2.82	0.14
1.1.3 中医药服务区	0.53	4.47	0.14	0.88	2.88	0.12
1.1.4 健身场地	0.24	4.12	0.15	0.41	2.41	0.21
1.1.5 适老化住宅	0.18	3.94	0.17	0.41	2.24	0.34
1.1.6 社区养老机构	0.76	4.71	0.12	0.65	2.59	0.24
1.2.1 远程会诊系统	0.76	4.71	0.12	0.82	2.82	0.14
1.2.2 线上智慧平台/APP	0.65	4.53	0.16	0.82	2.71	0.25
1.2.3 智能运动设施	0.41	4.12	0.24	0.65	2.63	0.24
1.2.4 体医融合设备	0.24	4.00	0.20	0.65	2.53	0.28
1.2.5 穿戴式健康监测设备	0.65	4.47	0.20	0.59	2.59	0.20
2.1.1 智能健康管理	0.76	4.65	0.17	0.76	2.71	0.22
2.1.2 "一站式"科学健身指导	0.59	4.35	0.24	0.76	2.76	0.16
2.1.3 中医药健康管理	0.71	4.47	0.24	0.88	2.88	0.12

续表

指标	重要性评价			可操作性评价		
	满分率	均分	变异系数	满分率	均分	变异系数
2.1.4 中医药数字化服务	0.41	4.24	0.23	0.59	2.53	0.25
2.1.5 养老服务	0.59	4.53	0.14	0.71	2.71	0.17
2.2.1 患者隐私保护	0.82	4.76	0.12	0.53	2.53	0.20
2.2.2 居民隐私保护	0.71	4.65	0.13	0.59	2.53	0.25
2.3.1 个性化安全感应场景	0.53	4.41	0.16	0.59	2.35	0.25
2.3.2 智慧养老健康监测	0.47	4.35	0.16	0.59	2.59	0.20
3.1.1 就诊流程	1.00	5.00	0.00	0.71	2.71	0.17
3.1.2 远程会诊效率	0.88	4.76	0.14	0.88	2.88	0.12
3.1.3 智能设备/平台使用率	0.65	4.59	0.13	0.47	2.41	0.25
3.1.4 运动设施使用率	0.41	4.18	0.21	0.35	2.41	0.30
3.2.1 服务设施可及性	0.82	4.82	0.08	0.76	2.85	0.24
3.2.2 养老机构可及性	0.76	4.59	0.87	0.53	2.35	0.33
3.2.3 运动场所可及性	0.53	4.35	1.00	0.53	2.47	0.25
3.3.1 医疗救援	1.00	5.00	0.00	0.65	2.59	0.24
3.3.2 需求响应速度	0.53	4.41	0.16	0.47	2.41	0.26
3.3.3 老年人健康监测预警	0.65	4.65	0.11	0.47	2.47	0.21
3.3.4 运动伤情处理	0.65	4.53	0.16	0.65	2.65	0.19
4.1.1 医疗服务能力	1.00	5.00	0.00	0.94	2.94	0.08
4.1.2 中医药服务能力	0.88	4.88	0.07	0.82	2.82	0.14
4.1.3 智能化技术掌握能力	0.76	4.76	0.09	0.82	2.82	0.14
4.1.4 运动康复能力	0.59	4.59	0.11	0.59	2.59	0.20
4.2.1 随访和满意度调查	0.59	4.59	0.11	0.94	2.94	0.08
4.3.1 运动社群和体育活动组织	0.59	4.50	0.16	0.71	2.69	0.22
4.3.2 全龄活动空间打造	0.47	4.41	0.14	0.59	2.53	0.24
4.3.3 养老康乐活动	0.29	3.91	0.22	0.53	2.53	0.20
4.4.1 智能平台数据查询	0.82	4.82	0.08	0.76	2.76	0.16
4.4.2 智能平台数据同步	0.53	4.47	0.14	0.53	2.53	0.20
4.5.1 双向转诊机制	0.59	4.41	0.18	0.59	2.41	0.33
4.5.2 体育设施设备更新维护	0.41	4.24	0.18	0.41	2.35	0.26
5.1.1 服务人员的资质与态度	0.76	4.76	0.09	0.71	2.59	0.24
5.2.1 心理疏导	0.71	4.71	0.10	0.76	2.76	0.16
5.2.2 人际关系与社会支持	0.18	4.06	0.14	0.47	2.41	0.26
5.3.1 上门服务	0.82	4.82	0.08	0.76	2.71	0.22

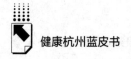

指标	重要性评价			可操作性评价		
	满分率	均分	变异系数	满分率	均分	变异系数
5.3.2 重点人群的中医药服务	0.71	4.65	0.13	0.82	2.82	0.14
5.3.3 人性化公共设施	0.35	4.24	0.16	0.47	2.41	0.26
5.3.4 智能平台的用户体验	0.41	4.35	0.14	0.29	2.28	0.24

（三）指标的筛选与确立

指标筛选遵循重要性评价原则和可操作性评价原则。重要性评价原则方面的指标：指标均分>4.0分，指标满分率>20%，变异系数<0.25；可操作性评价原则方面的指标：指标均分>2.0分，指标满分率>20%，变异系数<0.25。符合以上全部筛选条件的指标保留，如果其中一个指标有一项或超过一项的数据不合格，则剔除该指标。

根据以上筛选原则，结合专家提出的修改建议，对于一级指标均予以保留；删除1.1.5"适老化住宅"、1.2.4"体医融合设备"、3.1.4"运动设施使用率"、3.2.2"养老机构可及性"、3.3.2"需求响应速度"、4.3.3"养老康乐活动"、4.5.1"双向转诊机制"、4.5.2"体育设施设备更新维护"、5.2.2"人际关系与社会支持"、5.3.3"人性化公共设施"10个三级指标；将2.1.3"中医药健康管理"和2.1.4"中医药数字化服务"合并修改为"中医药数字健康管理"，将4.3.1"运动社群和体育活动组织"和4.3.2"全龄活动空间打造"合并修改为"全龄活动空间打造和体育运动组织"，将4.4.1"智能平台数据查询"与4.4.2"智能平台数据同步"合并修改为"智能平台数据查询、更新与同步"；将5.1.1"服务人员的资质与态度"修改为"服务态度和情感支持"，将5.2.1"心理疏导"修改为"心理疏导、人际关系与社会支持"；增加指标2.1.5"隐私保护"，增加指标4.3.2"健康科普讲座、义诊活动"。最终确定了5个一级指标，13个二级指标和35个三级指标，如表3所示。

表3　杭州市未来社区健康服务质量评价指标体系

一级指标	二级指标	三级指标
1 有形性	1.1 场地设施	1.1.1 科室类别和数量
		1.1.2 智能医疗健康场所
		1.1.3 中医药服务区
	1.2 数字化设备	1.2.1 远程会诊系统
		1.2.2 线上智慧平台/APP
		1.2.3 智能运动设施
		1.2.4 穿戴式健康监测设备
2 可靠性	2.1 服务提供	2.1.1 智能健康管理
		2.1.2 "一站式"科学健身指导
		2.1.3 中医药数字健康管理
		2.1.4 养老服务
		2.1.5 隐私保护
	2.2 健康监测	2.2.1 个性化安全感应场景
		2.2.2 智慧养老健康监测
3 响应性	3.1 服务效率	3.1.1 就诊流程
		3.1.2 远程会诊效率
		3.1.3 智能设备/平台使用率
	3.2 服务可及性	3.2.1 服务设施可及性
		3.2.2 运动场所可及性
	3.3 危机预防和应急救援能力	3.3.1 医疗救援
		3.3.2 老年人健康监测预警
		3.3.3 运动伤情处理
4 保证性	4.1 专业技能	4.1.1 医疗服务能力
		4.1.2 中医药服务能力
		4.1.3 智能化技术掌握能力
		4.1.4 运动康复能力
	4.2 服务效果	4.2.1 随访和满意度调查
	4.3 活动组织	4.3.1 全龄活动空间打造和体育运动组织
		4.3.2 健康科普讲座、义诊活动
	4.4 智能平台维护	4.4.1 智能平台数据查询、更新与同步
5 移情性	5.1 服务态度和情感支持	5.1.1 服务人员的资质与态度
		5.1.2 心理疏导、人际关系与社会支持
	5.2 个性化服务	5.2.1 上门服务
		5.2.2 重点人群的中医药服务
		5.2.3 智能平台的用户体验

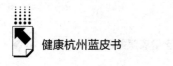

三 杭州市未来社区健康服务质量关键驱动因素研究

（一）调查方案

1. 调查工具

基于 SERVQUAL 模型制定杭州市未来社区健康场景服务质量评价指标体系，本研究设计了未来社区健康服务质量调查问卷，针对具体指标条目进行了相应的问题转化。内容包括：①居民的基本信息，包括性别、年龄、收入情况、社区居住时间等；②未来社区健康服务质量的满意度（感知绩效）情况，以居民实际感受为切入点评价社区健康服务质量；③居民对未来社区健康服务质量的重要性感知期望，即居民对于各项工作重要性程度的判断。

采用 Likert 5 级量表打分，每项问题分别计 1~5 分，得分越高，表明重要性或感知绩效越高。计算未来社区居民对实际感到的服务的评分与期望服务的评分的差值来评价服务质量。计算公式为 $SQ_i = ES_i - PS_i$。式中：ES_i 为患者对第 i 项服务的实际感知均分；PS_i 为患者对第 i 项服务的期望均分；SQ_i 为患者对第 i 项服务的实际感知均分与期望均分之差。

预调查发放问卷 40 份，对指标体系的信效度进行检验，结果显示，问卷的内部一致性 Cronbach α 系数为 0.911，KMO 值为 0.850，Bartlett 球形检验 $p<0.01$，方差贡献率累计分别为 76.649%，表明问卷的信效度较高，预设维度与指标体系设计合理。

2. 调查对象

研究主要针对杭州市第一批已通过验收的未来社区。采用典型抽样方法，选取上城区小营巷未来社区、杨柳郡未来社区作为调查现场，于 2023 年 9~10 月统一发放问卷至社区对居民进行问卷调查。纳入标准：均为所在地常住社区居民（社区居住时间 6 个月以上），有正常的认知和沟通能力，能配合调查研究，对本研究均知情同意。

本研究共发放问卷 200 份，回收问卷 191 份，回收率 95.5%；剔除不符合条件及存在逻辑问题的问卷 15 份，最终有效问卷共 176 份，有效率为 92.15%，基本满足对于调查样本的要求。调查对象性别分布方面，男性患者占比为 45.5%，女性患者占比为 54.5%；年龄主要分布在 35～50 岁，占比为 67.7%；收入情况以 5000～6999 元为主，占比为 53.9%。

（二）调查结果

1. 基于 SERVQUAL 量表的服务质量评价结果

（1）居民期望的未来社区健康服务质量情况

被调查居民期望的未来社区健康服务质量（感知重要性）均分为 4.45± 0.51 分，最大值为 4.88 分，最小值为 3.43 分。居民对未来社区健康服务质量期望最高的 3 个条目是：Q21 老年人健康监测预警、Q11 养老服务和 Q31 服务人员的资质与态度。期望值相对较低的条目是：Q17 智能设备/平台使用率、Q27 随访和满意度调查和 Q13 个性化安全感应场景。从五个维度来看，居民对于移情性维度条目的期望最高，感知重要性均分为 4.50± 0.22 分，对响应性维度条目的期望相对较低，感知重要性均分为 4.37± 0.51 分。

（2）居民实际感受的未来社区健康服务质量情况

被调查居民实际感受的未来社区健康服务质量（实际满意度感知绩效）均分为 3.99±0.36 分，最大值为 4.68 分，最小值为 3.01 分。居民对未来社区健康服务质量实际满意度最高的 3 个条目是：Q1 科室类别和数量，Q4 远程会诊系统和 Q29 健康科普讲座、义诊活动。满意度相对较低的条目是：Q7 穿戴式健康监测设备，Q13 个性化安全感应场景和 Q23 医疗服务能力。从五个维度来看，居民对于响应性维度条目的实际满意度最高，均分为 4.17±0.53 分，对保证性维度条目的实际满意度较低，均分为 3.78± 0.51 分。

（3）未来社区健康服务质量差距情况

被调查居民对未来社区健康服务质量的总体评价为−0.46，说明目前未来社区的健康服务质量与居民的期望值之间还存在一定的差距。其中，

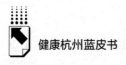

有形性、可靠性、响应性、保证性、移情性五个维度的差值均为负数，响应性的均差值最小，为-1.57分，保证性的均差值最大，为-4.96分，各维度的感知重要性和感知绩效得分差异有统计学意义（p<0.001）。在均值差具有统计学意义的所有条目中（p<0.05），只有Q5线上智慧平台/APP，Q17智能设备/平台使用率，Q19运动场所可及性和Q27随访和满意度调查4个条目的服务质量达到了居民的期望，其余条目的服务质量仍具有较大的改进空间。

表4 居民对杭州市未来社区健康服务质量的评分

维度	条目	感知重要性（分,$\bar{x}\pm s$）	感知绩效（分,$\bar{x}\pm s$）	均值差（分,$\bar{x}$）	t值	p值
有形性	Q1 科室类别和数量	4.71±0.21	4.68±0.25	-0.03	0.508	0.612
	Q2 智能医疗健康场所	4.67±0.20	3.99±0.53	-0.68	6.324	0.000*
	Q3 中医药服务区	4.43±0.33	4.30±0.39	-0.13	2.218	0.027*
	Q4 远程会诊系统	4.66±0.22	4.64±0.36	-0.02	0.384	0.701
	Q5 线上智慧平台/APP	4.37±0.45	4.56±0.32	0.19	3.402	0.001*
	Q6 智能运动设施	4.22±0.40	3.31±0.75	-0.91	9.477	0.000*
	Q7 穿戴式健康监测设备	4.19±0.59	3.01±0.77	-1.18	10.208	0.000*
可靠性	Q8 智能健康管理	4.64±0.35	4.18±0.39	-0.46	5.021	0.000*
	Q9 "一站式"科学健身指导	4.67±0.12	3.49±0.69	-1.18	10.511	0.000*
	Q10 中医药数字健康管理	4.60±0.36	4.29±0.55	-0.31	3.327	0.002*
	Q11 养老服务	4.79±0.12	4.49±0.32	-0.30	2.995	0.016*
	Q12 隐私保护	4.42±0.23	4.34±0.43	-0.08	1.294	0.345
	Q13 个性化安全感应场景	3.79±0.23	3.03±0.43	-0.76	7.711	0.000*
	Q14 智慧养老健康监测	4.51±0.42	3.93±0.66	-0.58	5.642	0.000*
响应性	Q15 就诊流程	4.71±0.29	4.59±0.42	-0.12	2.159	0.032*
	Q16 远程会诊效率	4.55±0.43	4.51±0.65	-0.04	0.697	0.785
	Q17 智能设备/平台使用率	3.43±0.69	3.68±0.42	0.25	3.604	0.001*
	Q18 服务设施可及性	4.62±0.24	4.53±0.43	-0.09	1.856	0.298
	Q19 运动场所可及性	3.92±0.44	3.99±0.59	0.07	1.025	0.134
	Q20 医疗救援	4.77±0.22	4.22±0.57	-0.55	5.578	0.000*
	Q21 老年人健康监测预警	4.88±0.21	3.89±0.37	-0.99	9.916	0.000*
	Q22 运动伤情处理	4.05±0.57	3.95±0.81	-0.10	1.868	0.319

维度	条目	感知重要性 （分，$\bar{x}\pm s$）	感知绩效 （分，$\bar{x}\pm s$）	均值差 （分，$\bar{x}$）	t 值	p 值
保证性	Q23 医疗服务能力	4.50±0.24	3.15±0.43	−1.35	12.502	0.000*
	Q24 中医药服务能力	4.39±0.33	3.27±0.61	−1.12	10.005	0.000*
	Q25 智能化技术掌握能力	4.61±0.20	3.20±0.54	−1.41	13.674	0.000*
	Q26 运动康复能力	4.46±0.14	3.60±0.55	−0.86	8.828	0.000*
	Q27 随访和满意度调查	3.77±0.53	3.91±0.40	0.14	2.208	0.029*
	Q28 全龄活动空间打造和体育运动组织	4.31±0.65	4.00±0.78	−0.31	3.487	0.002*
	Q29 健康科普讲座、义诊活动	4.64±0.31	4.60±0.37	−0.04	0.619	0.537
	Q30 智能平台数据查询、更新与同步	4.50±0.31	4.49±0.37	−0.01	0.330	0.749
移情性	Q31 服务人员的资质与态度	4.78±0.20	4.52±0.44	−0.26	3.693	0.001*
	Q32 心理疏导、人际关系与社会支持	4.64±0.46	3.56±0.68	−1.08	9.996	0.000*
	Q33 上门服务	4.45±0.47	3.95±0.73	−0.50	5.223	0.000*
	Q34 重点人群的中医药服务	4.39±0.59	3.78±0.44	−0.61	6.404	0.000*
	Q35 智能平台的用户体验	4.23±0.66	4.08±0.69	−0.15	2.615	0.019*

2. IPA 分析结果

根据 IPA 矩阵的研究方法，以居民期望的未来社区健康场景服务质量为感知重要性（纵坐标），以居民实际感受的健康服务质量为感知绩效（横坐标）构建矩阵，以感知绩效得分平均数（$x=4.44$）和感知重要性得分平均数（$y=3.98$）对矩阵进行区域划分。Ⅰ–Ⅳ象限分别对应：优势区、改进区、机会区、维持区。根据每个条目所在区域的不同，进一步明确服务质量改进的先后顺序，如图 1 所示。

优势区：包含 Q1、Q2、Q4、Q8、Q10、Q11、Q15、Q16、Q18、Q20、Q29、Q30、Q31 13 个指标。居民对这些条目的服务质量期望值和实际满意

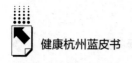

度均较高，需要继续保持。

改进区：包含 Q9、Q14、Q21、Q23、Q25、Q26、Q32、Q33 8 个指标。居民期望社区能够在这些方面提供更好的服务，然而实际满意度却相对比较低，提示社区需要在后续工作中予以重点改进。

机会区：包含 Q6、Q7、Q13、Q17、Q22、Q24、Q27、Q34 8 个指标。居民对于这些条目的期望值和实际满意度都比较低，提示目前不做重点改进，但未来是有机会改善并且提升空间较大的服务因素。

维持区：包含 Q3、Q5、Q12、Q19、Q28、Q35 6 个指标。居民对于这些条目的期望值并不高，但实际满意度却较高，通过这些条目可以挖掘居民的潜在需求，但也要考虑是否有操作过度的现象需要调整。

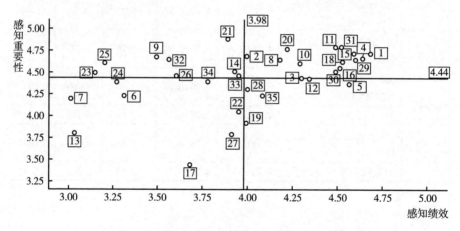

图 1　未来社区健康场景服务质量重要性矩阵

四　杭州市未来社区健康场景建设未来展望

目前，未来社区已迈入全域推进加速建设新阶段。《杭州市人民政府办公厅关于高质量全域推进未来社区建设的实施意见》（杭政办函〔2023〕52号）中明确提出，到 2035 年底，全市将基本实现未来社区全域覆盖，未来社区将成为杭州全民可及、全域可见的普遍形态。[①] 杭州市未来社区健康场景建设的未来展望有如下三个方面。

（一）加快数字化赋能，提升便捷高效的健康服务能级

在数字化转型背景加持下，如何借助数字化浪潮，将 5G、云技术、"AI+"和"互联网+"等热点赋能社区以解决建设中的痛点、难点，并将其作为健康场景建设的改革突破口，是城市管理者和卫生健康工作者需要重点思考的问题。根据实证研究结果，在未来社区健康场景的建设过程中，要更加兼顾老年人的生理、心理健康需求，提供更多智能与适老化并存的产品和服务，同时建立解决"数字鸿沟"问题的长效机制。另外，为社区居民提供个性化、智能化的"健身处方"和"一站式"科学健身指导及服务，从而进一步发挥体育运动在疾病防治和康复促进等方面的作用，也是未来社区建设中需要重点改进的方向。

（二）推动多领域协同，打造示范性的多跨应用场景

未来社区建设与运营是一项系统工程，在九大健康场景的搭建中逐渐呈现更加一体化和智能化的发展特征，如何将多领域间协同、部署、推进结合起来至关重要。政府部门应做好未来社区建设的顶层设计和总体规划，从宏观视角入手汇聚"协同性"合力，围绕社区全生活链服务需求，横向依托"城市大脑"一体化公共数据智慧实现多部门的数据联通共享，通过"大场景、小切口"推动多跨业务协同改革，催化更多跨应用场景的融合、生成、落地；纵向依托"健康大脑"持续升级从省市贯穿社区、基于健康大数据的数字治理平台，构建未来社区健康服务共同体，实现未来社区居民健康管理服务效率的整体提升。

---

① 《未来社区建设再提速！到 2035 年底，杭州将基本实现未来社区全覆盖》，https://baijiahao.baidu.com/s？id=1772492518730069483&wfr=spider&for=pc，最后访问日期：2023 年 9 月 20 日。

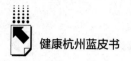

（三）强化考核结果应用，引领未来健康场景建设前行方向

随着未来社区发展进程的不断推进，考核体系的建立和考核结果的应用将成为推动未来社区高质量发展的方向和归宿。本研究初步构建了一套具有可靠性、敏感性、有效性的未来社区健康服务质量评价工具，重点从主观角度评价了杭州市未来社区健康服务效果。接下来需要在不断完善指标体系的基础上，充分发挥考核"指挥棒"的作用，建立并动态调整考核反馈机制。此外，重点强化考核结果的科学有效运用，将考核与测评结果作为资金分配、项目示范、先进表彰的重要依据。同时切实增强考核的连续性，助力社区健康治理提质升级，为持续打造共建共享品质生活的"浙江范例"积蓄动能。

杭州市高质量培育健康企业建设实践

马海燕　赵朝阳　左国珍*

摘　要： 健康细胞工程是健康杭州建设的重要组成部分，健康细胞工程的重点是培育健康企业。杭州市经济发达，职业人口众多，培育与促进健康企业建设对健康杭州建设十分重要。杭州市健康企业建设起步较早，2008 年，杭州市便已广泛开展建设健康单位活动，建设健康企业，为创业者、从业人员创造健康的工作环境。杭州市健康企业建设紧跟国家健康政策方向，坚持党政主导、统筹发展，致力于构建畅通高效的组织体系，优化健康细胞工作机制，同时坚持社会参与、共建共享，充分发挥多元主体作用。经过十多年的建设，杭州市健康企业建设取得了显著的成效，构建较为完善的健康企业培育的制度体系，企业社会责任感得到进一步增强，职业人群健康知识素养明显提升，职业人群的工作环境得到改善。未来，杭州市将通过数字赋能健康企业建设，加大对健康企业的支持力度，重视中小健康企业培育，充分发挥行业协会等社会团体的作用，形成社会合力，实现健康企业社会共建共享。

关键词： 健康企业　健康城市　健康细胞

职业人群健康对于维护国家的生产力和人力资源至关重要。职业人群不仅是家庭中的支柱，更是国家发展的中流砥柱。健康的劳动力可以提高生产效率，促进经济增长，从而确保国家的经济可持续发展，助力健康中国建

---

* 马海燕，杭州师范大学公共卫生学院教授，主要研究方向为公共卫生监测与健康促进；赵朝阳，杭州师范大学公共卫生专业硕士研究生；左国珍，杭州市职业病防治院办公室，经济师，主要研究方向为公共管理。

设。《"健康中国 2030"规划纲要》中强调，健康中国建设以人民健康为中心，以基层为重点，共建共享，全民健康。[1] 我国是职业人口大国，统计数据显示，截至 2022 年底，全国职业人口数为 73351 万人，占全国人口总数的 51.96%。[2] 浙江省是人口流入大省，杭州市是浙江省省会，截至 2022 年底，杭州市常住人口 1237.6 万人，其中职业人口数为 758.64 万人，占全市人口数的 61.30%，促进职业人群健康是促进"健康杭州"建设的重要一环。[3] 企业是促进就业的主力军，是国民经济和社会发展的主体。推进健康企业建设是维护职业人群健康，保障浙江省高质量建设共同富裕示范区的重要举措。

一 健康企业建设概述

（一）工作场所健康促进与健康企业

职业人群是美好生活的保障者、社会财富的创造者，是社会发展的推动力量。健康中国的核心是人的健康，保障职业人群健康不仅关系经济持续健康发展，更关系千千万万家庭的幸福生活。工作场所健康促进由健康促进概念发展而来，在 20 世纪 90 年代，世界卫生组织对工作场所健康促进（Workplace Health Promotion，WHP）做出定义，即"雇员和管理层共同参与的是一项持续改进的过程，旨在维护和促进所有工作人员的健康、安全和幸福，并确保创造可持续的工作环境"。[4] 该定义强调，工作场所健康促进的主体是雇员与管理人员，需要雇员与管理人员共同参与才能使工作场所持

[1] 《"健康中国 2030"规划纲要》，https：//www.gov.cn/zhengce/2016 - 10/25/content_5124174.htm，最后访问日期：2024 年 5 月 13 日。
[2] 《中华人民共和国 2022 年国民经济和社会发展统计公报》，https：//www.stats.gov.cn/sj/zxfb/202302/t20230228_1919011.html，最后访问日期：2024 年 5 月 13 日。
[3] 《2023 年杭州统计年鉴》，https：//tjj.hangzhou.gov.cn/art/2023/12/4/art_1229453592_4222689.html，最后访问时间：2024 年 5 月 9 日。
[4] 李霜、李涛、任军等：《我国健康企业建设思路与内容框架》，《中国职业医学》2018 年第 6 期，第 665~668 页。

续进行健康促进。工作场所健康促进是实现世界卫生组织提出的"人人享有职业卫生保健"的一项战略举措，旨在保护和促进员工安全和健康，提高员工幸福感，此后，工作场所健康促进工作更为体系化，许多国家地区高度关注职业人群健康发展，开展多样化健康促进项目并取得一定成效。

20 世纪 80 年代，工作场所健康促进的理念传入我国，国家层面高度重视职业人群健康，成立"中国健康教育所"与"中国健康教育协会"。1993 年，WHO 西太区与中国政府选取上海制造业中 4 家有代表性的大中型企业开展健康促进示范项目。[1] 在取得上海的成功经验后，在 5 个地区，35 家中小型企业开展工作场所健康促进试点。前期探索实践总结出了我国开展工作场所健康促进的经验，形成了初步工作模式。21 世纪初，工矿企业尘肺病患病率居高不下，极大地危害着职业人群健康，《关于开展工矿企业健康促进工作的通知》应运而生，该"通知"的发布表明卫生部与中华总工会对工矿企业工作环境健康的高度重视，表明我国积极探寻与建构中国特色工作场所健康促进发展模式的决心与毅力，开启了工矿企业健康促进工作的序章，为未来工矿企业健康促进工作的开展提供了参考。[2] 2005 年，卫生部颁布了《全国健康教育与健康促进工作规划纲要（2005—2010 年）》，为 2005～2010 年全国健康教育工作与健康促进工作指明了方向与目标，其明确提出将所有类型单位纳入健康促进工作范围，提出建立工作场所职业健康促进体系。[3] 随着 2007 年与 2016 年两次全国健康城市试点建设项目启动，工作场所健康促进作为"健康细胞工程"被纳入健康城市的建设工作，成为"健康城市"评价体系的一部分。[4] 从 20 世纪 80 年代起，从"试点工程"到"全面展

---

① 陈雪冬：《我国工作场所健康促进研究现况及展望》，《应用预防医学》2023 年第 2 期，第 129~132 页。

② 《卫生部、中华全国总工会关于开展工矿企业健康促进工作的通知》，https：//www. 110. com/fagui/law_ 150385. html，最后访问日期：2024 年 5 月 13 日。

③ 《全国健康教育与健康促进工作规划纲要（2005—2010 年）》，https：//www. chinacdc. cn/ztxm/jkzg2020/gnzl/200808/t20080812_ 53759. html，最后访问日期：2024 年 5 月 13 日。

④ 李金涛、王建勋：《杭州市建设健康城市运行机制评价》，《中国健康教育》2017 年第 7 期，第 662~665 页。

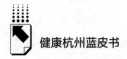

开"，工作场所健康促进在摸索与实践的过程中形成了中国特色的健康促进工作模式，为未来打造"健康企业"，促进健康城市建设提供了经验参考。

（二）健康城市与健康企业

1. 健康企业建设是健康城市建设的组成部分

随着全球经济的不断发展和社会进步的加速，各国的城市化进程也在快速推进。然而，这种快速的城市化也带来了一系列的问题和挑战，其中最为突出的就是城市病的出现。城市病是指由于城市人口过度集中、资源分配不均、环境污染等所导致的一系列社会、经济和环境问题。这些问题包括但不限于交通拥堵、空气污染、水资源短缺、垃圾处理困难等。为了解决上述问题，各国需要采取有效的措施，包括加强城市规划和管理、推动可持续发展、改善环境质量等，以实现城市化的健康、可持续发展。20 世纪 80 年代初，世界卫生组织（WHO）提出"健康城市"（Healthy City）理念，倡导积极处理和应对"城市病"。健康城市是一个综合性的概念，强调将人民健康作为最高优先级，在设计、规划、建设城市的过程中必须坚持人的健康优先的原则。这意味着在城市的规划和建设过程中，要考虑人们的健康需求，提供良好的居住环境、健康的交通系统、充足的绿地和公共空间等。

在城市运行与管理的过程中，市民的健康生活与工作亦是健康城市建设重要方面。维护与促进市民的健康生活与工作既是健康城市建设中必须持续建设与改善的重要方面，又是健康城市建设的目的之一。健康城市建设需要动员全体社会主体力量，形成社会合力，在保障城市居民健康生活与工作的同时，通过制度建设、环境改善，维护人群健康、环境健康、社会健康，打造健康人群、健康环境、健康社会可持续发展的健康城市。社会主体要共同努力，在政府的领导与协调下，提高健康素养，充分认识健康的重要性，才能打造一个可持续发展的、健康宜居的城市，为人类提供更好的生活和发展条件。[1][2]

---

① 赵灿等：《浙江省杭州市健康城市建设评估》，《中国卫生政策研究》2020 年第 10 期，第 1~6 页。
② 王琼：《高密度区微型绿道空间体系建构研究》，西安建筑科技大学，2017。

1952 年，在党中央的号召下，我国开始了爱国卫生运动，中央到地方各级爱国卫生运动委员会成立。① 新中国成立初期的爱国卫生运动消除了人民生活环境中传播疾病的媒介，极大地改善了人民的居住环境，提升了中国人民的健康水平，促进了新中国成立初期的经济生产和国防建设。爱国卫生运动探索了适合中国国情的卫生工作模式，为后续健康城市建设提供了宝贵经验。

20 世纪 80 年代初，我国从计划经济体制向市场经济体制转型，原有医疗保障体制无法适应市场经济体制下的人民生活。如何使广大公众享有更好、更健全的医疗卫生服务，成为中国政府面临的一个重大问题。党和国家将人民的健康视为立国之本，健康教育与健康促进成为重要的议题。在全球健康趋势、国内经济和社会变革以及政府战略调整等多重背景下，20 世纪 90 年代初，"健康城市"理念被引入我国，这一理念的引入反映了我国在追求经济发展的同时，也高度重视人民的健康和生活质量的提升。

2016 年，中共中央和国务院正式发布《"健康中国 2030"规划纲要》（以下简称《纲要》），强调了健康是促进人的全面发展的必然要求，也是经济社会发展的基础条件，实现国民健康长寿是国家富强、民族振兴的重要标志，同时也是全国各族人民的共同愿望，旨在全社会共建共享，实现全民的健康。"共建共享、全民健康"的纲要主题既强调了全社会的责任与共同参与，又强调了每个居民都是自己健康的第一责任人。《纲要》是贯彻落实党的十八届五中全会精神、保障人民健康的重大举措，对全面建成小康社会、加快推进社会主义现代化具有重大意义，也是我国积极参与全球健康治理、履行我国对联合国"2030 可持续发展议程"承诺的重要举措。《纲要》强调把人民健康放在优先发展的战略地位，以普及健康生活、优化健康服务、完善健康保障、建设健康环境、发展健康产业为重点，加快推进建设健康中国，全方位、全周期保障人民健康。②

---

① 江维正：《新中国成立初期中国共产党领导爱国卫生运动的历史经验研究》，中共重庆市委党校。

② 《"健康中国 2030"规划纲要》，https：//www.gov.cn/zhengce/2016 - 10/25/content _ 5124174.htm，最后访问日期：2024 年 5 月 13 日。

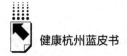

20 世纪 90 年代中期，杭州市成为首个获得"爱国卫生城市"荣誉称号的省会城市，该荣誉高度肯定了杭州市长期以来在城市建设和环境卫生方面所做出的努力，高度赞扬了杭州市全体人民爱国爱家，积极参与城市卫生建设，彰显了杭州市人民团结一心、积极参与的精神风貌。这一荣誉不仅是对杭州市的褒奖，更是对全国城市卫生建设的鼓舞和激励，杭州市的成功经验也为后续杭州市建设健康城市提供了借鉴与参考。① 2004 年，杭州市委、市政府初步探索建设健康城市的方案，经过不断努力与实践，杭州市于 2007 年被全国爱国卫生办公室列为全国健康城市建设试点城市，成为全国范围内推动健康城市建设的先行者。② 为进一步推动健康城市建设，2017 年，杭州市卫生与健康大会召开，发布《"健康杭州 2030"规划纲要》。该纲要明确规划了杭州市未来十年的发展目标与重点任务，提出了一系列具体的措施和政策，旨在全面提升杭州市居民的健康水平和生活质量。③

我国总人口世界第一，劳动力人口占我国人口总数的 51.96%。④ 重视职业人群健康是推进健康中国建设，全周期保障人民健康的必然要求。随着我国经济发展、社会进步，职业人群健康保护、职业健康促进以及预防职业相关疾病已经成为职业人群新的诉求。⑤ 企业是社会经济的主体，是我国经济发展的主要推动力量，更是吸纳就业人口的主力军。⑥ "健康企业"建设是推进健康中国建设的必然要求。2020 年 10 月，"健康中国企业行动"启动，在健康中国行动推进委员会办公室等有关单位的指导下，中国企业联合

① 《全力迎接第六次"国卫"复评 | 杭州市召开爱国卫生运动委员会全体成员会议》，https：//wsjkw. hangzhou. gov. cn/art/2020/12/7/art_ 1229113672_ 58925521. html，最后访问日期：2024 年 5 月 13 日。

② 《杭州市爱国卫生运动委员会：厚植爱国卫生红色根脉 谱写健康中国建设新篇章》，https：//www. 163. com/dy/article/H9OOH7GB0550EXAN. html，最后访问日期：2024 年 5 月 13 日。

③ 《中共杭州市委 杭州市人民政府 关于印发"健康杭州 2030"规划纲要的通知》，3https：//www. hangzhou. gov. cn/art/2017/5/19/art_ 1345197_ 8361257. html，最后访问日期：2024 年 5 月 13 日。

④ 《中华人民共和国 2022 年国民经济和社会发展统计公报》，https：//www. stats. gov. cn/sj/zxfb/202302/t20230228_ 1919011. html，最后访问日期：2024 年 5 月 13 日。

⑤ 伍家琪、张鸽、王海椒等：《煤炭行业开展健康企业建设思路探讨》，《职业卫生与应急救援》2023 年第 3 期，第 384~388 页。

⑥ 盛德荣：《中小企业高质量发展的三重逻辑》，《内蒙古统计》2023 年第 3 期，第 7~11 页。

会、中国企业家协会围绕促进健康企业建设、动员企业参与等多方面统筹开展了一系列工作，极大地促进了健康企业建设。通过各部门的共同努力，健康企业建设工作将在全国范围内全面推进。① 这将有助于提高企业的竞争力和可持续发展能力，同时也将为员工提供更好的工作环境和福利待遇。②

2. 健康企业建设的内涵特征

随着社会经济发展，企业成为吸纳就业人口的主力军，职业病危害是目前世界上导致健康损害和死亡的重要原因之一，职业人群健康状况仍是卫生工作的重要部分。③

2018 年 8 月，《全国健康城市评价指标体系（2018 版）》在中国科学院、复旦大学等多个科研机构和高校的共同研究下发布。健康企业在健康细胞工程中扮演着重要的角色，其覆盖率成为该评价指标体系的一个重要组成部分。根据这一评价指标体系，健康企业覆盖率是衡量一个城市健康水平的重要指标之一，反映了企业在提供良好的工作环境、关注员工健康和促进社区健康发展方面的努力程度。④

2019 年 10 月，在全国爱卫办、国家卫健委等 7 个部门的指导下，《关于推进健康企业建设的通知》和《健康企业建设规范（试行）》印发，该文件表明，各部门在健康企业建设中都应有各自的职责分工和工作任务，各部门将共同推动健康企业建设工作的开展，这意味着各级政府、企事业单位和其他相关机构都将积极参与健康企业建设，这也标志健康企业建设工作在全国范围内全面展开。⑤ 2020 年 6 月，中国疾控中心发布《健康企业建设评

---

① 《建设健康企业 助力健康中国》，https：//www.sport.gov.cn/n20001280/n20067608/n20067635/c24658704/content.html，最后访问日期：2024 年 5 月 13 日。
② 《关于推进健康企业建设的通知》，https：//www.gov.cn/xinwen/2019-11/06/content_5449215.htm，最后访问日期：2024 年 5 月 13 日。
③ 孙彦彦、任军、李霜：《健康企业建设推进策略比较》，《中国职业医学》2021 年第 2 期，第 171~176 页。
④ 《全国健康城市评价指标体系（2018 版）解读》，https：//www.gov.cn/fuwu/2018-04/10/content_5281213.htm，最后访问日期：2024 年 5 月 13 日。
⑤ 《关于推进健康企业建设的通知》，https：//www.gov.cn/xinwen/2019-11/06/content_5449215.htm，最后访问日期：2024 年 5 月 13 日。

估技术指南》，旨在为各地、各企业在健康企业建设与评估工作方面提供指导。① 该指南的发布表明了国家对健康企业建设的重视和推动的决心，希望各地、各企业能够加强对健康企业建设的重视，积极推动健康企业的建设和发展。这不仅有助于提高员工的身心健康和生活质量，也有助于推动企业的可持续发展和社会进步。同时，该指南的发布也为相关部门提供了一个监督和评估的依据，促进了健康企业建设的规范化和科学化。目前，健康企业是指依法履行职业病防治等法定责任与义务，主动承担社会责任，积极创建健康、安全、和谐、可持续发展的工作环境，能够保障劳动者健康与福祉的企业。②③ 建设健康企业是推动"全面、全员、全程"健康管理新模式实际实施的必然要求。承担相应的社会责任、高度关注职业危险因素、创造良好的工作环境、打造健康的企业文化、关注劳动者的身心健康，是建设健康企业的必然要求。④

二 杭州市健康企业建设发展历程

（一）杭州市企业发展情况简介

杭州市经济发展稳中向好。目前，杭州市已形成了五大支柱产业+三大先导产业的"5+3"现代产业体系，其中，五大支柱产业包括文化产业、旅游休闲、金融服务、生命健康、高端装备制造；三大先导产业包括人工智能、云计算大数据、信息软件。⑤ 截至 2022 年，杭州市实现地区生产总值18753 亿元，新兴产业与传统产业并重，第一产业和第二产业的 GDP 及就

---

① 李霜：《健康企业建设评估技术指南解读》，《劳动保护》2020 年第 9 期，第 68~70 页。
② 张鸽：《健康促进企业和健康企业的内涵与实践辨析》，《中国工业医学杂志》2022 年第 5 期，第 466~470 页。
③ 《职业健康促进名词术语》，http://www.nhc.gov.cn/wjw/pyl/201710/6db6ce977e8e49 f5a33987a41d663b6e.shtml，最后访问日期：2024 年 5 月 10 日。
④ 孙彦彦、任军、李霜：《健康企业建设推进策略比较》，《中国职业医学》2021 年第 2 期，第 171~176 页。
⑤ 陈建军：《关于打造现代产业体系的思考——以杭州为例》，《浙江经济》2008 年第 17 期，第 43~45 页。

业人口占比下降，第三产业的 GDP 及就业人口占比上升。在第二产业中，高新技术产业、战略性新兴产业和高端装备制造业欣欣向荣，其中高新技术产业占比首破 70.00%，在第三产业中，杭州数字经济发展良好。[①] 在一定程度上，杭州市可被称为我国数字经济第一城，是我国数字经济龙头。

（二）杭州市企业的职业危险因素概述

职业病危害因素是指那些可能对从事职业活动的劳动者造成职业病的各种危害因素。这些危害因素可以包括工作环境中的化学物质、物理因素、生物因素等，以及工作过程中的不良工作姿势、长时间重复性动作等。这些危害因素可能会对劳动者的身体和健康产生负面影响，导致他们患上各种职业病。我国是职业人口大国，杭州市的职业人群占全市人口数的 61.30%。[②] 消除、控制职业病危害因素可有效提升职业人群健康水平，促进人民全周期生命健康。在杭州市推进传统产业转型升级、推动新兴产业建设发展的背景下，杭州市传统职业病危害因素与新兴职业病危害因素并存，职业病防治刻不容缓。

目前，杭州市传统制造业与新兴产业并存，传统职业病危害因素、新发传染病给职业人群健康带来消极影响。杭州市的传统产业主要包括纺织、服装、轻工业、机械制造等。而新兴产业则涵盖了互联网、电子商务、信息技术、生物医药、新材料等领域。这些新兴产业在杭州市的经济中扮演着越来越重要的角色，为城市的发展带来了新的动力。目前，杭州市大力推进"健康杭州"建设，企业作为"健康细胞"中的重要部分，通过企业转型、促进防护措施的广泛使用，传统制造企业中的职业病危害因素已大幅减少，但仍存在部分职业危害因素，如职业性噪声聋、化学毒物、粉尘等。近年来，杭州市噪声聋的情况已得到一定的控制。从地区分布来看，杭州市非主城区噪声作业工作者易患职业性噪声聋；从企业规模来看，微型企业噪声作

---

① 《2022 年浙江省国民经济和社会发展统计公报》，http://zjzd.stats.gov.cn/zwgk/xxgkml/tjxx/tjgb/202401/t20240105_110424.html，最后访问日期：2024 年 5 月 10 日。

② 《2023 年杭州统计年鉴》，https://tjj.hangzhou.gov.cn/art/2023/12/4/art_1229453592_4222689.html，最后访问时间：2024 年 5 月 9 日。

业工作者健康体检率低，不易预防职业性噪声聋；从工种来看，杭州市建筑业噪声作业工人职业性噪声聋的检出率远高于其他行业。① 在纺织、服装制造中所使用的苯等化学原料及皮革中的甲醛可引起多器官损害。在新兴产业中，杭州市互联网行业及电子商务行业员工的健康问题尤其引发社会关注。互联网企业员工工作压力大、工作时间长、工作强度高，对职业人群健康保护产生了负面影响。有研究表明，互联网企业员工严重过劳、职业紧张、职业倦怠与职业应激、抑郁倾向等严重危害员工身心健康。②

表 1　杭州市健康企业建设的发展过程

时期	时间	事件
萌芽期	1995 年	杭州市成为首个获得"爱国卫生城市"荣誉称号的省会城市
	2004 年	杭州市开始探索健康城市建设可行性
	2007 年	杭州市在浙江省委、省政府"卫生强省"战略的指引下，要求"深化爱国卫生运动，倡导健康生活方式，建设健康城市"
发展期	2008 年	杭州市委、市政府印发《关于建设健康城市的决定》，全面启动健康城市建设，建立由市委副书记任组长的健康城市建设工作领导小组，为推动健康融入所有政策奠定了坚实的组织基础③
		杭州市爱卫办发布了《杭州市建设健康城市三年行动计划（2008—2010年）》，将培育十二类健康的单位纳入优先项目，强调广泛开展、大力支持健康企业建设，重视职业人员的工作环境健康。④以华立集团、浙江康莱特药业有限公司和杭州许府山东餐饮为试点，进行健康企业培育实践。经考核，三家试点企业均被评为 2008 年度杭州市健康单位
	2008~2012 年	由杭州市委办公厅和市政府办公厅发文表彰命名健康企业
	2011 年	全国健康市场现场会在我市召开，健康市场样板受到世界卫生组织驻华代表高度评价⑤

① 周宏杰、俞爱青、阮晓颖等：《2008-2019 年杭州市职业性噪声聋监测分析》，《工业卫生与职业病》2022 年第 3 期，第 230~232 页。
② 朱康钱宝：《IT 健康企业评价指标体系构建研究》，杭州师范大学，2023。
③ 《中共杭州市委、杭州市人民政府关于建设健康城市的决定》（市委〔2008〕13 号），www. hangzhou. gov. cn/art/2008/6/27/art_ 808369_ 3180. html，最后访问日期：2024 年 5 月 10 日。
④ 朱康钱宝、朱媛媛、曹承建等：《近十年杭州市健康企业建设实践与思考》，《健康研究》2023 年第 1 期，第 16~19 页。
⑤ 全国爱卫办在杭州市召开"建设健康市场现场会"中国卫生有害生物防制协会（cpca. cn）。

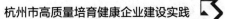

续表

时 期	时间	事件
发展期	2016 年	制定并发布了《健康城市之细胞工程——健康单位建设指南》,以推动健康城市建设。这些文件的出台标志着杭州市在健康管理方面迈出了重要的一步。根据建设指南,杭州特色健康企业管理模式得以建立
		《"健康中国 2030"规划纲要》发布,目标是提升国民健康水平,改善人民生活质量,有利于构建健康中国体系,打造全面、全程、全员的健康管理体系[1]
	2017 年	杭州市成立健康杭州建设领导小组,由市委书记和市长任双组长形成了"党政共管、上下联动"的大健康共建"6+1"平台体系[2]
		《"健康杭州 2030"规划纲要》发布,要求以健康社区、健康学校、健康机关、健康企业等健康单位和健康家庭为重点,深化实施"健康细胞"工程,筑牢健康杭州建设基础[3]
	2019 年	《关于推进健康企业建设的通知》、《健康企业建设规范(试行)》和《健康企业建设评估技术指南》发布,提出健康企业建设的指导方针,为健康企业建设指明了方向,杭州市已经全面接入了国家的健康企业建设标准[4]
		杭州市政府办公厅出台《杭州市公共政策健康影响评价试点方案(试行)》,杭州市成为国内最早由政府层面推动健康影响评价工作的城市之一,这标志着"将健康融入所有政策"在杭州市城市治理体系中进入法治化
		杭州市委、市政府印发了《关于推进大健康治理能力现代化的实施意见》,为今后建立多元化、多层次、多维度的大健康治理体系提供了政策支撑[5]

---

① 《"健康中国 2030"规划纲要》,https://www.gov.cn/zhengce/2016 - 10/25/content_5124174.htm,最后访问日期:2024 年 5 月 10 日。

② 李金涛、王建勋:《杭州市建设健康城市运行机制评价》,《中国健康教育》2017 年第 7 期,第 662~665 页。

③ 《中共杭州市委 杭州市人民政府 关于印发"健康杭州 2030"规划纲要的通知》,https://www.hangzhou.gov.cn/art/2017/5/19/art_ 1345197_ 8361257.html,最后访问日期:2024 年 5 月 10 日。

④ 《关于推进健康企业建设的通知》(全爱卫办发〔2019〕3 号),www.gov.cn/xinwen/2019-11/06/content_ 5449215.htm,最后访问日期:2024 年 5 月 10 日。

⑤ 《杭州市推进大健康治理能力现代化的实施意见(征求意见稿)》,https://wsjkw.hangzhou.gov.cn/art/2020/9/3/art_ 1229319289_ 1433430.html,最后访问日期:2024 年 5 月 10 日。

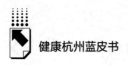

时期	时间	事件
发展期	2020 年	杭州市卫健委发布了《杭州市人民政府关于推进健康杭州三年行动（2020—2022 年）的实施意见》，提出了一系列措施来推动健康城市建设
		《杭州市助企健康指导工作方案》发布，要求进一步实践与探索建立企业健康指导员制度，为健康企业创建提供知识与技术指导，促进健康企业建设。这一方案将为杭州市的企业提供专业的健康指导和支持，帮助企业建立健全的健康管理体系，提升员工的健康水平和生活质量
		杭州市卫健委印发《杭州市高质量健康 IT 企业试点、培育总体方案》，重点开启高质量健康 IT 企业培育工作探索
		杭州市依托省预防医学会企业健康促进专委会和高校技术力量，积极对接"健康中国企业行动职业健康促进专项行动组"落户杭州
		杭州卫健委等 5 部门联合印发《建立助企健康指导员制度推进健康企业建设工作方案》
		在武汉启动的"健康中国企业行动"，杭州入选第一批健康中国企业行动试点城市
		杭州市结合地方实际，由爱卫办等 10 部门联合印发《关于印发健康中国企业行动杭州方案（2021—2023）的通知》
	2021 年	杭州市编制《关于印发健康中国企业行动杭州方案（2021—2023 年）的通知》
		杭州市卫健委和杭州市发改委联合发布了《杭州市卫生健康事业发展"十四五"规划》。该规划提出了一系列措施，旨在加大重大传染病和重大疾病的防治力度。其中包括建立职业病危害监测、预警和应急处置体系，以保障职工的健康与安全。此外，规划还强调了加强健康细胞、健康促进场所和健康促进县市的培育工作，以推动健康城市建设，打造健康企业的"杭州模式"
		《健康杭州"十四五"规划》发布，要求完善职业病防治治理体系，开展职业健康保护行动
	2022 年	7 月，杭州市依托省预防医学会企业健康促进专委会和高校技术力量，积极对接"健康中国企业行动职业健康促进专项行动组"
		杭州市健康杭州建设领导小组办公室发布了《关于推进健康杭州三年行动（2023—2025 年）的实施意见（征求意见稿）》。该文件提出了一系列措施，旨在控制新职业和传统职业的危害因素，包括久坐、职业焦虑等。同时，该文件还强调了加大对健康事件多发领域的隐患排查力度。通过这些措施的实施，杭州市将进一步提升居民的健康水平，营造一个更加健康、安全的工作和生活环境

续表

时期	时间	事件
发展期	2023 年	10 月 30 日,杭州市人民政府办公厅发布《健康杭州三年行动计划（2023—2025 年）》,要求积极开展健康中国企业行动试点,高质量推进企业健康促进工作[①]
		11 月 29 日,"健康中国"视角下——健康企业建设发展大会暨浙江省预防医学会企业健康促进专业委员会学术年会在杭州召开

三　杭州市培育高质量健康企业实践

（一）主要建设举措

1. 紧跟国家健康政策方向,坚持规划先行

为了推进健康中国建设,我们必须将保障人民健康置于优先发展的战略地位。为此,我们需要不断完善和优化人民健康促进政策,以确保人民群众能够享有更好的健康福祉。杭州市始终紧跟国家政策方向,将人民健康摆在工作首位,将健康融入所有政策。2005 年,《全国健康教育与健康促进工作规划纲要（2005—2010 年）》发布,该纲要明确,健康促进工作的范围涵盖了所有类型的单位。杭州市紧跟国家政策导向,高度重视职业人群健康,认为职业人群健康是城市可持续发展的必要部分。从 2007 年起,在启动健康城市建设试点的同时,杭州市逐步开展了 12 类涉及企业、市场等领域的健康细胞工程培育工作,循序渐进,为后续大规模推广健康企业建设奠定了基础。2016 年,《关于开展健康城市健康村镇建设的指导意见》发布,强调村镇基础设施建设的重要性,注重环境卫生改善,关注居民健康素养的提升,要求加强基层医疗卫生服务体系建设,提供更为优质与便捷的医疗服

---

① 《杭州市人民政府办公厅关于印发健康杭州三年行动计划（2023—2025 年）的通知》,https://www.hangzhou.gov.cn/art/2023/10/30/art_1229750555_7740.html,最后访问日期:2024 年 5 月 13 日。

务。在该意见中，首次提出了将"健康细胞工程"建设作为健康城市建设的重要任务推进。① 2016 年，中共中央和国务院印发了《"健康中国 2030"规划纲要》，强调以健康社区、健康学校、健康机关、健康企业等各类健康单位和健康家庭为重点，深化实施"健康细胞工程"，该举措为杭州健康企业建设奠定了坚实的基础。② 上述的"意见"与"纲要"同时强调了"健康细胞工程"的重要性，认为"健康细胞工程"建设是健康城市建设中不可分割的一部分，要求持续深化、实施健康细胞工程。杭州市委、市政府充分领会"纲要"精神，结合杭州市实际情况，发布《"健康杭州 2030"规划纲要》，强调调动多元主体，尤其是企业主体创建健康企业的积极性，将健康城市建设作为重要目标之一，提出一系列支持健康企业发展的政策措施，要求健康企业承担起促进职业人群健康与环境保护的社会责任，努力实现经济效益与社会效益的双赢，为城市的可持续发展做出贡献。

2019 年，《健康企业建设规范（试行）》和《健康企业建设评估技术指南》发布，明确了健康企业建设的指导方针与原则，明确了健康企业应当具备的基本条件，为健康企业建设提供了明确的指导和标准，促进了健康企业建设的规范化和标准化，有利于指导企业进行更为科学高效的健康企业建设，提升健康企业建设的质量和效果，进一步提高员工健康水平，促进企业、社会、国家的可持续发展。③④ 杭州市委、市政府对健康单位的培育工作给予了高度的重视，将其纳入市政府的重点工作之中。在广泛调研的基础上，杭州市进一步优化"党政共管、上下联动"的大健康攻坚"6+1"平台体系。这一举措充分体现了我国政府对人民健康的关心和责任，也展现了杭

---

① 《全国爱卫会关于印发〈关于开展健康城市健康村镇建设的指导意见〉的通知》，http：//www.nhc.gov.cn/jkj/s5898/201608/3a61d95e1f8d49ffbb12202eb4833647.shtml，最后访问日期：2024 年 5 月 13 日。

② 《"健康中国 2030"规划纲要》，https：//www.gov.cn/zhengce/2016－10/25/content_5124174.htm，最后访问日期：2024 年 5 月 13 日。

③ 《关于推进健康企业建设的通知》（全爱卫办发〔2019〕3 号），www.gov.cn/xinwen/2019-11/06/content_5449215.htm，最后访问日期：2024 年 5 月 13 日。

④ 李霜：《〈健康企业建设评估技术指南〉解读》，《劳动保护》2020 年第 9 期，第 68~70 页。

州市政府以人民为中心的发展思想。2022 年，国务院办公厅发布了《"十四五"国民健康规划》，该规划强调了加强职业健康保护的重要性。为了实现这一目标，需要强化职业健康危害的源头防控和风险管控，完善职业病的诊断和救治保障，并加强职业健康的促进工作。杭州市健康杭州建设领导小组办公室充分领悟该规划精神，发布《关于推进健康杭州三年行动（2023—2025 年）的实施意见（征求意见稿）》，提出控制包括久坐、职业焦虑等在内的新职业和传统职业危害因素，加大对健康事件多发领域的隐患排查力度，旨在提高职业人群的健康水平，减少职业病的发生，并为杭州市职业人群创造一个更加安全和健康的工作环境。

杭州市始终以国家大政方针为指引，将人民健康放在首位，通过合理规划和推进，健康企业建设取得了显著成效。作为健康中国企业行动和中国健康城市建设的首批试点城市，杭州市爱卫办与健康杭州建设领导小组办公室等 10 部门共同出台了《关于印发健康中国企业行动杭州方案（2021—2023）的通知》（杭爱卫办〔2021〕15 号），该方案是"健康中国企业行动"的第一个城市方案。杭州市在推进健康企业建设方面始终坚持人民至上的原则，通过全方位的工作布局和深入的实施，为打造"共同富裕示范区健康城市范例"和"健康中国示范区"积蓄了健康的动能。

2. 构建组织体系，优化健康细胞工作体制

组织领导体系完善，制度流程清晰可行，专家支持力量充足是杭州市健康企业建设的主要举措之一。

首先是健康细胞工程组织体系完善，培育体系明确系统。2008 年，杭州市发布《关于建设健康城市的决定》（市委〔2008〕13 号），提出健康城市建设的总体目标、基本原则、主要任务，要求在未来的健康城市建设工作中进一步普及健康知识，同时强调安全生产的重要性，要求企业改善工作环境，依法保障员工的合法权益，该决定的发布标志着杭州市健康城市建设工程全面启动。[①] 为

---

① 《中共杭州市委、杭州市人民政府关于建设健康城市的决定》（市委〔2008〕13 号），https://www.hangzhou.gov.cn/art/2008/6/27/art_808369_3180.html，最后访问日期：2024 年 5 月 10 日。

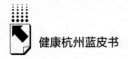

了确保这一工作的顺利进行，杭州市成立了一个由市委副书记担任组长的领导小组，该领导小组的成员均为各部门的党政主要领导。领导小组下设了一个办公室，便于协调和推动各项工作。2017年，杭州市委书记和市长担任健康杭州建设领导小组的双组长，为健康杭州建设注入了强有力的领导力量。领导小组还下设了一办七组，由分管副市长兼任办公室主任，形成了"党政共管、上下联动"的大健康共建"6+1"平台体系（"健康环境、健康社会、健康服务、健康人群、健康文化、健康产业"6大专项组和"保障支撑组"），充分体现了杭州市在推动健康城市建设方面的积极探索和创新精神。① 健康企业建设隶属于健康产业，依托数字赋能优势，创建了互联互通的智慧治理模式。健康细胞培育被纳入健康社会组加以推进。2020年12月，结合推进25项健康杭州行动，杭州市针对职业健康促进行动成立了行动工作组和专家组，实现了行政组织力量和专家技术力量齐头并进。

其次是健康细胞工程工作机制完善，健康企业评估标准清晰可行。健康细胞工程致力于改善社区、学校、机关和企业等各类健康单位的环境和条件，提升居民的健康素养与自我保健能力，强调健康单位之间的合作与协同，进而促进健康城市的可持续发展，提高居民的生活质量与幸福感。健康细胞工程是健康城市建设中不可或缺的部分，自21世纪初以来，杭州市委、市政府明确了健康细胞工程的重要性，重点开展健康企业等12类健康单位的建设工作。这些健康单位包括医疗机构、学校、企事业单位、社区、农村等各个领域，涵盖了人们日常生活的方方面面。通过培育这些健康单位，杭州市希望能够提高人们的健康素养和生活质量，促进社会的健康发展。杭州市健康细胞工程建设将健康企业建设作为重要部分，在开展健康细胞工程建设初期，杭州市便组织专业人才制定了12类健康单位建设标准，其中包括健康企业的建设要求和指导。这些标准的制定为后续的健康企业建设提供了指南和参考，帮助企业更好地提升了员工的健康水平、改善了员工的工作环

① 朱康钱宝、朱媛媛、曹承建等：《近十年杭州市健康企业建设实践与思考》，《健康研究》2023年第1期，第16~19页。

境。为了确保健康企业建设的质量和效果，杭州市采取了"企业自愿申报—区市两级指导—三次考核评估—组织专家验收—长效复核管理"的管理模式，不仅有助于提高企业的健康管理水平和员工的工作满意度，而且促进了整个杭州市健康城市建设的进程，健康企业的示范效应将带动更多的企业和机构积极参与到健康细胞工程中来，共同推动杭州市的健康城市建设工作。

党的十九大提出实施健康中国战略以来，杭州市结合《"健康中国2030"规划纲要》《国务院关于进一步加强新时期爱国卫生工作的意见》等文件要求，再次升级了健康企业建设标准，加大了需求评估环节的赋分比重。在推进健康企业建设过程中，杭州市既遵循规定的指标体系框架，明确健康企业应具备的基本条件和要求，又结合开放式的验收标准，鼓励企业与社会公众参与评估过程，进而更为全面地了解企业的实际情况，提高健康企业评估的客观性与准确性。具体来说，杭州市运用了健康促进的赋权策略，通过提高管理效能，进一步强化了健康杭州建设领导小组对各地、各部门的调配和协调能力。2019 年中国疾病预防控制中心发布《健康企业建设规范（试行）》《健康企业建设评估技术指南》，杭州全面接入国家标准，明确健康企业建设的指导方针与原则。2020 年 4 月，结合数字之城的产业特色，杭州市卫健委印发《杭州市高质量健康 IT 企业试点培育总体方案》，重点加强 IT 行业职业人群健康促进服务；2020 年 9 月，杭州卫健委等 5 部门联合印发《建立助企健康指导员制度推进健康企业建设工作方案》，结合新冠疫情防控的经验教训，为疫情常态化防控期间规范企业健康促进工作提供了政策支持，缓解了企业在疫情防控期间自我健康促进能力不足的压力。当前，杭州市已构建起"属地管理、行业引领、部门联动、专业指导、个性服务"的健康企业培育模式，主要通过企业自愿申报，用人单位对其开展技术指导、逐级评估，从而建设一批健康企业。

3. 发挥多元主体作用，社会共建共享

共建共享是健康企业培育的基本策略和关键路径，关系健康企业建设的可持续发展。杭州市宣传优秀案例、充分利用现有资源、推动健康企业培育

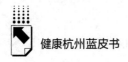

多元化治理。早在 2009 年，杭州市积极参加了世界卫生组织健康市场试点工作，以禽流感防治为切入点，开展了农贸市场集中改造活动。2011 年 11 月，全国健康市场现场会在杭州市召开，健康市场样板受到世界卫生组织驻华代表高度评价。同时，杭州市还在杭钢集团举办了全市健康企业建设现场会，大力推进制造业健康企业建设。在健康企业培育早期（2008～2012 年），为了提高企业积极性，杭州市委办公厅和市政府办公厅发文表彰命名健康企业。2020 年，包含健康企业在内，新培育的 1000 家健康单位被纳入杭州市政府重点工作任务清单，在全社会形成了良好的健康共享风气。健康杭州考核机制自建立以来，健康企业建设每年都被纳入对各地、各相关主管部门的考核内容。

公共医疗机构与在杭高校为杭州市健康企业建设提供了强有力的技术与专业支持，是杭州市健康企业建设中的"智囊团"与坚定不移的支持者。目前，杭州市政府与其紧密合作，为健康企业建设提供技术保障，杭州市疾病预防控制中心等多家医疗卫生机构与杭州师范大学等多所在杭高校为健康企业建设提供技术支持。社会机构与高校合作成立的指导中心亦给予健康企业建设工作极大的支持。如杭州师范大学公共卫生学院和深圳瑞安医疗集团共建的企业健康促进研究中心有助于加强对职业健康的理解与研究，促进产学研合作，加强学术界、医疗机构和企业之间的交流与合作，同时加强职业病防治与推动健康企业建设，减少职业病发生，进一步改善劳动者的健康状况与工作环境，提高社会的整体健康水平。

在杭州市健康企业培育优秀案例中，多家企业依托多样医疗资源进行健康企业建设。例如杭州鲁能城置地有限公司在建设培育健康企业的过程中，通过与浙江大学医学院附属邵逸夫医院（以下简称浙大邵医）全科医学科、四季青街道社区卫生服务中心（以下简称四季青中心）签订了《功能社区全科医生签约服务协议书》，以此为员工提供专业健康管理与一对一签约家庭医生服务。针对职工健康问题，由浙大邵医全科携手四季青中心医疗专家团队，探索"1+1+X"的联动签约服务模式。由浙大邵医全科专家 1 名、四季青中心全科医生 1 名、护理人员、药师、营养师等组成 1+1+X 的服务团队，采取联合门诊、联动健康管理等形式共同参与全科医生签约服务，并通过微信群或其他互联网模式为公司职工提供线上健康咨询、生活方式指导等服务。通过充分利用现有资源，广泛开展健康知识普及、健康运动推广，职工健康认知程度逐年上升，体检指标持续向好，最明显的是体重超重、肥胖职工由原来的 32 人，下降至 21 人；26 名有脂肪肝症状的职工，通过饮食和锻炼，纷纷表示自身的脂肪肝症状得到有效控制。

（二）健康企业建设效果

1. 杭州市累计建成健康企业数量稳步上升

杭州市历届市委、市政府高度重视健康企业发展，截至 2023 年，杭州市健康企业建设工作已开展 15 年。2020 年，在武汉市启动的"健康中国企业行动"中，杭州市入选第一批健康中国企业行动试点城市。截至 2022 年底，杭州市已累计建成各级各类健康企业 2055 家，各类行业占比如图 1 所示。1 个区级行政推广案例和 3 个企业案例入选全国健康企业优秀案例。2023 年，杭州市组织 5 个企业申报国家卫健委全国优秀健康企业案例，组织 7 个企业申报中国企联全国优秀健康企业案例，在全市形成了良好的典型示范作用。

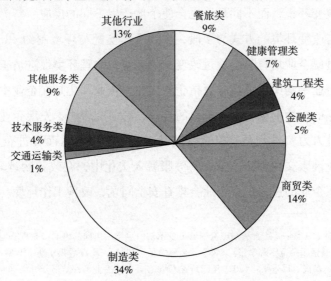

图1 杭州市健康企业的各类行业占比

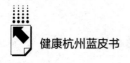

2.职业人群健康知识素养提升

杭州市企业在进行健康企业培育时高度重视员工健康素养的提升，多种方式拓宽健康知识获取途径，线上采用钉钉小程序、外聘营养师线上直播，线下开设健康知识读书角、定期举办讲座、开设健身小课，线上线下相结合拓宽员工获取健康知识的途径。杭州骄娇服饰有限公司（品牌"衣邦人"）是国内领先的服装定制品牌，员工以女性为主，通过入职前健康教育培训、入职后线上与线下培训相结合的方式进行员工的健康促进。在新员工入职后，该企业会开展健康教育培训活动，教给员工如防火、用电等日常安全知识，并且会根据岗位不同判别员工是否需要进行额外的健康管理培训。在线下，公司设立图书角，并且定期举办健康讲座，科普女性健康知识；在线上，公司采用"钉钉"软件进行培训，并且邀请专业营养师开设公开课，讲解日常饮食和运动的基本知识，正确引导员工用餐，增强员工的健康饮食意识。通过线上线下结合的方式，该公司员工表示颈椎、腰椎不适的情况明显减少，并且客户高度认可该公司职工形象与工作能力，进一步促进了公司发展。

3.职业人群工作环境进一步改善

社会认知理论认为，个体、环境、行为三者相互作用相互影响，个体能够主动地改变环境，而不同环境也会使个体产生不同的反应、行为则是个体用于适应与改变环境的方式与手段，受到个体支配与环境制约。[①] 杭州市企业在进行健康企业培育时会通过改变文化环境和物理环境促进员工的健康行为改变。企业中的文化环境主要指企业文化。企业文化是在企业中职工们都认可与遵循的行为准则与价值规范的合集，有研究表明，发展企业健康文化有利于提升人力资本收益，促进企业健康收益增多，从而促进企业发展。[②] 在发展企业健康文化方面，企业将健康融入文化中；在改善物理环境方面，在培育健康企业的过程中，企业会排查安全问题，改善工作环境。杭州九阳

---

① 文军萍、郭佳：《社会认知理论视域下乡镇初中生学习志向的影响因素调查与提升路径研究》，《信阳师范学院学报》（哲学社会科学版）2023年第43卷第4期，第87~92页。

② 何巧、高尚、邱乐平：《2021年四川省47家创建健康企业考评结果分析》，《职业卫生与病伤》2022年第5期，第273~277页。

小家电有限公司（以下简称九阳）的经验可为健康企业文化建设与环境改善提供参考。九阳是一家专攻厨房电器研发、生产与销售的现代化企业，其通过充分改善文化环境与物理环境，为员工健康促进提供了良好的环境。在文化环境方面，九阳重视企业文化，倡导"人本、团队、责任、健康"理念，让九阳的团队健康向上、充满正能量"激情而快乐地工作，快乐而健康地生活"。在该企业文化的指导下，九阳始终关注员工的身心健康与发展。九阳开设特色餐厅与智慧餐厅，特色餐厅不定期推出家乡菜以满足员工需要，智慧餐厅则是本着"悦享健康"的理念，根据中国营养学会提出的"营养金字塔"每日精选丰富的新鲜菜品，员工可在刷卡绑定餐盘后自行挑选所需食物。此外，每道菜品旁配有电子计量显示屏，实时更新员工拿取菜品的重量、热量以及对应价格。在健康运动方面，九阳创意工业园区拥有10000平方米的体育场，设有风雨操场、露天羽毛球场、篮球场三大活动场所，同时拥有官方认证的23个健康俱乐部，如舞蹈、瑜伽、篮球、足球、台球、羽毛球、摄影、轮滑、跑团、射箭、营养学院等；同时，九阳以分部门的形式组织识别相关危险源，并建立危险源清单，日常排查安全隐患，基于排查问题不断进行改善，并对内部工伤事件进行统计。通过健康企业文化建设与环境改善，员工的团建协作意识与执行力明显提升，增强了员工企业文化的认同感，有利于构建和谐的劳资关系，实现职工得利、企业受益的双赢目标。

4. 企业培育健康企业制度体系进一步完善

在政府及专业技术人员的指导下，在建设健康企业的实践中，企业逐渐完善了职业人群健康管理体系，探索出具有"杭州特色"的、可复制、可推广的健康企业培育模式，该模式包括"成立可靠领导小组、划拨经费专款专用、精准评估职工需求、完善职业人群健康档案、建设个性化职工心理援助体系、充分利用现有健康资源"六个环节。国网杭州市临平区供电公司是该健康企业培育模式的实践典范，该公司在健康企业创立之初便成立了健康促进领导小组，统筹规划健康企业建设行动，并设置专项经费用于健康企业建设。同时，该公司依托国家电网科技项目进行职工职业健康需求的精准评估，

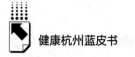

充分了解职工的健康需求，且其公司全员体检覆盖率达100.00%，除常规体检外还额外开展体能测试，形成职工体检分析报告与体能测试分析报告，从而建立并完善职工个人健康档案，同时每年会开展一次员工体检报告解读，且会在公司大楼内开展2~4次健康知识讲座，为员工普及健康知识。除个人健康档案外，该公司不仅为一线职工发放个人防护用品，其下属集体每年都会开展职业病危害监测，为员工建立劳动者个人职业监护档案与职业卫生档案以防止发生慢性、隐匿的职业损伤。在心理健康方面，该公司建立了闭环运行的职工心理援助体系，以预警保障机制、心理减压机制、人文关怀机制、沟通反馈机制为框架。通过预警保障机制对员工的心理健康状况进行定期评估和监测，可以及时发现可能存在的心理问题；心理减压机制则是通过各种心理减压的手段和方法，帮助员工应对生活与工作中的压力，保持良好的心理状态；人文关怀机制则是通过关心员工的个人生活，关注他们的情感需求，让员工感受公司的人文关怀，增强他们的归属感和满意度；沟通反馈机制则是通过建立有效的沟通渠道，让员工能够及时反馈自己的心理状况和需求，公司也能够根据反馈信息调整援助策略，提高援助效果，提前进行干预和处理，防止问题的进一步恶化。同时该公司还配备心理测量自助操作区、心理咨询区、减压放松区等专业化区间，聘请专业心理咨询师为员工进行心理咨询，提升员工心理健康水平。经过该公司近两年"心灵港湾"职工心理援助体系的开展，出现情绪衰竭、工作态度消极、成就感缺乏症状的职工比例有明显下降，职工的整体心理健康水平有了一定提升，特别是班组长和机关管理人员两大高压力、高职业倦怠群体的心理健康水平有了较大程度的提高。同时，职工工作满意度在不断提高，进一步促进了企业的健康可持续发展。

5. 企业社会责任感进一步增强

在健康企业培育建设过程中，企业重视环境保护，不仅开展绿色办公，无纸化办公，还主动创新，节能减排，积极参与社会公益。浙江荣盛控股集团（以下简称荣盛）总部位于杭州市萧山区益农镇，在建设健康企业过程中，其始终以家园文化为核心理念，致力将企业建成与员工、社区共同成长的绿色家园、健康家园、和谐家园、共富家园，坚持打造企业健康环境，守护绿色家园。该公司坚持防治固体废物造成的环境污染，将垃圾分类、节能减排等环保管理纳入各个部分的绩效考核中，促进清洁生产，提高资源利用率。通过改进工艺技术和操作规程，该公司有效减少了"三废"的产生量。在清洁生产方面，该公司投入大量资金用于清洁生产改造，据该公司统计，清洁生产方案实施后，年节电 264.15 万千瓦·时，节水 10.62 万吨，减少蒸汽 5510 吨，减少油烟排放 36.64 吨，减少废水排放 3.504 万吨，削减化学需氧量（COD）0.96 吨，年获得效益 601.96 万元，取得了较好的经济效益和环境效益，实现了预定的清洁生产目标。在社会公益方面，该集团致力于回报社会，积极开展扶贫济困、支持教育、参与城镇创建等工作，其设立的荣盛教育奖励基金已累计发放 90 多万元，同时，该集团参与设立萧山健康关爱基金，定向用于开展各类健康关爱活动。荣盛将社会责任担当作为健康企业建设的重要部分，形成"1+N+X"（1 家龙头企业+N 家企业参与+X 项资金支持）企镇融合发展健康乡镇建设模式，与当地政府紧密结合，在健康乡镇建设、未来乡村建设中贡献力量。

四　杭州高质量培育健康企业的经验与展望

（一）杭州健康企业建设的经验

1. 坚持党政主导、统筹发展

"党委政府领导、部门统筹协调、企业负责、专业机构指导、全员共建共享"是杭州市健康企业建设的基本原则。新事物的发展需要试点摸索、培育示范。党政主导的"6+1"大健康共建平台为统筹多部门协同推进健康企业建设奠定了组织基础，实现了部门条线的资源共享和服务共享。在培育健康企业的过程中，企业常面临技术力量不足的问题。培育健康企业需要专业医疗人员为企业员工提供健康咨询、体检和疾病预防等方面的服务，也需要专业的技术人员开发和维护健康管理信息系统，以及专业培训人员来增强员工的健康意识并帮其养成健康行为。现在，健康企业培育有了杭州版本的健康企业建设标准支撑，便迅速打破了早期的推进难现象。并且涌现出了如

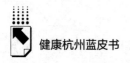

荣盛集团、萧山热电、观澜网络等众多健康企业建设示范点。

2. 坚持社会参与、共建共享

同其他健康单位一样，健康企业也是一项系统的社会工程。健康企业培育需要充分调动多元社会主体的力量，需要非政府组织、居民及社会团体等各类社会组织的支持、配合与参与。在培育健康企业的过程中，社会参与、共建共享有利于提高员工的满意度和凝聚力，增加员工的归属感与认同感，促进企业可持续发展，还能促使企业更加关注与履行社会责任，帮助企业建立良好的社会关系网络，形成良好的合作氛围与合作伙伴关系，为企业发展提供有力的支持。在健康企业培育的过程中，杭州市在坚持社会参与、共建共享方面，有着高效科学的"杭州经验"。面对企业医疗资源不足、健康企业实践缺乏科学指引的难题，杭州市充分利用地方医疗教育资源，为健康企业建设提供专业技术支持与保障。同时，高校与社会企业合作进行健康企业理论与实践探索，有利于促进新兴职业保护和健康促进理论技术与健康企业建设实践相结合，进而使实践与理论共同发展。健康细胞工程建设是健康杭州共建共享的重要举措，健康企业建设是健康细胞工程建设的重要组成部分。在工作机制方面，建立全社会参与工作机制的关键在于以需求为导向，只有与企业进行密切的沟通与交流，了解在培育健康企业过程中，企业所面临的挑战和问题，才能切实满足企业的实际需求，防止出现供需错位；才能建立一个开放、包容、互动的工作机制，最大限度地调动全社会参与健康企业培育的积极性，从而高质量、高标准培育健康企业。

3. 抓主要矛盾，坚持融合发展

习近平总书记强调要把人民健康放在优先发展的战略地位。职业人群是广大人民群众的重要组成部分，是社会经济发展的中流砥柱。开展健康企业建设需要做好与国家和浙江省委、省政府大政方针密切相关的重要问题的结合，与杭州市委、市政府中心工作相结合以及与部门重点工作相结合、与民生需求相结合。在既有标准中融入健康元素，在既有平台上加入健康内容；在提高健康促进工作效率的同时也提高了企业主健康优先的创业意识，以此切实提升职业人群健康水平，保护劳动者，提高生产力。

（二）未来展望

1. 加大对健康企业的支持力度，充分调动企业开展健康企业建设的积极性

目前，杭州市的健康企业培育以企业自愿申报为起点，企业负责人的主观意愿对是否参与健康企业建设起着决定性作用。杭州市可学习其他地区财税政策支持经验，如湖北省不断加大对健康企业的支持力度，其人社部门对"健康企业"工伤保险费率按相关规定适当下调等。杭州市亦可根据自身实际情况设置"健康企业"专项经费，用于奖励培育健康企业的职工与管理者。在健康企业宣传方面，目前杭州市对健康企业宣传力度不足，宣传效果有限，在未来，杭州市政府可借助新媒体，打造健康企业宣传专用的微信公众号、视频号用于科普健康企业政策方针、宣传健康企业建设优秀案例，在全社会形成健康企业建设氛围，从而促进健康企业建设。

2. 提升中小企业管理者健康知识素养，增强中小企业健康企业建设能力

中小企业是我国数量最大、最活跃的社会主体，是创造就业机会的主要来源，是推动经济结构调整升级，推动市场发展进步的重要力量。[1] 回顾"十三五"时期，中小企业在保市场主体、稳定增长、扩大就业、应对新冠疫情等方面发挥了十分重要的作用。因此，中小企业是健康企业建设工作中的重要一环。在健康企业建设方面，中小企业易受到资金及人力限制，普遍存在技术水平偏低、资金周转较为困难、健康促进人才稀缺的问题。同时，由于中小企业自身体量较小，受到政府的关注度亦不如大型集团企业。在杭州建设健康企业的过程中，应持续优化市场环境，出台相应的政策与措施，如为其降低税费、提供免费专家指导等，从而调动中小企业申报建设健康企业的积极性；同时，政府应当注重中小企业管理者的健康知识普及与健康素养提升，促使中小企业管理者意识到健康企业为其带来的经济效益与社会效益，调动中小企业管理者参与健康企业建设积极性。

3. 数字赋能健康企业建设，社会共建共享

健康企业的建设与发展必然依赖于新兴科技的进步与发展。城市大脑是

---

[1]　盛德荣：《中小企业高质量发展的三重逻辑》，《内蒙古统计》2023 年第 3 期，第 7~11 页。

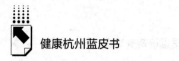

基于城市所产生的数据资源，通过人工智能，实现数据互联互通，对城市进行全局的即时分析，有效调配公共资源，不断完善社会治理，推动城市可持续发展的新模式。[①] 将健康企业接入城市大脑，首先，能够通过分析当地企业发展数据，科学评估当地建设培育健康企业所需要的时间与资源，从而更为科学地进行规划与建设；其次，亦可促进健康企业建设透明化、公开化，通过城市大脑向社会公示企业在健康企业建设方面的进展，使社会工作充分行使监督权，监督健康企业后续行动；最后，该举措可打破在健康企业建设过程中，不同政府部门之间的信息障碍，为政府制定政策提供更为全面、宏观的数据支撑与决策参考，充分践行"将健康融入所有政策"，进而构建跨部门合作的协调与管理机制，提升政府的治理能力。

4. 充分发挥行业协会、非政府组织等社会团体的作用，形成社会合力

非政府组织是推动健康企业建设发展的重要动力，行业协会是非政府组织的一部分，行业协会旨在代表特定行业的利益，并通过提供行业信息、支持、培训和倡导来促进该行业的发展，致力于维护行业标准、推动创新、解决共同问题、提供行业内部信息和资源共享等。杭州市推进健康企业建设需要行业协会与非政府组织的参与。杭州市政府可通过设置"健康企业"专项基金、表彰促进健康企业建设的行业协会、非政府组织等方式，充分调动行业协会和非政府组织参与健康企业建设。杭州市行业协会既可通过及时传达政府出台的健康企业建设的相关信息，做企业与政府之间沟通的桥梁，又能制定本行业健康企业标准或组织协商健康企业建设，促进行业内健康企业发展。在健康企业建设中应充分发挥非政府组织社会治理的基础性作用，鼓励非政府组织反映企业员工利益诉求，听民情、汇民意、集民智，促进杭州市健康企业建设更好地惠及员工。

① 陈云：《杭州"城市大脑"的治理模式创新与实践启示》，《国家治理》2021 年第 17 期，第 16~21 页。

B.7

共同富裕背景下杭州市县域医共体
高质量发展路径及对策研究[*]

周驰 李旭 杨国平 韩大卫 陈静纯[**]

摘 要： 杭州市围绕打造"高质量发展建设共同富裕示范区"，坚持以人民健康为中心的发展思想，努力构建"一线直通、全域覆盖、连续服务"的整合型医疗卫生服务体系，更加注重服务质量提升和均衡布局，着力增强群众的健康获得感、幸福感和安全感。本研究通过梳理杭州市县域医共体高质量建设的相关政策，采用定性分析的方法与国内代表性地区的比较和本市内代表性地区的经验剖析，提炼特色发展措施；采用定量分析的方法对杭州市县域医共体进行评价得分比较及均衡发展分析。本研究提出杭州市县域医共体高质量发展的特色措施主要为：多维整合县域卫生资源，推进服务高效供给；探索构建数智化医共体，赋能"三医"提升效率；加强"两慢病"全周期管理，形成全专融合体系；深化医保支付方式改革，提升医共体紧密度。同时，本研究还提出未来应侧重健康效益考核，积极提高运行效率，加强医防信息对接，提升敏捷治理能力。

* 基金项目：教育部人文社会科学研究青年基金"共生理论视角下县域医共体慢性病医防融合服务模式与提升路径研究"（项目编号：22YJCZH262）、国家自然科学基金面上项目"整体性治理视域下县域医共体组织韧性评价与提升机制仿真研究"（项目编号：72274050）、浙江省哲学社会科学规划课题项目"健康价值导向下县域医共体功能优化与治理效能研究"（项目编号：22NDJC135YB）。
** 周驰，杭州师范大学公共卫生学院副教授，主要研究方向为健康管理服务体系和政策研究；李旭，杭州师范大学公共卫生学院硕士研究生；杨国平，杭州市卫生健康委员会办公室主任；韩大卫，杭州市卫生健康委员会体制改革处一级主任科员；陈静纯，杭州师范大学公共卫生学院硕士研究生。

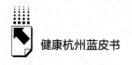

关键词： 县域医共体 高质量发展 共同富裕

一 杭州市县域医共体高质量建设的发展历程

（一）杭州市县域医共体建设以来的政策梳理

近年来，杭州市在深入贯彻实施"双下沉、两提升"的基础上，坚持以人民健康为中心的发展思想，以高质量高水平建设健康杭州为发展主线，以让群众不得病、少生病和就近看得上病为发展目标，把整合县乡医疗卫生资源、建设县域医疗卫生服务共同体（以下简称医共体）作为突破口和主抓手，努力构建"一线直通、全域覆盖、连续服务"的整合型医疗卫生服务体系，着力增强群众的健康获得感、幸福感和安全感。

1. 2017~2018年，先行试点探索阶段

2017年9月，根据浙江省医改办《关于开展县域医疗服务共同体建设试点工作的指导意见》的精神，杭州市率先在淳安县开展医共体建设省级试点，确定了医共体内机构设置、人员招聘使用、医疗卫生资源调配"三统一"，财政财务管理、医保支付、信息共享"三统筹"，分级诊疗、签约服务、公共卫生"三强化"的医共体改革试点路径。基于试点成效，2018年9月，《中共浙江省委办公厅 浙江省人民政府办公厅印发关于全面推进县域医疗卫生服务共同体建设的意见的通知》，文件强调要着力建立和完善县域医疗卫生服务体系、管理体制和运行机制。2017年10月，杭州市人民政府办公厅印发《杭州市更高水平医疗联合体建设三年行动计划（2018—2020年）》（杭政办函〔2018〕121号），从全市层面明确了城乡医联体、城区医联体、县域医共体及城市医院集团建设的目标、方向、举措和保障措施，为全市深入推进更高水平医联体和县域医共体建设提供政策保障。同时，杭州市卫健委全力推进临安、建德、桐庐、萧山、余杭、富阳六县（区、市）的医共体方案制定与挂牌实施。

2. 2019~2020年，全面推进建设阶段

2019年3月，浙江省卫健委下发了《2019年度县域医共体建设重点任务清单》，根据中央决策部署，结合本省实际，从服务体系、管理体制、运行机制、卫生制度、信息化建设、分级诊疗、家庭医生和基本公共卫生服务8个方面提出55项医共体建设重点任务，作为2019年度医共体建设的工作目标、规定动作和考核指标，为全省全面开展医共体建设指明了方向并确定了路径。同时，随着临安区、桐庐县医共体建设动员大会的相继召开，杭州市在全市范围内推行医共体建设。此后，为贯彻落实国家《关于推进医疗联合体建设和发展的指导意见》和省委省政府《关于全面推进县域医疗卫生服务共同体建设的意见》等文件精神，杭州市先后出台了一系列指导意见和政策要求，从医保支付方式改革、药品耗材统一管理、人员统筹使用机制、人才培养、信息化建设和公共卫生工作落实等多方面多角度指导全市规范、科学、有效地推进医共体建设。

3. 2021年至今，高质量发展阶段

2021年7月，国家发改委印发《"十四五"优质高效医疗卫生服务体系建设实施方案》的通知，提出要加快提高卫生健康供给质量和服务水平，并更加注重质量提升和均衡布局。为落实国家和省委省政府要求，2021年12月，杭州市卫健委、发改委印发《杭州市医疗卫生服务体系暨医疗机构设置"十四五"规划（杭州市区域卫生"十四五"规划）》的通知，指出要根据杭州多中心、网络化、组团式的空间结构发展导向，坚持统筹规划和优质资源下沉，全面提升县域医疗服务能力，建设高质量的整合型医疗卫生服务体系。2022年7月，浙江省卫健委组织制定了《县域医共体紧密程度评价标准（试行）》和《县域医共体紧密程度监测指标（试行）》，聚焦医共体"一家人一盘棋一本账"核心体制机制，以医共体为单位，定期开展紧密程度评价，监测政策落实情况和医共体建设成效。2023年3月，中共中央办公厅、国务院办公厅印发《关于进一步完善医疗卫生服务体系的意见》，提出要深化推进紧密型医共体建设，实现县乡一体化管理。

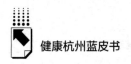

表1 杭州市县域医共体高质量建设代表性文件

年份	单位	文件名称
2017	浙江省医改办	《关于开展县域医疗服务共同体建设试点工作的指导意见》
2018	浙江省委、浙江省人民政府	《关于全面推进县域医疗卫生服务共同体建设的意见》
	杭州市人民政府	《杭州市更高水平医疗联合体建设三年行动计划(2018—2020年)》
2019	浙江省卫健委	《关于强化县域医共体公共卫生工作的指导意见》
	浙江省卫健委、浙江省医保局	《关于支持社会办医疗机构参与县域医疗卫生服务共同体建设的若干意见》
	杭州市医保局	《杭州市县域医共体医保支付方式改革实施细则》
2020	国家卫健委、国家医保局、国家中医药局	《关于印发紧密型县域医疗卫生共同体建设评判标准和监测指标体系(试行)的通知》
2021	国家发改委	《"十四五"优质高效医疗卫生服务体系建设实施方案》
	杭州市卫健委、杭州市发改委	《杭州市医疗卫生服务体系暨医疗机构设置"十四五"规划(杭州市区域卫生"十四五"规划)》
2022	浙江省卫健委	《县域医共体紧密度评价标准(试行)》和《县域医共体紧密程度监测指标(试行)》
2023	中共中央办公厅、国务院办公厅	《关于进一步完善医疗卫生服务体系的意见》

(二)杭州市县域医共体高质量建设政策措施与国内代表性地区比较

在国家和浙江省高位推动建设医共体的背景下,杭州市根据自身实际条件和需求,出台了一系列配套政策和措施,并取得了较为乐观的改革成效。同时,在全国各地长期的探索和实践中,各地区通过政策创新和政策扩散,形成了多种医共体高质量建设的典型案例。其中较有代表性的地区包括:于2017年积极探索"中心城区区域医共体静安模式"的上海市静安区北部医共体;在经济发展水平较差且交通不便的地区进行医共体建设的福建省尤溪县;作为浙江省医共体建设的11个首批试点县市之一的浙江省德清县;于2015年10月率先进行了医共体改革试点工作的安徽省天长市。通过将杭州市与以上有代表性的地区医共体建设的政策措施进行比较分析,发现各地区的医共体政策设计虽然在具体内容和表述上有所差异,但都主要从组织管理、人力资源、资金筹集、服务供给和信息共享这五个方面推进,如表2所示。

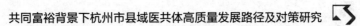

表2　杭州市与国内代表性地区县域医共体高质量建设政策措施的比较

代表性地区	组织管理	人力资源	资金筹集	服务供给	信息共享
上海市静安区	整合全县医疗卫生资源组建1个县域医共体；推行区域集团化经营管理	实行医共体内人才柔性管理、合理调配机制；实行专家"下沉"，安排基层人员到上级医院进修学习、培训	医保基金实行DRGs和DIP等支付方式改革	医共体联合大型义诊；专家社区巡讲；糖尿病视网膜病变眼底检查（糖网人工智能筛查建设项目）；聋人就医手语服务	运行"健康静安"平台；建设"便捷就医服务"3.0应用场景；建立扩增互联网医院云药房药品目录
福建省尤溪县	整合全县医疗卫生资源组建1个县域医共体	成立医共体定编定岗领导小组，制定医共体各成员单位编制和人员结构；医生驻乡驻村；建立医共体内的帮扶机制	医保打包支付；结余留用	慢性病分级管理；制定各级各类医疗卫生机构诊疗病种目录；加强家庭医生服务；建立双向转诊通道	建立统一信息平台和系统；加强家庭医生签约服务的信息化水平
浙江省德清县	整合县乡资源，组建两个"健保集团"	编制总量由医共体统筹使用；集团统一招聘、培训和调配人员	医保基金"总额预算、结余留用、超支合理分担"；门诊按人头，住院按病组（DRGs）的多元医保支付方式改革	省县乡三级医疗机构的转诊服务；乡镇卫生院成立全科联合门诊；组建专科医生工作室；县级医院高年资医师到基层坐诊	搭建"健康德清公众服务平台"；医共体内所有机构实现医保费用、自付费用手机端移动支付
安徽省天长市	整合全县医疗卫生资源组建3个县域医共体	建立编制周转池；医共体统筹使用人员	按人头总额预付；资金按季预拨，半年考核，年终决算；医保基金结余留用	建立"基层首诊、双向转诊"的分工协作机制；制定各级医疗机构收治病种目录及上下转诊病种清单	医共体内部信息互通，医学检查结果互认；建立五大信息中心和远程系统
浙江省杭州市	每个县（市）组建1~3个医共体；建立垂直化组织管理架构	编制打包给医共体；医共体人员由医共体统一招聘、统一培训、统一调配、统一管理	总额预算管理制度下的复合式付费方式；医保基金结余留用；基层医疗机构补偿机制改革	建立全专科联合门诊；建立慢性病一体化门诊；成立慢性病医防融合闭环管理中心	统一运营管理信息系统实现数智管理；启动"互联网+医疗服务"二级联动模式；智慧赋能"三医联动"

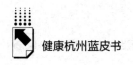

二 杭州市县域医共体高质量建设的运行机制分析

（一）杭州市代表性地区县域医共体改革措施比较分析

1. 富阳区、桐庐县、建德市县域医共体改革背景

建德市于 2018 年开展县域医共体建设工作，桐庐县和富阳区于 2019 年先后开展县域医共体建设工作。从县域医共体改革背景整体来看，三个代表性地区在政策环境、政策执行主体、各政府（部门）间关系、经济及卫生资源水平、文化环境及价值观等方面的情况比较相似，如表 3 所示。

表 3　富阳区、桐庐县、建德市县域医共体改革背景的相同点

背景	相同点
政策环境	根据《中共浙江省委办公厅、浙江省人民政府办公厅印发关于全面推进县域医疗卫生服务共同体建设的意见的通知》（浙委办发〔2018〕67 号）的精神，结合各地区实际，颁布了县（区、市）医共体建设相关的政策文件
政策执行主体	三地区医共体建设均由当地卫健局联合编办、人社局等相关部门制定区县的医共体建设指导意见，由医共体牵头医院根据自身实际发展情况执行
各政府（部门）间关系	各政府（部门）之间均保持了良好的合作关系，并定期进行交流
经济及卫生资源水平	经济水平持续健康发展，医疗卫生资源较充裕
文化环境及价值观	各地区的社区卫生服务中心、乡镇卫生院和村卫生室均自愿加入医共体，并保持紧密联系和良好合作关系

2. 富阳区、桐庐县、建德市县域医共体改革措施

富阳区、桐庐县、建德市根据县域医共体自身建设特点、历史优势等实际情况，同时结合省级、市级政府对当地建设医共体工作的指导意见，明晰了县域医共体实际建设存在的关键性问题，依据现实条件制定了相应的可行性措施，拥有共性的改革措施体现在：①出台了相关政策文件和监督考核评价标准；②建立了医共体内统一的管理机构；③建立了医共体考评机制，考核医共体整体的运行成效；④实现了医共体内人员、财务等的统一管理和统

筹协调机制；⑤强化了县域信息系统建设，如建立区域卫生信息平台、双向转诊平台；⑥整合了县域内的医疗资源和公共卫生资源，实现资源共享；⑦实现了医共体内各成员单位医疗质量同质化监督考核。此外，三个地区的县域医共体改革也呈现差异化发展，如表4所示。

表4　富阳区、桐庐县、建德市县域医共体改革措施的不同点

不同点	富阳区	桐庐县	建德市
组织形式	全县组建三个县域医共体	全县组建三个县域医共体	全县组建两个县域医共体
管理机构	两室七中心	一办六部	一办六部
服务整合	医共体全-专科门诊全覆盖；牵头医院医生派驻分院排班常态化	总院专家每周定期到院区或卫生站点坐诊、开展业务指导、带教及难治性慢病处理的工作；建立基层卫生院两慢病一体化门诊	成立慢性病医防融合闭环管理中心；总院下派专家到分院坐诊、轮转培训；分院医生到总院进修学习；成立专家名医工作室；分院建立全-专科联合门诊
信息化建设	富阳医学检查检验结果互认共享改革上升为"浙医互认"重大应用；区二院医共体诊疗一体化系统，通过云端服务提供全周期连续的医疗健康服务；"智廉医院3.0"大数据监管平台	启动IHEC智慧化全周期管理；医疗健康大数据中心实现就诊数据共享调阅和互联互通	胸痛中心钉钉远程教育培训；全面启动SPD（全医疗供应链管理）项目；互联网医院建设，互联网+护理服务
资源整合	建立影像、检验、心电、病理、消毒供应中心	建立影像、心电、消毒供应等"共享中心"	创建了"胸痛中心""卒中中心""创伤中心""危重孕产妇救治中心""危重新生儿救治中心"
其他特色措施	深入开展"清廉医共体"建设，出台省内首个县区级清廉医院建设标准	桐庐县作为省级两慢病全周期管理的试点县	市一院采取"医联体带医共体"模式；医共体内实行"个性化帮扶、同质化管理"；家庭医生签约建立"1+1+1+X"团队模式

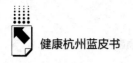
（二）杭州市代表性县域医共体建设运行机制分析

典型案例1：以数字赋能医疗健康服务为特色的富阳区医共体

富阳区以区第一人民医院、区第二人民医院、区中医院为牵头医院，将全区 25 家乡镇、社区医疗单位纳入，组建了三家医共体。富阳区以医共体信息一体化建设为切入点，促进医疗健康服务与现代信息技术融合创新，探索构建数字医共体县域样板。近年来密集制定出台医共体改革相关政策文件 20 余个，形成"1+2+X"（1 个实施方案、2 张清单、X 个配套文件）制度体系，对医共体"人、财、物、事"各方面进行全覆盖，确保了全区医共体顺畅运转，工作平稳推进。

（1）构建医共体服务新体系

①实现机构及资源整合。完成 3 家牵头医院与 25 家社区卫生服务中心机构重组，实行唯一法定代表人组织架构；医共体内部统一设立"两室七中心"，建立健全管理制度 200 余个，全面实行扁平化、垂直化、一体化和常态化管理；统一标识标牌，统一服装。②全区 95 家村集体卫生室，其中 11 家村卫生室纳入一体化管理，84 家由所在地社区卫生服务中心监管（未纳入一体化管理主要原因是从业人员已达退休年龄或实际经营人不同意）。③医共体单位设立唯一账户管理，对药品、器械、医用耗材等实行统一采购、统一管理。

（2）建立医共体管理新体制

①区医管委全面履行职责，对全区医共体规划建设、人事薪酬、编制管理、投入保障和考核监管等重大问题进行部署推动。②进一步完善现代医院管理制度，各医共体全面落实党委领导下的院长负责制，制定出台"医共体章程"，召开职工代表大会，并逐步建立健全内部各项管理制度和议事规则。③建立医共体考评机制，管理委员会将医共体建设任务完成情况纳入年度考评，区卫健局对医共体总院进行年度综合考评，医共体总院负责对成员单位进行年度绩效评价。

（3）完善医共体运行新机制

①实施全员岗位管理。推行编制备案制管理，科学核定医共体人员编制

总量，明确由医共体统筹使用，实行动态调整和医共体统一招聘、统一管理、统一调配、统一培训；医共体单位由总院负责统一职称评聘和岗位竞聘，医共体内统一人员使用，形成交流机制。②实行财务集中统一管理。医共体内成立财务（医保）管理中心实行集中统一办公；逐步建立并完善医共体统一的预算管理、会计核算、支出审批、资产管理和成本管理等制度，明确各项财政补助资金，由主管部门拨付至医共体总账户，医共体根据资金性质和用途统筹使用。③开展基层医疗机构补偿机制改革。出台《富阳区基层医疗卫生机构补偿机制改革工作实施方案》，建立专项补助与付费购买相结合、资金补偿与服务绩效相挂钩的补偿新机制。④医共体统一信息化管理，建立影像、检验、心电、病理、消毒供应中心，建立全专科门诊，一体化管理，并开展模块化培训，加强分院急救、慢病等管理能力，建立"胸痛联盟""创伤联盟"，为院前急救及急危重症救治提供第一现场业务指导并开通转诊绿色通道，降低急危重症致死率和致残率。

（4）发展数字化建设新成就

富阳区深入贯彻省委数字化改革大会精神，全面推进医疗卫生领域"数字化改革"。①创新"医学检验检查结果互认共享"。富阳医学检查检验结果互认共享改革上升为"浙医互认"重大应用，"一地创新、全省共享"，受到国家级领导批示肯定，并获中央改革办向全国推介，时任省委书记袁家军两次在省数字化改革双月例会上点名表扬，着实确立"富医互认"这张金名片。②数智家医、智慧医院、智廉医院等重点项迭代升级，"5G+基层妇幼智慧健康管理"创新试点，智慧医保、互联网+、医共体信息一体化等重点项目有序推进，卫健系统网络信息安全管理平稳。③区二院医共体诊疗一体化系统上线运行。总院和6个分院上线一体化信息系统，依托城市大脑舒心就医及医学检验检查互认改革的建设成果，遵循一体化、集约化、国产化原则，建设全区统一的医共体信息一体化系统，包含临床医护电子病历、药品耗材管理、费用管理、人员管理、检验管理、体检管理等基础信息平台，及医共体监管与医疗机构监管等系统。

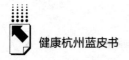

典型案例2：以"两慢病"全周期健康管理为特色的桐庐县医共体

桐庐县以县第一人民医院、县第二人民医院、县中医院为牵头医院，将全县13家乡镇、社区医疗单位纳入其中，组建了三家医共体。作为浙江省加强"两慢病"全周期健康管理推进分级诊疗改革杭州市唯一试点，桐庐县以高血压、糖尿病为突破口，建立起医防融合、连续服务和分级诊疗协同机制，引导"两慢病"患者就近、便捷就医，扎实推进医共体模式下的"两慢病"全周期健康管理。截至2023年4月，该县在全省率先实现基层"两慢病"一体化门诊建设100.00%全覆盖。高血压、糖尿病规范管理率同比分别提高5.55%、3.97%，基层就诊率、县域就诊率同比分别提高4.22%、2.62%，就医满意度同比提高8.00%，达到94.20%。

（1）面向全人群服务

①广泛筛查。通过对35岁以上人群首诊测血压、健康体检及大数据筛查等途径，及时发现"两慢病"患者。开展70岁以上老年人"两慢病"并发症筛查活动，免费筛查1800余人。截至2023年4月，全县共建立高血压健康档案和糖尿病健康档案5.35万份，实施"两慢病"应纳尽纳管理，超额完成任务数。②免费用药。将困难群众高血压、糖尿病患者免费服药项目纳入政府民生实事项目，免费服药对象从困难群众扩大至1~2级残疾人、严重精神障碍患者、计生特殊家庭。截至2023年4月，"两慢病"免费服药患者15104人，免费药品共66种，享受免费服药患者7.1万人次，减免药品费用开支122.2万元。③开长处方。经医生评估后，可为高血压、糖尿病等慢性病患者将处方用药量放宽至3个月，保障其长期用药需求。2022年，桐庐县医共体为"两慢病"患者开具慢病长处方20.96万人次。

（2）开展全方位管理

①构建三级管理体系。以县级医院为支撑、以乡镇医疗机构为中心、以社区卫生服务站（村卫生室）为基础，设立MMC（标准化代谢性疾病管理中心）和iHEC（智慧化高血压诊疗中心）管理中心。②规范分级管理。推行慢病患者"随访卡"和"积分卡"，形成医院单方面被动管理和患者自我管理的合力。针对慢病患者不同风险等级，对全县慢病患者实行"五色图"

分类分级管理，并落实不同的健康管理措施。③聚焦防治结合。发挥中医"治未病"的作用，创新开具医疗处方、个性处方、养生处方"三张处方"，推广养生健身操《八段锦》、每日一茶等中医适宜技术，对患者进行病前干预、病后治疗和日常调理，实现"未病先防、既病防变、愈后防复"。

（3）落实全维度保障

①理顺工作机制。成立由县政府分管领导任组长，卫健委、财政局、医保局等部门和乡镇（街道）分管负责人为成员的工作领导小组，强化部门联动，统筹县乡村医疗资源，合力推进工作。②强化评价考核。将"两慢病"全周期健康管理推进分级诊疗工作纳入医共体及"三医联动、六医统筹"改革目标任务。抽调疾控、卫健执法、妇幼保健、精神卫生等领域专业人员 24 名，组建公共卫生指导团队 4 个，对各医共体慢病管理、健康宣教等进行督查指导。③突出数字赋能。完善医共体转诊信息平台，建立医疗机构间的转诊通道，全面开展双向转诊服务。依托医疗健康大数据中心实现公立医疗机构就诊数据共享调阅和互联互通，实现转诊病人就诊信息实时调阅。

典型案例 3：以"五大中心"+中医为特色的建德市医共体

建德市以市第一人民医院、市第二人民医院、市中西医结合医院为牵头医院，将全市 15 家乡镇、社区医疗单位纳入其中，组建了三家医共体。建德市于 2018 年全面启动医共体建设以来，县域医疗资源配置和效能明显提升，县域和基层医疗卫生服务能力持续改善，县域分级诊疗格局逐步形成，群众就医获得感明显提升，初步实现"县域强、基层活、效能优"的目标。

（1）构建县乡村一体化管理制度

①整合医疗资源，破解医疗改革难题。建德市第一人民医院采取"医联体带医共体"模式，成功创建了"胸痛中心""卒中中心""创伤中心""危重孕产妇救治中心""危重新生儿救治中心"，促进优质医疗资源覆盖到县、乡、村，以提高县域就诊率、医疗可及性、患者就医体验和医药资源利用率。②优化管理体制，创新医疗服务格局。建德市第一人民医院医共体成立医共体党委，组建"一办六部"，形成"管理指导一盘棋、信息联通一张网、资源配置一本账、服务流程一条龙"的医疗服务新格局。包括整合区

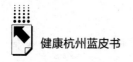

域内医疗卫生资源，组建远程医疗服务网络，加强市乡两级临床、医技等重点专科发展，医共体内实行"个性化帮扶、同质化管理"，推进分级诊疗制度建设。同时充分注重成员单位发展方向，根据每个分院的实际情况实施"一院一策"共建特色专科目标。

（2）建立同质化管理长效机制

①医共体共建共享、同质化管理。建立医共体统一药品目录，针对目录内新增药品实现快速审批。在药品价格方面，建德市议价目录内执行建德市议价目录，目录外执行医保支付价。药事管理以总院制度为模板梳理了医共体内药事制度。另外，对医共体内基本公共卫生和安全生产等方面的工作进行统一督查。②医共体财务、耗材统一管理。医共体内实施零余额账户和基本存款账户统一管理；医共体编制年度总预算、成员单位分预算，实现统一预算管理；形成医共体合并报表、建立包括资金审批制度在内的医共体财务管理制度；制定医共体医疗收费管理制度以统一价格管理，医共体内相同性质单位相同内容的服务项目设置统一价格并公示，设备统一上报年预算，成员单位分预算，医共体资产实行统一规划和使用，耗材、器械实施统一采购。建立医共体"一本账"报告体系，每半年进行一次财务分析，对项目资金实施全面绩效管理，统筹指导基层成员单位开展补偿机制改革。

（3）传承中医优势赋能服务体系

①承中纳西，以创新强发展：在夯实和提升西医治疗手段的同时，不断继承和发挥中医药传统优势，努力打造具有中西医结合特色的专家、专病、专科。牵头医院设立"省级名中医工作室"3个，建立了杭州市专家工作站1个和杭州市区域共建学科1个。牵头医院和5家分院建立了临床科室同质化管理，每家分院建立全-专科联合门诊，每周固定下派17名骨干医生在各分院坐诊、业务查房、专业培训、健康宣教等医疗帮扶工作，专科医生融入各分院家庭医生签约服务团队。②智慧医疗，以智治提效能：首先，融合互联网、医院专网、物联网，形成闭环医疗（院前+院内+院后）、远程会诊、线上复诊、"数字家医"等线上线下有机结合诊疗模式，提供多渠道就医服务；其次，建成全域医疗机构一站式结报场景，为低保低边、献血减免、老年人等提供一站式结报服务。

三 杭州市县域医共体紧密型评价现状及均衡发展分析

（一）杭州市县域医共体紧密型评价的整体情况

本研究采用浙江省卫健委县域医共体紧密程度监测指标中 2021 年与 2022 年杭州市 25 家县域医共体的评价结果，参考国家基层医疗卫生机构绩效评价赋分方式，按照区间类指标和极大值指标对县域医共体紧密程度监测指标进行分类。其中，区间指标采用 10.00%~90.00% 百分位数赋值，极大值指标采用 90.00% 百分位数赋值，按照"等距函数"的计分规则计算，满分为 100.00 分。

杭州市县域医共体紧密型评价总分由 2021 年的 75.46 分提升到 2022 年的 78.43 分，其中 2021 年和 2022 年杭州市、淳安县、临安区和余杭区的医共体紧密型评价总分有统计学差异，2021 年和 2022 年八个县区之间的医共体紧密程度监测指标整体得分均有统计学差异（均 $p<0.05$），如表 5 和图 1 所示。

表 5　2021 年与 2022 年杭州市八个县区之间的医共体紧密程度监测指标整体得分情况

单位：分

城市/地区	2021 年		2022 年		t	p
	评价总分	排序	评价总分	排序		
杭州市	75.46±6.64	—	78.43±6.05	—	-4.914	0.002
淳安县	70.60±7.13	7	75.71±7.89	5	-5.107	0.036
富阳区	78.87±3.32	3	78.66±3.68	3	1.026	0.413
临安区	70.46±2.82	6	74.59±3.25	7	-4.423	0.021
萧山区	72.23±7.12	5	75.57±7.75	6	-2.665	0.076
建德市	68.19±2.47	8	70.74±3.37	8	-1.513	0.269
临平区	84.72±2.42	2	86.02±2.84	2	-3.721	0.065
桐庐县	73.43±9.96	4	77.31±7.70	4	-1.883	0.200
余杭区	85.21±0.58	1	88.84±0.49	1	-60.500	0.011
F	3.966	—	3.136	—	—	—
p	0.010	—	0.026	—	—	—

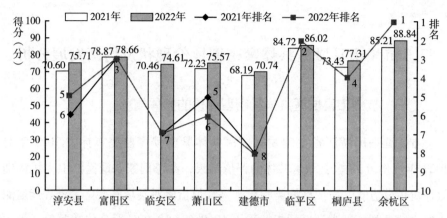

**图1 2021年与2022年杭州市八个县区之间的医共体紧密程度
监测指标整体得分及排名情况比较**

杭州市县域医共体紧密型评价可分为4个一级指标，其中医保基金使用效能提升得分相对较高，医疗卫生资源有效利用得分相对较低。有序就医格局基本形成，由2021年的18.77分提升到2022年的19.28分；县域医疗卫生服务能力提升，由2021年的19.26分提升到2022年的19.55分；医疗卫生资源有效利用，由2021年的17.85分提升到2022年的19.11分；医保基金使用效能提升，由2021年的19.60分提升到2022年的20.49分。其中2021年和2022年杭州市八个县区医共体有序就医格局基本形成、医疗卫生资源有效利用得分有统计学差异（$p<0.05$），如表6~表9和图2所示。

表6 2021年与2022年杭州市八个县区医共体有序就医格局基本形成得分比较

单位：分

城市/地区	2021年	2022年	t	p
杭州市	18.77±2.80	19.28±2.73	−2.937	0.022
淳安县	20.09±0.42	20.42±1.15	−0.716	0.548
富阳区	19.17±2.26	19.02±2.16	0.638	0.589
临安区	16.42±3.54	16.36±3.82	0.137	0.900
萧山区	15.44±2.68	16.64±2.63	−3.363	0.044
建德市	15.88±0.67	16.56±1.07	−1.824	0.210
临平区	20.95±0.92	21.43±1.36	−1.811	0.212

续表

城市/地区	2021 年	2022 年	t	p
桐庐县	18.52±1.35	19.72±1.12	−1.297	0.324
余杭区	23.61±0.45	24.08±0.71	−2.474	0.245
F	4.910	4.099	——	——
p	0.003	0.008	——	——

表 7　2021 年与 2022 年杭州市八个县区医共体县域医疗卫生服务能力提升得分比较

单位：分

城市/地区	2021 年	2022 年	t	p
杭州市	19.26±1.76	19.55±1.75	−2.105	0.073
淳安县	18.64±4.64	19.11±5.05	−1.930	0.193
富阳区	21.92±0.86	21.85±0.50	0.217	0.849
临安区	18.40±2.44	18.62±3.03	−0.272	0.803
萧山区	19.53±1.62	20.40±1.74	−2.105	0.126
建德市	15.82±3.96	15.96±4.58	−0.368	0.748
临平区	19.63±1.73	20.05±1.95	−0.544	0.641
桐庐县	20.07±3.80	19.72±4.12	1.871	0.202
余杭区	20.08±0.49	20.69±0.28	−3.903	0.160
F	1.154	0.917	——	——
p	0.377	0.517	——	——

表 8　2021 年与 2022 年杭州市八个县区医共体医疗卫生资源有效利用得分比较

单位：分

城市/地区	2021 年	2022 年	t	p
杭州市	17.85±2.14	19.11±2.14	−3.468	0.010
淳安县	17.90±0.93	19.25±1.35	−4.619	0.044
富阳区	18.36±1.27	18.21±1.58	0.732	0.540
临安区	15.36±1.32	17.18±1.07	−4.082	0.027
萧山区	17.34±2.02	17.70±2.96	−0.769	0.498
建德市	18.03±0.31	20.69±1.72	−3.253	0.083
临平区	22.14±1.23	22.58±0.20	−0.714	0.550

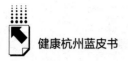

续表

城市/地区	2021 年	2022 年	t	p
桐庐县	15. 26±3. 01	16. 36±4. 37	−1. 277	0. 330
余杭区	18. 38±0. 39	20. 96±0. 52	−4. 031	0. 155
F	5. 632	2. 857	—	—
p	0. 002	0. 036	—	—

表 9　2021 年与 2022 年杭州市八个县区医共体医保基金使用效能提升得分比较

单位：分

城市/地区	2021 年	2022 年	t	p
杭州市	19. 60±2. 72	20. 49±2. 28	−1. 879	0. 102
淳安县	13. 97±1. 30	16. 94±2. 33	−2. 205	0. 158
富阳区	19. 42±1. 02	19. 58±0. 91	−1. 508	0. 271
临安区	20. 29±2. 22	22. 45±0. 62	−1. 932	0. 149
萧山区	19. 92±2. 59	20. 84±1. 36	−1. 103	0. 351
建德市	18. 47±1. 96	17. 54±0. 86	0. 657	0. 578
临平区	22. 00±1. 98	21. 96±1. 88	0. 499	0. 667
桐庐县	19. 57±3. 00	21. 52±0. 80	−1. 514	0. 269
余杭区	23. 15±0. 24	23. 12±0. 57	0. 130	0. 917
F	4. 705	8. 756	—	—
p	0. 004	<0. 001	—	—

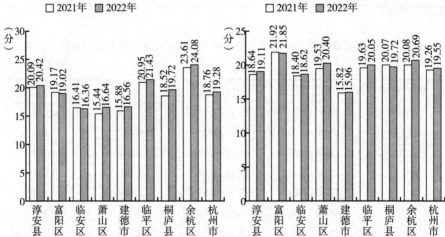

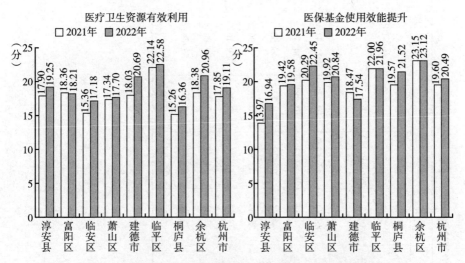

**图 2 2021 年和 2022 年杭州市八个区县医共体紧密型程度
一级指标评价得分情况比较**

（二）杭州市县域医共体紧密型评价均衡发展分析

本研究采用洛伦兹曲线（Lorenz Curve）分析和评价杭州市不同人均
GDP 水平的八个区县在医共体紧密型程度评价得分上的公平性，并计算基
尼系数（GINI）来测定差异程度。按国际标准，基尼系数在 0.2 以下为绝
对平均，0.2~0.3 为比较平均，0.3~0.4 为相对平均，0.4~0.5 为差距较
大，达到 0.5 以上为悬殊。经计算，2021 年和 2022 年杭州市八个区县医共
体紧密型程度评价得分按地区人均 GDP 水平配置的基尼系数分别为 0.14 和
0.12，配置结果为绝对平均，说明杭州市八个区县医共体紧密型程度评价得
分呈现均衡发展，如表 10 和图 3 所示。

（三）杭州市代表性县域医共体下基层医疗机构运行效能分析

本研究于 2022 年 7~9 月采用自制机构调查表，收集杭州市 2 家代表性
县域医共体下属的 3 家基层医疗卫生机构的辖区内基本人口情况、卫生人
力、卫生资金、卫生物力、基本医疗服务、基本公共卫生服务、家庭医生签
约服务等数据，基于投入—过程—产出模型，来测算以健康价值为导向的基
层医疗卫生机构绩效评价结果。

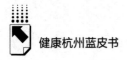

表10 2021年和2022年杭州市八个区县医体共体紧密型程度评价累计得分情况

	2021年						2022年				
区县	每万元人均GDP水平的评价得分（分）	评价得分（分）	得分累计百分比（%）	人均GDP（万元）	人均GDP累计百分比（%）	区县	每万元人均GDP水平的评价得分（分）	评价得分（分）	得分累计百分比（%）	人均GDP（万元）	人均GDP累计百分比（%）
余杭区	4.46	85.21	14.10	19.12	22.75	余杭区	4.57	88.84	14.14	19.44	22.37
临安区	6.93	70.46	25.86	10.26	34.95	临安区	7.25	74.56	26.13	10.38	34.31
建德市	7.03	68.19	37.15	9.70	46.49	建德市	7.28	70.74	37.39	9.72	45.50
萧山区	7.38	72.22	49.10	9.78	58.14	富阳区	7.30	78.66	49.91	10.78	57.90
富阳区	7.58	78.87	62.15	10.41	70.52	萧山区	7.73	75.57	61.94	9.78	69.16
桐庐县	8.07	73.43	74.30	9.10	81.35	桐庐县	8.21	77.31	74.25	9.42	80.00
淳安县	9.07	70.60	85.98	7.78	90.61	淳安县	9.13	75.71	86.31	8.29	89.54
临平区	10.73	84.72	100.00	7.89	100.00	临平区	9.47	86.02	100.00	9.09	100.00

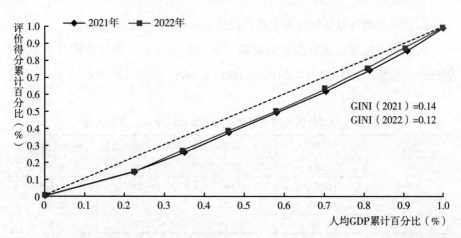

图 3　杭州市八个区县医共体紧密型程度评价得分按地区人均 GDP 水平分布的洛伦兹曲线

1. 代表性地区基层医疗卫生机构的整体运行成就

杭州市 3 家基层医疗卫生机构整体运行成就平均得分为 68.57 分。这 3 家基层医疗卫生机构在投入—过程—产出模型运行上呈现两头低中间高的趋势，其中在过程维度绩效表现均较高（标准化后的得分率≥75%），在投入维度和产出维度表现均较低（标准化后的得分率<75%），如表 11 所示。

表 11　健康价值导向下基层医疗卫生机构整体运行成就得分与各维度得分

单位：分，%

维度	成就得分			均值($\bar{x}\pm s$)	得分率
	A	B	C		
总体运行成就	75.33	58.00	72.38	68.57±9.28	68.57
投入	24.07	14.54	21.66	20.09±4.96	59.74
卫生人力	11.71	9.12	11.93	10.92±1.56	61.42
卫生资金	6.95	4.32	4.32	5.20±1.51	52.65
卫生物力	5.41	1.10	5.41	3.97±2.49	66.44
过程	23.37	21.54	24.20	23.04±1.36	80.44
服务数量	1.20	0.59	1.06	0.95±0.32	17.89
服务效率	8.54	7.32	9.03	8.30±0.88	89.99
服务质量	13.63	13.63	14.11	13.79±0.28	97.73
产出	27.89	21.92	26.52	25.44±3.13	67.44
健康素养与健康结局	9.73	6.27	9.21	8.40±1.87	53.32
反应性与满意度	10.45	7.94	10.39	9.59±1.43	67.27
费用控制	7.71	7.71	6.92	7.45±0.46	96.58

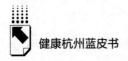

2. 代表性地区基层医疗卫生机构以健康价值为导向的运行效能

杭州市 3 家基层医疗卫生机构医疗资源投入指数、预防资源投入指数、健康产出指数均值分别为 0.119、0.050、0.065，如表 12 所示。

表 12　健康价值导向下基层医疗卫生机构投入、产出情况

地区	机构	医疗资源投入指数	预防资源投入指数	健康产出指数
杭州市 X 地区	A(DMU1)	0.121	0.073	0.079
	B(DMU2)	0.093	0.026	0.035
	C(DMU3)	0.144	0.050	0.081
	均值	0.119	0.050	0.065

注：医疗资源投入指数最大值为 0.1956；预防资源投入指数最大值为 0.1407；健康产出指数最大值为 0.1576。

杭州市 3 家基层医疗卫生机构的综合技术效率为 0.864，其中，C 机构的综合技术效率、纯技术效率及规模效率等于 1，且松弛变量 $S^+=S^-=0$，达到了 DEA 有效。在剩余 2 家非 DEA 有效的机构中，A 机构表现为规模报酬递减的状态，表示其目前卫生服务资源投入过多，但综合效能运行较低，可适当控制或缩小规模以增强综合运行效能；B 机构表现为规模报酬递增的状态，表示其目前规模较小，可适当扩大规模以增强综合运行效能，如表 13 所示。

表 13　健康价值导向下基层医疗卫生机构整体运行效能

地区	机构	综合技术效率	纯技术效率	规模效率	规模报酬
杭州市 X 地区	A(DMU1)	0.777	0.913	0.851	drs
	B(DMU2)	0.814	1.000	0.814	irs
	C(DMU3)	1.000	1.000	1.000	crs
	均值	0.864	0.971	0.888	—

注：DEA＝1 为有效，0.8≤DEA<1 为轻度无效，0.5≤DEA<0.8 为中度无效，DEA<0.5 为严重无效。drs 表示规模报酬递减，irs 表示规模报酬递增，crs 表示规模报酬不变。

为进一步判断基层医疗卫生机构如何改进能达到 DEA 有效，即实现最佳运行效能，通过松弛变量改进值和径向改进值对非 DEA 有效的 2 家基层

医疗卫生机构进行投影分析。其中，A 机构存在健康产出不足的情况，其需要增加 29.114% 的健康产出才能达到 DEA 有效；B 机构存在医疗资源投入过剩、健康产出不足的情况，其需要减少 18.280% 的医疗资源投入并增加 22.857% 的健康产出才能达到 DEA 有效，如表 14 所示。

表 14　非 DEA 有效的基层医疗卫生机构运行效能的改进值

单位：%

地区	机构	医疗资源投入指数			预防资源投入指数			健康产出指数		
		实际值	理想值	减少比例	实际值	理想值	减少比例	实际值	理想值	增加比例
杭州市	A(DMU1)	0.121	0.121	0.000	0.073	0.073	0.000	0.079	0.101	29.114
X 地区	B(DMU2)	0.093	0.076	18.280	0.026	0.026	0.000	0.035	0.043	22.857

四　杭州市县域医共体高质量发展措施与展望建议

（一）特色发展措施的总结

杭州市通过构筑紧密型医共体，推动了整合型医疗卫生服务体系建设，促进了县域卫生资源的整合与协同，建立了一套医共体内部协同合作的服务模式，提升了卫生服务的整体水平，特色发展措施总结如下。[①]

1. 多维整合县域卫生资源，推进服务高效供给

杭州市县域医共体在纵向上通过有效治理实现了各级医疗卫生机构的深度整合，构建起多层次医疗服务网络，[②] 在横向上建立与卫生行政部门、疾控中心等单位协同关系，形成广泛的协同合作优化医疗资源布局。[③] 首先，

① 郁建兴、陈韶晖：《县域医共体改革如何提升突发公共卫生事件应对能力——基于浙江省的实证研究》，《治理研究》2023 年第 3 期，第 13~28、158 页。
② 邓宏宇、吴淼淼、杨正等：《紧密型县域医共体医防融合慢性病管理创新模式构建研究》，《中国全科医学》2023 年第 22 期，第 2720~2725 页。
③ 阿力木吾麦尔艾力、吴雨荷、王淑荟等：《紧密型县域医共体慢性病医防协同工作的系统动力学分析——以福建尤溪为例》，《中国农村卫生事业管理》2023 年第 6 期，第 397~401 页。

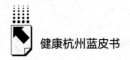

在内部治理方面，全面实现了总院和分院的统一法人管理，制定了医共体章程及权责清单，明确了各级医共体的功能定位和任务分工，依托"一办七中心""二室七中心"等垂直化组织管理架构促使医共体内各职能部门紧密衔接。① 同时，医共体创新"六统一"构筑"一家人"的灵活用人机制，实现县域内医疗人才和管理人才有效的双向交流，采用"五统一"推进"一本账"体系不断丰富与完善，形成"统一管理、集中核算、统筹运营"的财务统一管理机制。其次，杭州市县域医共体通过深度联动县级疾控中心，落实"两员一中心一团队"的工作机制，积极促进公共卫生服务能力的提升，公共卫生管理中心下设的多个质控小组，加强对医共体内公共卫生相关工作任务的监督与协调，促进医共体基本公共卫生服务以及家庭医生签约服务的同质化发展，推动形成医防合力。最后，杭州市医共体通过整合县域内医疗卫生资源，实现了县乡医疗服务体系的规范化，搭建五大"区域共享中心"，县域内影像、心电、病理诊断和医学检验、消毒供应等开放共享，进一步促进形成"基层检查、上级诊断、区域互认"的服务模式，并且县域医共体内资源共建共享，建立并完善医共体质控线，总院牵头每季度对医共体内各成员单位进行同质化管理、检查、指导，助力医共体服务水平、服务效率双提升。为区域内居民提供更加高效、便捷且优质的医疗服务。

2. 探索构建数智化医共体，赋能"三医"提升效率

杭州市针对县域医共体在成立后的组织规模边界拓展、服务拓面等情况带来的系统之间条块分割、管理协调成本增加、对内外环境变化响应迟钝等问题，尝试探索打造数智化医共体，利用统一的数字化平台来提升医共体内部工作效率。② 首先，在数智管理方面，通过信息一体化实现医共体内部不同成员单位之间的业务流程标准化、健康服务同质化，破解基层医疗服务水

① 李晶泉：《医联体视域下的分级诊疗制度建设研究——以浙江实践为蓝本》，《卫生经济研究》2022 年第 5 期，第 49~52 页。

② 徐欣、高红霞、王栋等：《县域医共体建设下的我国乡镇卫生院医疗资源配置效率分析》，《医学与社会》2023 年第 5 期，第 20~25 页。

平低、资源配置不均衡问题。通过云端服务打通院前院中、院内院外、线上线下全过程服务环节，为群众提供全周期的连续的医疗健康服务，提升群众就医体验。其次，在数智服务方面，医共体创新启动"互联网+医疗服务"二级联动模式，由总院统一管理互联网平台，提供挂号分时段预约、检查分时段预约、在线转诊、双向转诊、远程会诊、在线咨询、在线配药、居家护理等服务，建立快捷、高效、智能的诊疗服务模式。分院则通过 AI 慢病管理系统实现慢病智能化管理，提供母子健康云管理、数字家医、健康教育等服务，建立全程、实时、互动的健康管理服务。最后，在"三医"联动方面，医共体通过 DRGs 医疗质量数字分析系统，实现了对医疗质量、病种结构、药品、耗材使用和医疗费用的常态化监管和分析；借助医保审核系统和医保小助手等工具、结合医保 DRGs 管理软件，对医共体的医保业务进行智能审核、监控及分析预警；通过机构医疗保障数字信息平台，整合贯通医疗、医保、医药等信息，智慧赋能"三医"联动。

3. 加强两慢病全周期管理，形成全专融合体系

杭州市县域医共体围绕国家"强基层"战略，以建设慢病一体化门诊和实施慢病路径化管理为导向，提升基层防病治病能力，推进建设医防融合、分级诊疗的协同机制。首先，大力推进全专融合家庭医生团队服务模式，由专科医生、疾控中心慢病管理技术人员、全科医生和护士、责任医生、社区村干部等组成的全专融合型慢病签约服务团队，负责为慢性病患者提供疾病预防、健康教育、日常疾病管理等服务，通过多元化的服务团队提升两慢病患者的诊疗和全周期健康管理能力。其次，积极打造慢病一体化门诊，将慢病"筛查—评估—干预—治疗—康复"各个服务环节整合在一起，细化"两慢病"总院、分院、站点的分工诊疗职责和转诊流程，健全"两慢病"分级诊疗制度，形成"两慢病"健康管理闭环。社区卫生服务站负责患者筛选和一般情况的检查录入。分院慢病管理一体化门诊对服务站上传的患者开展辅助检查，做出健康评估，进行分类健康指导和干预。最后，开设全专科联合门诊，将总院专家下沉至基层分院，开展业务指导、带教及难治性慢病处理的工作，助力分院实现差异化、专科化发展，同时总院派驻专

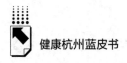

家担任分院执行主任，开展管理、培训、坐诊、操作、手术等工作，全面促进基层医疗服务能力提质增效。

4. 深化医保支付方式改革，提升医共体紧密度

杭州市县域医共体持续推进医保支付方式改革，通过理顺医院和医务人员的利益导向，把节约医保基金和增加医疗收入统一起来，促使医共体从强化健康管理入手，真正落实好家庭医生签约服务、分级诊疗等政策，主动实现从"保疾病"转变为"保健康"。首先，在县域医共体内全面推行总额预算管理。对住院医疗服务，主要按 DRGs 点数法付费；对长期、慢性病住院医疗服务，逐步推行按床日付费；对门诊医疗服务，探索结合家庭医生签约服务，实行按人头付费。其次，制定《基层医疗卫生机构首诊疾病种类目录》与《县级医院下转一般乡镇卫生院疾病病种参考目录》，双向转诊实行清单化管理，将分级诊疗转诊纳入绩效考核管理，为实现精细化管理目标提供了坚实支持。再次，医共体建立以岗位为基础、以绩效为核心的薪酬分配机制，[①] 同时将医务人员收入与医疗卫生技术服务、绩效考核和医保支付方式改革等因素挂钩，体现工作当量积分，激励医务人员积极投入医保控费工作，促进医共体可持续发展。最后，开展基层医疗机构补偿机制改革，建立专项补助与付费购买相结合、资金补偿与服务绩效相挂钩的补偿新机制，通过改革激发基层医疗卫生机构形成积极主动提供优质服务的内生动力。

（二）未来发展的展望建议

围绕杭州市县域医共体高质量发展的内涵建设，从更高质量、更有效率、更加公平、更可持续四个方面提出下一步发展建议。

1. 侧重健康效益考核，强化考核结果利用

首先，县域医共体绩效考核应在传统考核侧重服务效率和费用控制的基础上充分延伸关注健康效益相关的各项指标，如当地居民健康水平、重点慢

[①] 杨孝灯、黄晨晶：《紧密型县域医共体薪酬制度改革与绩效考评实践》，《中国卫生经济》2022 年第 1 期，第 53~55 页。

性病规范管理率和控制率、重大疾病发病率等指标，以充分衡量医共体在促进当地居民健康水平方面和实现"以健康为中心"端口前移的服务成效。其次，健康效益相关的考核指标会积极促进医务人员健康管理理念的转变及相关服务技能的提升，激励他们关注预防、健康教育和患者个体化需求。最后，通过构建以健康价值为导向的县域医共体绩效考核体系，在全市范围内形成统一的县域医共体绩效评价体系，有利于推进医共体建设的标准化，有利于将考核结果进行横向和纵向的比较，有利于精准服务卫生健康决策，以持续改进和提升卫生健康服务质量。

2. 积极提高运行效率，创新服务技术水平

在稳定当前县域医共体规模投入的基础上，杭州市重点提高县域医共体的运行效率，实现高效的健康产出是下一步高质量发展建设的关键，[①] 可从提升管理水平和创新服务技术两个方面入手。第一，通过革新管理制度与利用绩效评估手段，加强内部精细化管理，提高基层医疗卫生机构管理水平。同时优化服务路径流程，提升运行过程效率，改变单纯依靠增加卫生资源的投入和规模扩大的外延建设模式，平衡医疗与预防资源投入配置比例，实现卫生资源健康生产的规模效应，从而在有限的医疗卫生资源下最大限度提高辖区居民健康水平。第二，从技术研发、人力资本以及资金投入等方面加大对基层医疗卫生机构的扶持力度，加强基层医务人员的定向培养与系统化培训，持续帮助基层医院发展新技术和新项目，加快提升基层医疗卫生机构床位使用率，夯实与增强基层医务人员防病治病的技术水平和健康管理服务的综合能力，以更好地契合居民日益提升的健康需求。

3. 加强医防信息对接，覆盖全民精准防控

借助现代信息技术和健康大数据平台，重视辖区各类居民和特殊群体的健康数据监测、记录、管理与分析，为居民提供公平可及的医疗健康服务。一方面要加速对接医疗与预防信息系统的数据，推进居民电子健康档案管理

---

① 徐欣、高红霞、王栋等：《县域医共体建设下的我国乡镇卫生院医疗资源配置效率分析》，《医学与社会》2023 年第 5 期，第 20~25 页。

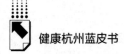
平台与医院电子病历系统及公共卫生业务系统的条块融合和信息共享，实现对健康信息的全程记录与追踪，实时掌握辖区居民的健康水平和生活方式管理的变化动态。① 另一方面要善于挖掘与利用健康大数据，健康大数据的挖掘与利用将为居民提供个性化的健康管理服务，促进疾病的早期预防与干预。通过深度分析健康数据，如病历记录、体检结果等，精准识别个体潜在的健康问题，从而为居民制订有针对性的健康干预方案。同时，结合健康大数据充分预测疾病的发展趋势，快速识别潜在的风险区域，实现对辖区重点疾病的精准防控预警。

4. 提升敏捷治理能力，增强组织内驱动力

敏捷治理是在数字技术赋能下，对县域医共体所处的社会环境和居民需求变化进行精准识别，通过渐进调试以实现县域医共体的可持续发展与敏捷回应能力的提升。首先，确定治理体系"健康"的共识性目标，在目前纵向整合的基础上，在组织架构与组织功能上拓展和加深横向医疗与公共卫生服务的协同与融合，同时增强与卫生健康相关各类组织的合作联动，在多元主体的需求间探寻动态平衡，以建立全人群全周期全方位的连续性卫生健康服务体系。② 其次，推动信息化技术和平台在县域医共体治理中发挥管理与决策作用，捕捉医疗服务提供中的即时信息，预测居民的健康需求变化并通过及时的制度调整进行回应。最后，积极培育医共体内部的创新文化，推动组织内部不断适应环境变化并快速调整策略，包括技术创新、管理创新以及服务创新等方面，以促使县域医共体集团能够更好地应对复杂多变的形势与挑战，并保持可持续的竞争力。

① 王书平、黄二丹：《面向未来的我国整合型医疗卫生服务体系的核心及关键点》，《卫生经济研究》2023 年第 7 期，第 5~8 页。
② 崔兆涵、王虎峰：《整体性治理视角下紧密型医共体的构建逻辑与实施路径》，《中国卫生政策》2021 年第 2 期，第 1~7 页。

B.8

杭州市家庭医生团队绩效评价现状
和提升策略研究

张 萌 贾格格*

摘 要： 随着我国医疗保健系统的不断完善和改革，杭州市家庭医生团队在提供基本医疗服务和公共卫生服务方面取得了显著的成效。为了了解杭州市家庭医生团队绩效现状，提升杭州市家庭医生团队服务质量，推进杭州市家庭医生团队服务高效发展，助力基层医疗卫生机构建设。本研究采用访谈法和问卷调查法，随机抽取杭州市上城区、拱墅区、西湖区的9个社区卫生服务中心家庭医生团队，对每个社区3~5名医务人员展开有关家庭医生团队绩效以及成员个人绩效的访谈，以了解团队成员对团队绩效的认知和态度；并对9个社区卫生服务中心家庭医生团队负责人、团队成员和所属社区居民进行问卷调查，调查家庭医生团队建设现状、团队管理能力、任务完成情况、居民的感受、团队满意度五个方面。本研究的结果显示杭州市家庭医生团队相关制度体系建设健全、基本医疗服务与基本公共卫生服务能力较强。同时，杭州市家庭医生团队仍需要加强与上级医疗机构的协作和沟通，提高双向转诊效率和质量。

关键词： 家庭医生团队 团队绩效评价 基层医疗卫生

基层医疗机构不仅构成了城市社区服务网络的核心部分，同时也是保护

---

* 张萌，杭州师范大学公共卫生学院教授，硕士生导师，主要研究方向为卫生政策与管理、健康影响评价；贾格格，杭州师范大学社会医学与卫生事业管理专业研究生。

公众健康的最前线力量。自我国实施公共卫生政策以来，"以基层为主导"一直是核心思想，国家卫健委也持续地将其视为构建城乡社区医疗卫生服务的基石任务。家庭医生签约服务在我国的基层医疗服务体系中占有重要地位，它是推动家庭医生制度实施和确保基层就诊、双向转诊的核心环节。我国在过去的十年中极力推广家庭医生签约服务。2011 年，国务院发布了《关于建立全科医生制度的指导意见》，首次提出推动家庭医生与居民建立服务契约的概念。紧接着，全国各地都在加速转变社区卫生服务模式，建立完善的家庭医生签约制度。2016 年，《关于推进家庭医生签约服务的指导意见》正式生效，确立了家庭医生作为签约服务的主要责任人，并规定原则上以团队形式提供签约服务，并加强签约服务的绩效考核。2020 年，国家卫健委发布了《关于加强基层医疗卫生机构绩效考核的指导意见（试行）》，首次将家庭医生签约服务纳入国家考核范围，重点关注签约服务的覆盖率、重点人群签约服务的覆盖率和签约居民的续约率等方面。[①]

家庭医生签约服务的提供通常采用团队模式，因此，对家庭医生的绩效考核也应以团队为基本单位。与个体绩效评价相比，将小组作为绩效评定的方式更能提升家庭医师的服务效能，激励团体成员的主动性和热情，同时也有利于营造出融洽的医疗者和患者之间的联系。自《关于加强基层医疗卫生机构绩效考核的指导意见（试行）》颁布后，各地区纷纷对之前的评分体系进行了改革，制定了更为合理且科学的家庭医师签约服务绩效量化评估方法，着眼于关键任务推进情况、高危群体签约服务品质等方面的表现，增加了签约服务补贴的比例，以此来促进实际有效的签约服务实施。因此，开展杭州市家庭医生团队绩效调查研究有利于社区医疗卫生服务质量的提升。本研究基于谈思雯提出的家庭医生团队绩效考核指标体系，[②] 对样本社区卫生服务中心的家庭医生团队进行绩效考核，旨在根据其绩效现状，提出社区

---

① 李心言、韩优莉：《家庭医生签约服务中引入竞争机制的影响及其启示》，《中国全科医学》2023 年第 4 期，第 447~452、459 页。

② 谈思雯：《深圳市家庭医生团队绩效考核指标体系构建》，右江民族医学院，硕士学位论文，2021。

医疗卫生服务优化对策，缓解"看病难"的问题，助推杭州市在"健康中国"战略下实现分级诊疗政策。

一 家庭医生团队绩效概述

（一）相关概念

作为一种全新的医学实践形式，家庭医生致力于向患者提供全方位、持续、高效及定制化的健康照护。通常情况下，他们以小组的形式开展工作，其中包括一位主导的家庭医生及一名护士。此外，根据患者的具体需要和所提供的服务类型，该团队还可能选择其他相关专家加入，例如，公共卫生活动家（也被称为初级卫生活动家）、专科医生、药物管理师、复健治疗师、辅助工作人员、计划生育顾问、社区工作者和社会公益人士等。这一合作模式旨在通过多元化的团队力量来满足公众对更广泛和个性化的医疗服务的期望。

我国当前家庭医生服务以全科医生为主导，聚焦社区，以家庭为基本单位，致力于提供安全、高效、持续和适合的基本医疗保健服务和健康管理。这种服务模式通过签署合作协议，为居民提供全方位、高质量的健康保障。起初中国对家庭的医疗保健服务进行了界定，称之为"家庭医生式的服务"，其主要焦点是通过社区的医疗护理队伍来实现健康管理的核心功能。根据全面了解情况、个人意愿签署协议、自由选择和标准化服务的准则，社区医疗护理队会同家庭形成协作关系，向公众提供积极主动、连续不断的全方位的健康保障服务。到了 2023 年 1 月，由浙江省卫健委等五个机构共同推出的《推动家庭医生签订服务高品质发展的工作方案》进一步丰富了家庭医生团队的服务内容，具体见图 1。

签约家庭医生服务是我国基层卫生服务体系的重要组成部分，其作用至关重要，包括帮助政府建立家庭医生制度，保障基层首诊和双向转诊的有效运行。然而，在许多地方，尽管家庭医生签约服务已经启动，但医生们的积极性并未得到提升。这主要是由于这些地区的监督机制并未落实到位，激励

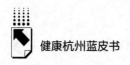

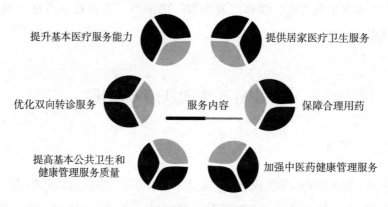

图1　家庭医生团队服务内容

机制也不完善。在实施家庭医生签约服务时，如何合理分配团队成员的绩效成为一个难题。无论是采取按劳分配方式还是平均分配方式，医生的实际收入与心理预期之间都有些差距。由于实际收入增长未能达到预期，导致家庭医生签约服务的质量和效率均不高，未能实现预期效果。因此，家庭医生的绩效考核显得至关重要。通过实行团队绩效评估，可提高工作效率，激发团队成员的积极态度，促进良好的医患关系的形成。与机构和个体相比，团队绩效考核更能推动整体业绩的提升，从而提高家庭医生签约服务的整体水平。

对家庭医生团队绩效的评估应包括强化团队治理、增强团队构建、增进团队协作、调整团队内控机制和绩效评价体系等方面。当今的家庭医生团队正不断壮大，因此，如何有效地提升团队协同能力，明晰团队职责分工，优化团队绩效评定，激发团队成员热情，并确保资源的高效利用等问题，仍然是在家庭医生团队建立过程中的关键挑战。

（二）研究现状

自2016年全面实施家庭医生签约服务以来，我国已经在这个领域取得了很明显的阶段性成果。各地基层医疗卫生机构通过提供家庭护理、长期用药保障、延长处方、绿色转诊通道、家庭病床照护以及医保报销优惠政策等方法，让签约居民真正受益。研究者们的探索关于家庭医生小组的效能已经持续不断涌现出来，其中一部分人使用结构-过程-成果（SPO）模型来评估家庭的医生小组的效率。这个模型主要是用来衡量医疗服务品质的，它包含三个方面：结构、流程和效果。这种方法被普遍运用到各种类型的健康保健服务质量评测中，例如葛津津等则采用该模型创建了一套质量管控指标体系。① 标准化工作量法是衡量家庭医生团队绩效的常用方法。通过这种方法，我们可以科学地实时评估家庭医生团队的工作状态和成效。研究结果显示，运用标准化工作量法进行医护团队绩效管理，能够显著提升团队成员的工作量、服务效率和业绩，同时也能够激发员工积极性和发掘其自身潜力，符合我国社区卫生服务改革的要求，具备科学性、可行性和有效性。此外，在研究家庭医生团队的绩效指标时，常常采用层次分析法。从本质上来说，层次分析法是一种决策思维方法，它通过将复杂问题分解为多个层次，在每一层次上根据最终目标划分不同的因素，并且这些因素之间存在着不同的支配关系和从属关系，从而形成了一个复杂的网络层次结构。接下来，通过比较不同因素的重要性，按照权重分配因素间的优先级，最后根据因素权重进行总结和排序，找出最优目标。

相关研究结果显示，从整体上来说，家庭医生团队的表现比较优秀。经过数据统计分析，我们可以发现家庭医生团队在提升居民健康水平和改善其生活质量方面取得了显著成效，这主要归功于签约家庭医生的服务模式。家庭医生团队虽基本都能完成签约率指标，但对于后期如何提供高质量的健康管理服务仍处于摸索阶段。当前，我国家庭医师队伍在服务供应方面仍然面临一些挑战，例如，其服务的提供能力相对较低，缺少有力的刺激因素，他们的薪资水平及职业发展的机会与高级医疗机构相比存在较大的差异，这使得我们很难培育出一支能够满足基层需求的家庭医师队伍。

杭州市自 2014 年开始实施家庭医生签约服务计划以来，受益群体逐年

① 葛津津、刘薇群、江长缨等：《基于结构-过程-结果理论的上海市社区护理质量管控指标体系构建研究》，《中华全科医学》2019 年第 4 期，第 609~613 页。

扩大，市民对于家庭医生的信赖程度也逐步提升，从起初的"被迫签约"逐渐变为"自愿签约"。杭州市卫健委公布的数据显示，2015~2019年，全市的家庭医生签约服务小组数目从1613个增加到2209个，签约医师的人数则从3689人上升到了4277人，而签订服务的总人数从51万人跃升至311.4万人，同时，签约者所在社区的医疗访问率从61.09%攀升至了65.00%，并且转诊的比例从15.00%下降到了7.00%。对于家庭医生团队的绩效考核，杭州市主要从家庭医生签约服务数量指标、家庭医生签约服务质量指标、鼓励做实创新三个方面开展。从签约数量来看，杭州市家庭医生团队绩效成效颇丰。对于杭州市的家庭医生团队服务水平，目前尚无明确的研究数据。主要的评估内容包括患者满意度调查、家庭病床建设以及与居家养老机构签订合同后的家庭医生服务状况等。本研究致力于填补这部分空缺，进一步完善杭州市家庭医生团队绩效考核的数据。

英国被视为家庭医生制度的发源地，早在1948年就已经建立了这一制度。英国从实施家庭医生制度起，就在不断完善绩效考核制度。[①] 从2004年开始，英国引入了一种新的机制——家庭医生的质量和结果框架（Quality and Outcomes Framework，QOF）——用于监督评估。这个机制为家庭医生设定了明确的质量管理目标，并实现了医疗服务绩效的量化指标。这一制度显著提高了医生的待遇水平和医疗服务质量，并提供了患者反馈的途径，有助于调节医患关系，减少医患冲突，并促进家庭医生团队绩效的持续提高。然而，随着人口老龄化的增加，近年来英国家庭医生的工作量和压力明显上升。根据2016年的一份调查报告，相较于其他国家的全科医生，英国家庭医生表示自己面临更多的压力，并出现了团队绩效下降的情况。

近五十年来，美国已经建立了一套家庭医生服务体系，这就是"以病人为核心的健康家园"的基本卫生保健方式在美国的基础形态。在该模式下，家庭医生团队在提供医疗卫生服务时都是以患者为中心的。因而，家庭

---

① 黄国武、吴迪：《英美德家庭医生相关制度比较》，《中国社会保障》2017年第9期，第76~79页。

医生团队在医疗开支的管理、服务品质的提高以及患者满意度等方面获得了优异的成绩。

自俾斯麦政权建立以来，德国经历了超过一百年的发展与完善，已经构建出了层次清晰、职责分明的医疗服务系统。在德国，家庭医生备受尊崇，居民对其深信不疑，积极签订家庭医生服务合同。家庭医生的职责远不止于看病，他们还需要协助患者整理资料、办理转诊和转院手续、负责制订出院后的治疗计划、管理慢性病的护理流程以及进行家访等。因此，他们对患者的家庭背景和病史有深入的了解。在德国，许多公民会选择一位家庭医生作为自己的固定医生，他们在一生中只寻求这位家庭医生的医疗服务。显然，家庭医生在德国扮演着维护健康的"守护者"角色，他们向病人提供了高品质和高效的医疗保健服务，同时在建立并维持与病人的信赖关系上表现得非常出色。

二 杭州市家庭医生团队绩效评价对象和方法

（一）研究对象

本研究随机抽取杭州市上城区、拱墅区、西湖区的9个社区卫生服务中心，分别是灵隐、南星、四季青、凯旋、米市巷、古荡、文辉、天水、蒋村，对这9个社区的所有家庭医生团队的成员以及社区居民进行调查研究。

（二）研究方法

1. 访谈法

本研究就家庭医生团队绩效以及成员个人绩效开展访谈，每个社区访谈3~5名医务人员。本次研究的访谈内容：家庭医生团队是由哪些人员组成的；全科医生与护士的比例一般为多少，如何搭配的（老少搭配、健康管理能力搭配）？在家庭医生团队服务过程中，团队成员各自的职责和义务是如何划分的？工作量考核和资金分配是如何规定的？讨论对工作成绩产生最

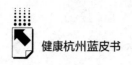
大影响的三个因素；在慢性疾病管理过程中，哪些因素会影响团队成员的工作热情和表现？有什么方法可以提升团队成员的工作热情和表现。

在访谈过程中，深入了解家庭医生团队成员的观点，并且根据实际情况适时调整访谈提纲，家庭医生团队成员就个人绩效自由地抒发想法，研究人员也能得到真实、可靠、不加修饰的信息。

2. 问卷调查法

自 2010 年家庭医生理念首次被提出以来，众多学者开始研究家庭医生团队的绩效评估标准，但迄今为止，尚未建立起一套全面、科学且规范的绩效评价体系，以衡量家庭医生团队的表现。关于家庭医生团队绩效的构成，不同的学者有不同的见解。通过文献阅读，家庭医生团队绩效的考核主要集中在团队建设、服务的质量和效率、居民的满意程度等方面。因此，本节内容将借鉴谈思雯研究成果——《深圳市家庭医生团队绩效考核指标体系构建》——中的评价标准来衡量家庭医生团队的效率，[①] 同时会为家庭医生团队的管理者、医疗人员和患者制定相应的调研问卷。

社区卫生服务机构全科服务团队评价调查表：由每个社区中所有全科服务（家庭医生）团队负责人填写，每个团队填写一份，根据团队成员的实际数量填写。该调查问卷分为三个部分：一是全科服务团队建设情况，二是全科服务团队管理能力，三是团队任务完成情况。该问卷主要调查家庭医生团队绩效的总体情况。

社区卫生服务机构全科服务团队成员调查表：由每个社区中所有全科服务（家庭医生）团队成员（包括医生、护士、药剂师、健康管理师等社区卫生服务中心及社区卫生服务站成员）根据实际成员数每人填写一份。该调查问卷主要调查家庭医生团队成员的满意度、认同感和个人绩效情况。

社区全科服务团队服务调查问卷（社区居民版）：由接受过社区全科服务团队服务的居民填写，每个团队负责 10 份居民问卷。该调查问卷分为两

---

① 谈思雯：《深圳市家庭医生团队绩效考核指标体系构建》，右江民族医学院，硕士学位论文，2021。

个部分, 分别为基本情况、满意度评价。该调查问卷主要调查家庭医生团队服务对象的满意度。

本研究依靠问卷调查法, 采用匿名的形式向杭州市不同地区的家庭医生团队实施问卷调查, 各个家庭医生团队依据其实际情况填写调查问卷, 我们通过收集的数据对家庭医生团队绩效进行分析和评估。根据上述调查表, 我们全面且深入地评估了家庭医生团队的工作效率, 以推动家庭医生协议服务的优质与高效开展。这有助于适应中国人口老龄化的加速趋势及慢性病的持续增加的形势, 从而减缓老年人医疗成本的增加。同时, 这也为调整医疗机构的服务重点并向基层转移资源, 确保全体人民享有基础医疗保健服务提供了关键支持。

三 杭州市家庭医生绩效评价结果分析

(一)团队建设现状

对于团队建设现状的调查分为两个部分, 由家庭医生团队负责人填写团队建设情况表。

一是人员组成方面, 该部分旨在考核家庭医生团队的成员总人数, 团队专业情况。家庭医生团队的任务重且复杂, 服务涉及多个专业角色。每个家庭医生团队至少应包含一名家庭医生和一名护理人员, 形成紧密协作的团队。在此基础上, 团队负责人原则上应由家庭医生担任。

用家庭医生团队总人数的算数平均数和各个专业人员占比情况反映家庭医生团队的人员构成情况。由图2可知, 9个社区卫生服务中心的所有家庭医生团队总人数的算数平均数分别为灵隐6.60人、南星6.42人、四季青6.75人、凯旋6.00人、米市巷5.25人、古荡4.66人、文辉5.33人、天水7.66人、蒋村6.66人。构成比情况全科医师占44.00%, 护士占40.00%, 公卫医师占6.00%, 药师占3.00%, 其他人员占7.00%。

二是家庭医生组织管理架构方面, 该部分涉及团队的组织架构, 团队成

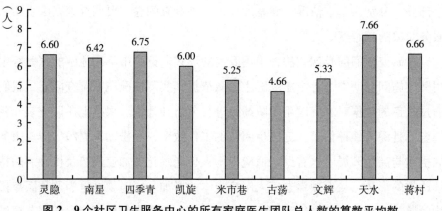

图2 9个社区卫生服务中心的所有家庭医生团队总人数的算数平均数

员的职责分工，团队绩效的考核方案的建设情况。确保团队工作的高质量，首要任务是明晰各项职责和内容。根据工作的复杂性，挑选合适的团队成员，并建立有效协调的组织结构。同时，还需依照团队特性优化组织架构，清楚每个成员的职责定位。本研究设计团队组织架构考核量表，由每个家庭医生团队的负责人填写。9个社区卫生服务中心的所有家庭医生团队组织管理架构得分情况如图3所示，灵隐为14.00分，南星为13.71分，四季青为14.25分，凯旋为13.33分，米市巷为12.75分，古荡为14.00分，文辉为13.33分，天水为13.00分，蒋村为14.00分。

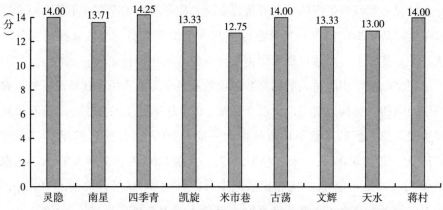

图3 9个社区卫生服务中心的所有家庭医生团队组织管理架构得分
（取算数平均数，满分为15分）

（二）团队管理能力

团队管理的核心在于发挥成员的专业优势，倡导团队成员的积极参与和相互协作，共同致力于组织的发展。这种管理模式可以被视为合作型管理，也是一种参与式管理。

团队管理效率聚焦于任务导向，并确保具备清晰、一致的目标。家庭医生团队所设定的具体目标构成了医务人员对居民健康承担责任的基础。9 个社区卫生服务中心目标设置情况如图 4 所示。53.01%的家庭医生团队会设置月度目标，20.54%的家庭医生团队会设置季度目标，11.72%的家庭医生团队会设置半年目标，14.73%的家庭医生团队会设置年度目标。

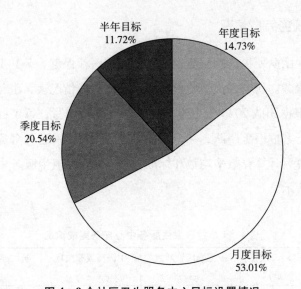

图 4　9 个社区卫生服务中心目标设置情况

通过设计团队管理能力量表来衡量 9 个社区卫生服务中心团队管理能力得分情况，如图 5 所示。灵隐为 26.40 分，南星为 26.14 分，四季青为 26.75 分，凯旋为 26.00 分，米市巷为 22.50 分，古荡为 25.66 分，文辉为 26.33 分，天水为 25.33 分，蒋村为 23.33 分。

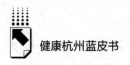
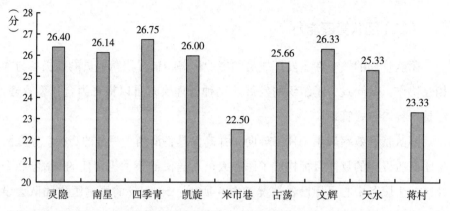

图5　9个社区卫生服务中心团队管理能力得分情况（取算数平均数，满分为30分）

（三）任务完成情况

家庭医生团队所提供的服务主要包括基础医疗保健、公共卫生服务以及个性化签约服务。研究人员据此设计团队任务完成情况表，由每个家庭医生团队负责人根据团队 2023 年上半年服务情况进行填写，每个社区卫生服务中心选取若干家庭医生团队，一个家庭医生团队得到一份任务完成情况的数据，数据汇总后计算算数平均数和标准差。9 个社区卫生服务中心任务完成情况如表 1 所示。

表1　9个社区卫生服务中心任务完成情况

	门诊人次数 （$\bar{x}\pm s$）	家庭病床管理数 （$\bar{x}\pm s$）	中医药服务次数 （$\bar{x}\pm s$）	居民健康档案建档量 （$\bar{x}\pm s$）
灵隐	19276±6361	9±4	1412±426	3281±130
南星	24804±8840	8±1	1488±184	5900±1239
四季青	16320±4650	10±3	1250±378	5066±638
凯旋	16039±3778	7±4	1442±498	4211±16
米市巷	17353±4032	19±14	1689±546	4359±847
古荡	34903±16201	12±1	1583±831	3487±552
文辉	18196±4050	11±2	1088±81	3531±1911
天水	22685±1517	9±2	1201±100	4381±1953
蒋村	15921±6140	7±1	1207±159	4238±1794

除此之外，本研究还对 9 个社区卫生服务中心的上级医院转出率和上级医院回转率进行了调查，以反映社区卫生服务中心的双向转诊情况，结果如图 6 所示。

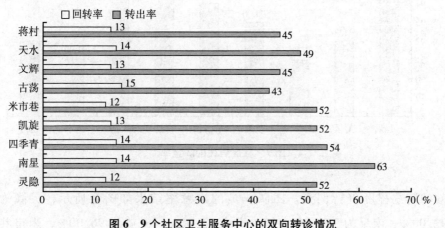

图 6　9 个社区卫生服务中心的双向转诊情况

（四）居民的感受

社区居民是家庭医生团队的服务对象，患者的感受和满意度是家庭医生团队十分重要的一项考核指标。为此，本次调查设计社区居民对家庭医生团队满意度调查表，该表由社区居民按照实际情况填写，社区居民的满意率结果如图 7 所示（满分为 65 分），灵隐为 95.00%，南星为 92.00%，四季青为 91.00%，凯旋为 93.00%，米市巷为 94.00%，古荡为 96.00%，文辉为 95.00%，天水为 91.00%，蒋村为 92.00%。

（五）团队满意度

家庭医生团队成员对团队的满意程度对其工作表现、工作绩效、医患关系等各方面都存在直接或间接的影响。因此，把团队成员满意度称为家庭医生团队发展状态的"晴雨表"并不夸张。本研究基于文献阅读，设计家庭医生团队成员调查表。该调查表对团队成员工作表现，工作绩

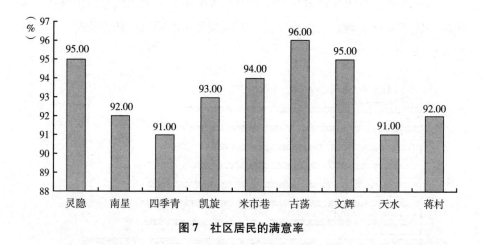

图 7　社区居民的满意率

效的满意程度进行调查。团队成员的满意率结果如图 8 所示，灵隐为
92.00%，南星为 95.00%，四季青为 94.00%，凯旋为 96.00%，米市巷
为 91.00%，古荡为 89.00%，文辉为 95.00%，天水为 94.00%，蒋村为
93.00%。

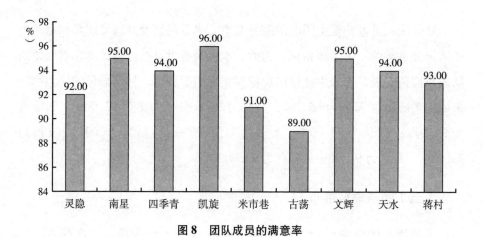

图 8　团队成员的满意率

四 讨论和对策

（一）家庭医生团队建设健全

从团队建设现状中可以得知，杭州市家庭医生团队成员不只有全科医生和护士。现阶段，中国对全科医生的教育主要是采用"5+3"的方式，也就是首先提供五年的临床医学或中医专业的本科学位课程，然后是三年的全科医师标准化培训期。然而仅把全科医生加入家庭医生团队会引发家庭医生人数不够和需求过大的冲突。因此，家庭医生团队里只有全科医生是远远不够的。经过对杭州的家庭医生团队建设的深入探讨，我们发现该城市已经不再仅依赖全科医生的教育训练及转换职业发展路径，而是积极吸纳了党员、共青团员、志愿者和社会的健康倡导者等多元化的资源加入这个队伍。这不但有助于缓解工作压力并加深他们同社区民众之间的互动关系，同时也有利于他们的服务水平和满足度的提升。可见，杭州的家庭医生团队构建正在逐步完善，家庭医生的人数在迅速增加，且质量也得到了显著改善。

除此之外，杭州市家庭医生团队管理能力整体偏高，每个家庭医生团队均会设立年度目标、季度目标和月度目标，不断完善家庭医生团队建设，为签约居民提供高质量、高效率的服务。作为基层医疗服务机构的核心力量，家庭医生团队扮演着关键的角色。为了达成分级诊疗的目标和初衷，建立家庭医生团队显得尤为重要。

（二）基本医疗服务与基本公共卫生服务能力较强

根据杭州市的服务和医疗资源情况，家庭医生团队为签约居民提供全面的基本医疗服务，包括中西医治疗常见和多发病、合理用药以及就医指导等。此外，他们还负责提供公共卫生服务，包括国家基本公共卫生服务项目和其他指定的公共卫生服务。根据我们的调查数据，杭州的家庭医生团队的初级卫生保健及公共卫生服务能力较强。他们按照法律规定并依照约定向签

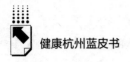
订协议的患者提供常规与定制的服务。这些家庭医师团队对推动杭州地区的基础健康领域发展起到了积极的作用，同时也给当地民众带来了福利。

据悉，杭州市的家庭医生团队在提升健康管理水平方面做出了积极努力，特别是在常见病、多发病的诊治以及慢性病管理方面，增强了家庭医生的服务能力。作为社区卫生服务的核心力量，家庭医生在家族医疗保健中的关键角色尤为明显。杭州市实施了包括慢性病的预防、危险度评定、干预建议等多种健康管理项目，使家庭医生能够全方位且持续地掌握、识别并帮助慢性疾病病人，确保他们的长效药物使用及定期检查得以落实。基于国家的积极应对人口老龄化策略，杭州的家庭医生团队专门关注那些因身体残疾或认知障碍而无法自行出行的高龄老人、残障人士等需要实质性照顾的人群，提供了上门诊疗、跟踪监测、康复训练、护理照料、临终关怀以及家庭病房等一系列贴心服务。对一般市民而言，他们会主动向已签约的居民询问健康状况并给予相应的建议与引导。

（三）进一步优化双向转诊服务

杭州市家庭医生积极推进优化双向转诊服务，双向转诊制度适应国家发展社区卫生服务的新形势，把握"政府承担公共卫生及全民基本医疗"的医改新方向，是家庭医生团队的主要任务。构建由基层医疗机构到高级别机构及各个村庄医务所间的双边转移机制的目的是给本地民众带来便利化、高效能且高质量持续的服务体验。这有助于加强各级别的医务人员之间沟通交流并搭建一套有秩序的高低等级间的转换系统。"双向转诊"，这个词语一般是按照其所在医疗机构层次去划分的，主要可分成垂直式移动和平行型迁徙两种类型。首先是自底层至高层依次递进式的转诊；其次是反方向地把病人送到较低级的医疗机构中治疗的情况；最后是在同一水平线上的不同科室或者擅长领域内的疾病处理过程中发生的病例流动。

在此过程中也遇到了一些问题。从前文数据中可以看出，9个社区卫生服务中心的上级医院回转率偏低。我们从对家庭医生团队成员的访谈中总结出以下几点原因。首先，社区卫生机构的生存环境成为"双向转诊制"实施的一个难题。许多享有医疗保险的患者，更倾向于选择去大医院就诊，而非社区诊所。这是因为在我国，只有当患者在医保定点医疗机构就诊时，医疗费用才能得到一定比例的报销，而这类医疗机构通常是大医院。因此，尽管有医保，部分患者仍无法享受到医疗费用的报销。其次，社区卫生机构自身的能力也是"双向转诊制"推广的制约因素。目前我国城市社区的医疗机构存在一些问题，涉及医生水平、卫生环境和设备等方面。这导致患者在选择初诊时可能对社区诊所或医院的诊断准确性存在担忧。此外，需要指出的是"从大医院转诊至社区医院较为困难"的情况非常普遍。最后，由于大医院"看病难、看病贵"的问题，不少人在病情初期倾向于选择到社区医院就诊。而一些社区医院在面临较为复杂的病例时，常常会建议患者转诊至大医院，但大医院很少将患者转诊回社区医院。这种情况也影响了双向转诊制的实施。以上原因导致了上级回转率偏低，对以后社区卫生工作也提供一些参考。

健康文化篇

B.9
杭州市居民健康素养提升实践探索

乐燕娜　邓旻　付玲　潘淑萍　余颖莹*

摘　要： 健康素养是健康素质的重要组成部分，是健康的决定性因素，对人民安康、国家富强和民族昌盛有着深刻影响。国家大力推动提升居民健康素养，各项指导性规划和政策陆续制定与实施。在此背景下，杭州市密集"出炉"了一系列行之有效的居民健康素养提升措施，践行将"健康融入所有政策"，初步构建提升居民健康素养的政策体系，形成政府主导、部门联动、社会参与的工作格局。健康教育方面，通过发挥新媒体的"主阵地"作用、组建高品质健康教育专家库，差异化开展健康教育行动、创建专业有趣健康知识传播平台，打造健康教育"新高地"；健康促进方面，深入推进健康细胞建设、持续增强医疗服务保障、打造标志性健康相关案例，创建健康促进"新标杆"。2022年，杭州市居民健康素养水平达到41.99%，创历年新高，但不同人群的健康素养水平仍然存在较大差距。未来，杭州市应继续加强全民健康教育，创新"线上+线下"双模式、深化健康促进活动，创造支持性社会人文环境、增加农村地区健教力量，缩小城乡健康素养差距、积极应对人口老龄化，打造"浙里康养"标志性成果。

* 乐燕娜，杭州市职业病防治院党总支委员、书记、院长，杭州市医学会科普分会主任委员，主要研究方向为公共卫生和健康促进；邓旻，杭州市西溪医院党委书记，主要研究方向为中西医结合内科急危重症临床与科学；付玲，杭州市医学会服务中心综合办公室（学会科）科长、杭州市医学会副秘书长，主要研究方向为卫生经济；潘淑萍，杭州市医学会会员、组织部部长，主要研究方向为公共卫生（流行病与卫生统计）；余颖莹，杭州市医学会科教发展部部长，主要研究方向为公共卫生。

关键词： 健康素养　健康教育　健康促进

健康素养是健康素质的重要组成部分，是指个人具有获取、理解、处理基本健康信息和服务，并运用这些信息和服务做出正确决策，以维护和促进自身健康的能力。健康是人类生存和发展的基础，健康素养则是健康的决定性因素，对人民安康、国家富强和民族昌盛有着深远影响。

健康素养受政治、经济、文化、教育等因素的影响，杭州市已将居民健康素养水平作为衡量经济社会发展水平的综合评价指标，并由杭州市卫健委牵头，联合多个相关部门，多举措开展居民健康素养持续提升行动，为满足居民群众日益增长的健康需求，增进全民健康，贡献了杭州智慧。

一　杭州市提升居民健康素养实践背景

健康素养较早受到发达国家的重视，从 21 世纪开始，一系列以健康素养为主题的政策规范文件陆续出台。2000 年，美国发布的《健康人民 2010》（Health People 2010）便将健康素养列为重要目标之一，并开展了形式多样、针对性强的健康素养促进活动。2004 年，美国国立卫生研究院（NIH）发布了健康素养研究报告。2005 年，第六届世界健康促进大会通过的《全球健康促进曼谷宪章》，把提高人们的健康素养作为健康促进的重要行动和目标。[①]

我国对全国范围内的居民健康素养的调查始于 2006 年，由中国疾病预防控制中心健康教育所主导开展。2008 年 1 月，卫生部第 3 号公告向社会发布《中国公民健康素养——基本知识与技能（试行）》，并决定在全国范围内开展以"健康素养，和谐中国"为主题的中国公民健康素养促进行动（以下简称健康素养促进行动），[②] 并得出我国 2008 年居民健康素养水平为

---

① 姜莹莹、毛凡、张伟伟等：《健康促进政策发展对中国慢性病防控工作启示》，《中国公共卫生》2022 年第 3 期，第 381~384 页。

② 王萍：《国内外健康素养研究进展》，《中国健康教育》2010 年第 4 期，第 298~302 页。

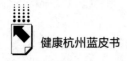
6.48%，到 2022 年该数字上升为 27.78%。这离不开我国一系列指导性规划和政策的制定与实施，习近平总书记在党的十九大报告中提出，要实施健康中国战略，必须坚持预防为主，深入开展爱国卫生运动，倡导健康文明生活方式。2019 年 7 月，国务院印发《健康中国行动（2019—2030 年）》，提出到 2022 年和 2030 年，全国居民健康素养水平分别不低于 22.00% 和 30.00% 的具体目标。在国家政策性文件的规划和指导下，各省市也密集"出炉"了一系列行之有效的居民健康素养提升措施，助力全民健康素质不断提高。

二 杭州市提升居民健康素养的政策和实践

（一）杭州市提升居民健康素养的政策体系构建

为持续稳步提升杭州市居民健康素养水平，杭州市政府始终树立"大健康"理念，践行将"健康融入所有政策"，坚持高位推动，陆续出台了一系列政策规划，初步形成了政府主导、部门联动、社会参与的工作格局。2017 年 10 月发布的《杭州市建设健康城市"十三五"规划》中指出要全面普及健康知识，加强新闻舆论宣传和文化导向，进一步完善健康教育阵地建设，创建一批健康单位、健康社区，实施健康影响因素系统干预。2021 年 10 月《杭州市公共卫生事业发展"十四五"规划》中提出要建立全社会参与健康教育与健康促进的工作机制，营造健康教育支持性环境，开展全民健康素养促进行动，推动全民健康行为科普运动，2025 年居民健康素养水平达到 40.00%。杭州市顶层规划的前瞻性指导，确保了居民健康素养水平提升工作的有序推进，为提高广大市民群众健康水平添砖加瓦。近年来杭州市提升居民健康素养主要工作文件如表 1 所示。

表 1　杭州市提升居民健康素养主要工作文件

序号	部门	主要文件	发文时间
1	杭州市卫计委	《"十三五"卫生与健康规划》	2017 年 10 月
2	杭州市卫计委	《中国防治慢性病中长期规划》	2017 年 10 月
3	杭州市爱卫办	《杭州市建设健康城市"十三五"规划》	2017 年 10 月
4	杭州市卫计委	《杭州市卫生计生委绩效管理规划(2016—2020)》	2018 年 2 月
5	杭州市人民政府	《杭州市人民政府关于推进健康杭州三年行动(2020—2022 年)的实施意见》	2020 年 12 月
6	杭州市卫健委	《杭州市公共卫生事业发展"十四五"规划》	2021 年 10 月
7	杭州市卫健委	《杭州市卫生健康事业发展"十四五"规划》	2021 年 10 月
8	杭州市卫健委	杭州市卫生健康委员会 2022 年工作总结和 2023 年工作要点	2023 年 5 月

（二）杭州市提升居民健康素养的工作实践

健康教育和健康促进是提升居民健康素养的两驾马车，是更好满足人民群众日益增长的健康需求最根本、最经济、最有效的措施。[①] 自 2013 年国家卫计委在全国范围内开展"健康中国行——全民健康素养促进活动"以来，杭州市便紧紧围绕国家及浙江省要求，营造全社会参与健康教育与健康促进的支持性环境，倡导"每个人是自己健康第一责任人"的理念，实施全民健康素养促进行动，初步形成了智慧型、创新型的居民健康素养提升机制。2023 年杭州市提出全年各类健康科普宣教总受益人数不少于 6000 万人次、全年开展健康巡讲活动不少于 200 场、每个县（区、市）至少建成一家健康科普基地等明确目标。

1.注重融合，打造健康教育"新高地"

发挥新媒体的"主阵地"作用。前期调研显示，当前新媒体因其广泛性、跨时空、跨地域、大容量、个性化、强交互等特点，已然成为健康教育

[①] 李晋芬、任学锋：《中国健康教育与健康促进的挑战机遇与展望》，《中国预防医学杂志》2018 年第 2 期，第 156~158 页。

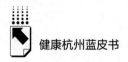

的主要途径。杭州市在普及全民健康知识与健康理念方面注重与新媒体融合，利用"互联网+"健康教育模式，创新科普形式，利用微信、抖音等新媒体平台，打造全媒体、广覆盖的健康信息传播平台，一方面针对有关健康养生的伪科学和谣言及时辟谣澄清，另一方面以公众需求为导向宣传科学的健康教育内容。着重利用媒体传播优势实现健康宣传的倍增效应，形成"一次采集、多种生成、多元传播"的健康教育网络。

组建高品质健康教育专家库。能否打造一支专业型、有百姓口碑的专家队伍是健康教育"走出去"的重要保证，也是打击健康伪科学的关键一环。前期调查结果也显示，大多数居民群众认为健康教育的根本和关键是要保证科学正确。杭州市选取不同学科类别、知识储备、形象风格的医学科技工作者组成各级专业队伍，打造出杭州金牌健康讲师团、"钱塘名医荟"直播平台等，传播健康好声音，发挥出广大医疗卫生工作者在健康教育中的科普先锋作用，确保推出的健康教育内容科学可靠。2023年8月，在健康科普职业技能竞赛中，杭州市代表队荣获团体一等奖和优秀组织奖，展现了杭州市健康科普专家团队过硬的专业技术水平。

差异化开展健康教育行动。前期调查结果显示，不同人群对于健康教育形式存在明显的需求差异性，如老年群体对电视广播等传统媒介仍存在较大需求等。为加强健康教育实效，使居民掌握基本的预防保健知识，杭州市切实发掘居民痛点和盲区，有的放矢地开展针对不同人群的健康教育项目，如在加强控烟宣教过程中，以青少年为重点，努力减少新增吸烟人口。在健康知识科普方面，通过大数据对居民的行为特征、观看需求进行分析，多渠道、精准化打造健康科普标杆项目，制作群众感兴趣、看得懂、学得会的健康科普内容，同时针对不同层次年龄段、地区、职业居民进行推送，深层次扩大健康知识的传播力和影响力，提升公众参与度。

创建专业有趣健康知识传播平台。调查结果显示，目前健康知识传播存在的主要问题包括内容雷同、重复度高、形式单一以及可读性较低等。对此，杭州市医学会一方面积极拓宽健康科普研究的覆盖领域，加强对薄弱领域的健康知识宣传；另一方面加强健康知识传播品牌建设，加强健康科普特色和活力，在确保健康知识来源可靠权威的基础上，注重把健康科普的科学性与趣味性、艺术性有机融合，达成良好的传播效果，实现健康科普的精品化、品牌化，切实提升居民健康素养水平；此外，还不断完善传播效果反馈方式，通过微博、微信等更具互动性、即时性的线上媒介，充分了解群众的意见建议，并在过程中进行相应的动态调整。

2. 持续发力，创建健康促进"新标杆"

深入推进健康细胞建设。健康细胞的建设是夯实健康城市基础的重要举措，杭州市抓住特色优势，在推进健康细胞建设中，持续扩大健康细胞覆盖面，强化社区（村）、单位健康基础设施建设，提升杭州亚运保障战斗力，截至 2023 年 8 月，全市共计培育健康机关、企业、商场、宾馆、餐厅、景点等各类型健康单位 2844 家（具体比例见图 1），二级以上医院已 100.00%创建为省级健康促进医院，中小学健康促进学校、健康社区覆盖率分别达96.00%、89.00%，其中 2022 年新增健康单位 395 家，二级以上医院创建省级健康促进医院 5 家，中小学健康促进学校 196 家。与此同时，杭州市涌现出了更多健康细胞样板，2023 年浙江省健康村镇、卫生村样板名单公布，杭州市共有 2 个乡镇、8 个村入选，截至 2022 年底，杭州市 97 个乡镇中，已命名国家卫生乡镇的有 60 个，占比为 62.00%，1922 个行政村已全部创建为省级卫生村，实现省级卫生村创建"满堂红"，并在社区（村）及有条件的单位设立健康自助检测点，配备体重、血压等自主模式测量设备。健康细胞建设的不断推进，激发了杭州市的健康活力，持续增进人民群众健康福祉。

持续增强医疗服务保障。做强医疗保障，抓实公共卫生是居民健康促进的重要载体。截至 2023 年，杭州"西湖益联保"商业健康保险参保人数已超过 500 万人。同时杭州市政府着力聚焦弱势人群，强化家庭和高危个体健康生活方式指导和干预，确保健康服务公平性和可及性。在婴幼儿健康保障方面，自 2022 年以来，先后发布国内首个《婴幼儿成长驿站管理规范》团体标准、地方标准，同期全市每千人托位数达 3.7 个，居全国前列。全国首创"医育结合"健康促进模式，将儿童保健专业力量有机导入婴幼儿照护

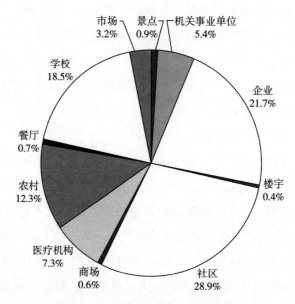

图1 杭州市各类健康单位培育情况

服务机构，提升家庭育儿能力，为婴幼儿早期发展提供技术支撑。全市实现基层医疗卫生机构与辖区婴幼儿照护服务机构签约服务全覆盖，打造老百姓家门口的育儿知识"补给站"，加强婴幼儿健康管理和数据监测，儿童肥胖率等管理指标持续向好。在老年人健康保障方面，成功举办杭州市老年健康促进活动——2023年老年健康宣传周暨百场老年健康服务进社区（村）活动，并继续推出杭州卫健"助老义诊日"活动，开展义诊咨询、老年人科学健身技能培训活动，推广太极拳、八段锦、五禽戏等适合老年人的传统运动项目，持续扩大健康服务覆盖面。全市开展家庭养老照护床位试点工作，累计建床近千张。杭州市的"组合拳"，推进全市居民健康素养持续提升。

打造标志性健康相关案例。杭州市着力打造更多具有杭州特色、浙江辨识度的健康建设标志性成果。2023年，第一届中国健康促进大会在杭州召开，并发布《健康促进杭州宣言》，提出要动员社会各界达成"同一世界、同一健康"共识，凝聚社会力量、提升专业力量、强化科技力量、动员志愿力量、激励个人力量，共同护佑人民健康，共同建设幸福家园，共同守护人类健康美好未来。家庭养老照护床位试点工作经验入选民政部、财政部居家和社区养老服务改革试点工作全国优秀案例;"西湖益联保"入选人民日报健康客户端"八大综合优秀案例";"数字赋能医院管理""以'健康大脑'助力提升医疗服务水平"等 5 项健康行动案例入选人民网·人民健康频道"2022 健康中国创新实践案例";"全民共享智慧健康养老""数智好孕""天目医享""秀水卫士""看中医到拱墅"等 17 项健康行动案例入选省级优秀案例,其中 10 项被评为省级示范样板;市本级、萧山区、临安区的 3 个案例入选 2022 年度省健康影响评价十大优秀案例,以上各项案例入选数量均位列全省第一名,为浙江省打造健康中国省域示范区贡献了杭州力量。

三 杭州市居民健康素养提升效果调查和展望

(一)杭州市居民健康素养水平情况

2023 年调查结果显示,2022 年杭州市居民健康素养水平达到 41.99%,相比上一年度增加 1.75 个百分点,创历年新高(见图 2)。也就是说,目前平均每 100 个杭州人(15~69 岁)中,约有 42 人具备了基本的健康素养,了解基本的健康知识和理念、掌握健康行为生活方式和内容并具备基本的健康技能。

具体来看,第一,近三年来,杭州市 54 岁以下居民的健康素养水平稳步提高,占比最高的是 25~34 岁组,为 62.84%,35~44 岁组次之,占比为56.29%,其中,15~24 岁组较 2021 年增幅最大,增长了 5.44 个百分点;第二,2022 年度杭州市健康理念知识水平达 54.87%,较 2021 年增加了2.16 个百分点,增加幅度最高的为居民健康技能素养水平,达到 36.74%,较 2021 年增加了 2.70 个百分点,充分显示杭州市积极开展健康知识宣传普及行动所取得的良好实效,广大居民将掌握的健康知识有效转化为文明健康的生活方式和自觉行为;第三,安全与急救方面素养水平最高,六类健康问题的素养水平从高到低依次为安全与急救(71.22%),较 2021 年增加了

2.32 个百分点，科学健康观（65.14%），较 2021 年增加了 2.80 个百分点，健康信息（50.85%），较 2021 年增加了 1.50 个百分点，慢性病防治（44.16%），较 2021 年增加了 1.36 个百分点；第四，不同人群的健康素养水平仍然存在较大差距，在不同年龄段中 54~64 岁组和 65~69 岁组健康素养水平仍处于低位，分别仅为 15.62% 和 9.20%，不同职业人群中农民健康素养水平最低，仅为 12.35%。

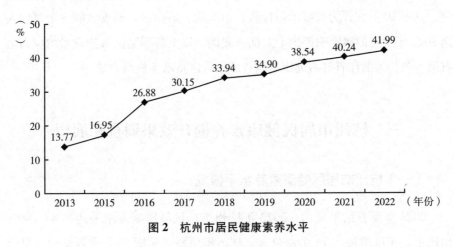

图 2　杭州市居民健康素养水平

（二）杭州市居民对健康教育科普需求情况

居民了解和掌握必备健康知识，是提升健康素养水平不可或缺的一环，因此，杭州市医学会于 2023 年对杭州市居民健康科普需求情况进行调研，以期为下一步杭州市健康教育和健康促进工作提供参考。

1. 杭州市居民获取健康科普知识的基本情况

此次调查中，杭州市居民认为获取健康科普知识比较方便有效的途径依次为网络上搜索、浏览（67.88%），找医生询问（45.74%），固定收看电视节目（39.40%），与家人、朋友交流（37.21%），听广播及音频节目（34.31%），订阅报纸杂志（31.82%），其中订阅报纸杂志是居民认为有效获取健康科普知识便捷程度最低的途径，提示随着网络信息技术日新月异，传统纸质媒介的功能性正在迅速下降。

不同年龄段中，在网络上搜索、浏览健康科普知识是 60 岁以下年龄段的居民认为最方便有效的获取途径，而 61 岁及以上年龄段的居民则认为固定收看电视节目更为方便有效（见表 2）。

表 2　居民认为获取健康科普知识方便有效的途径

单位：%

方便有效的获取途径	18 岁及以下	19~35 岁	36~50 岁	51~60 岁	61 岁及以上
网络上搜索、浏览	64.18	72.22	64.77	60.34	36.00
找医生询问	44.03	48.18	39.45	49.14	44.00
固定收看电视节目	47.01	37.65	41.35	33.62	50.67
与家人、朋友交流	41.79	37.23	37.13	31.03	38.67
听广播及音频节目	29.85	30.43	42.62	41.38	41.33
订阅报纸杂志	31.34	29.27	36.50	37.07	36.00

健康科普作为专业性、权威性的知识获取途径，科学可信是最基本的准则。此次调查中，科学的、值得信赖的科普知识也是所有年龄段杭州市居民最喜爱的类型，总体占比高达 79.50%；其次是简单明了、易于理解的科普知识类型，占调查对象整体的 65.04%，健康科普的受众通常为非医学专业人员，因此，通俗易懂的健康知识更易于被大众所接受。

不同年龄段中，生动、有趣的健康科普知识更加受到年轻群体的喜爱；而相对年轻群体，讲解详细、信息量大的健康科普知识类型更受老年群体的喜爱，提示在健康科普活动的宣教过程中，针对老年群体的科普讲解应该更加详细、有耐心（见表 3）。

表 3　不同年龄段居民喜爱的健康科普知识类型

单位：%

健康科普知识类型	18 岁及以下	19~35 岁	36~50 岁	51~60 岁	61 岁及以上
科学的、值得信赖的	87.31	83.75	70.04	68.97	73.33
简单明了、易于理解的	59.70	66.58	63.92	64.66	57.33
生动、有趣的	44.78	44.94	38.82	32.76	29.33

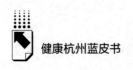

健康科普知识类型	18 岁及以下	19~35 岁	36~50 岁	51~60 岁	61 岁及以上
互动性好、体现百姓观点的	40.30	40.46	32.07	31.03	38.67
让人意外、感觉新奇的	45.52	36.40	35.02	29.31	37.33
讲解详细、信息量大的	34.33	28.36	36.29	37.07	41.33

此次调查中，居民最关注的健康问题依次是疾病的科学预防（61.55%）、日常的养生保健（58.90%）、疾病的诊断与治疗方法（56.96%）、饮食的安全与营养（54.56%）、科学有效的运动（52.77%）、科学的用药方法（48.08%）、心理健康（40.20%）和其他（2.09%）。

在不同年龄段中，18 岁及以下的群体最关注的健康问题为疾病的诊断与治疗方法，对心理健康相对不感兴趣；而随着年龄的增长，19~35 岁的青年群体最关注的健康问题是疾病的科学预防；36~60 岁的中年群体却对日常的养生保健最为关注；61 岁及以上的老年群体对疾病的诊断与治疗方法最感兴趣，但对科学有效的运动关注度相对较低（见表 4）。

表 4　不同年龄段居民关注的健康问题

单位：%

关注的健康问题	18 岁及以下	19~35 岁	36~50 岁	51~60 岁	61 岁及以上
疾病的科学预防	58.21	65.75	56.54	52.59	45.33
日常的养生保健	48.51	60.28	59.49	60.34	49.33
疾病的诊断与治疗方法	64.93	59.62	51.48	44.83	53.33
饮食的安全与营养	51.49	58.96	47.26	46.55	48.00
科学有效的运动	52.24	54.64	49.37	56.03	40.00
科学的用药方法	49.25	46.85	50.21	52.59	45.33
心理健康	47.76	43.78	31.22	30.17	41.33
其他	4.48	1.66	1.05	1.72	12.00

2. 杭州市居民对当前健康教育科普工作满意度情况

在此次调查中，有 42.94% 的杭州市居民对当前健康教育科普工作非常满意；仅有 0.70% 的居民认为健康教育科普工作效果差；而认为满意和基本满意的人数占比接近 50%（见表 5），提示健康教育科普工作有待进一步优化和提升。不同性别中，男性选择非常满意的占比显著高于女性，且差异有统计学意义，提示相较女性，男性对杭州市健康教育科普工作更加满意。在不同年龄段中，36~50 岁的居民是选择非常满意占比最高的群体；而 61 岁及以上的居民是认为杭州市健康教育科普工作差占比最高的群体。在不同职业中，共有超过半数（55.60%）的机关事业单位群体对杭州市健康教育科普工作非常满意，且显著高于其他群体；学生群体选择非常满意的占比则相对最低，差异具有统计学意义。在不同健康状态的群体中，患有急性病群体的满意度最高；健康状态群体选择非常满意的比例显著高于亚健康状态的居民。

表 5　杭州市居民对当前健康教育科普工作的总体满意度情况

单位：人，%

类别	人数	占比
非常满意	861	42.94
满意	542	27.03
基本满意	399	19.90
一般	189	9.43
差	14	0.70

（三）杭州市提升居民健康素养未来展望

1. 加强全民健康教育，创新"线上+线下"双模式

整合卫健系统的健康教育资源，完善"两库一机制"（健康教育专家库、资源库和激励机制），持续开展"杭州金牌健康讲师"选拔赛和健康科普技能竞赛，打造居民信得过、靠得住的健康科普团队。健康教育科普内容在确保可靠权威的基础上，注重与趣味性、艺术性的有机融合，吸引居民深度参与。不断完善健康知识传播反馈，充分了解群众的意见建议，对传播内容及形式进行相应的动态调整，实现健康科普的精品化、品牌化。创新

"线上+线下"双模式,探索建立杭州居民健康科普矩阵,加大健康知识传播力度,"线上"依托互联网优势,持续创新健康科普形式,将健康知识通过便捷精准的网络平台、互动有趣的科普课堂、名医直播互动形式进行广泛的宣教;"线下"深入开展"杭州金牌健康讲师"进社区、进学校、进农村等活动,提高居民获取健康知识的精准性、专业性与有效性。

2. 深化健康促进活动,创造支持型社会人文环境

合理膳食、科学运动、戒烟限酒、心理平衡是当今人类健康生活的四大基石,① 杭州市应继续深入推进全民健康生活方式行动,强化家庭和个体健康生活方式指导和干预。进一步完善营养工作制度和工作体系,建立健全市、县(区、市)两级营养健康指导委员会,强化营养和食品安全监测评估,发展营养健康产业,全面推进合理膳食行动,加强孕产妇、少年儿童、老年人、患者等重点人群营养干预,倡导吃动平衡;倡导健康生活方式,加强社区(村)、单位基础设施建设,推进健康促进场所和健康细胞创建,为居民提供科学合理的运动场所和器械,鼓励引导志愿者参与,指导社区(村)居民(村民)学习健康运动方式;建立烟草使用、饮酒行为等影响健康的行为和生活方式监测评估系统,加强公共场所控烟执法力度,运用信息化手段加强吸烟监督管理和控烟宣教,推进无烟环境建设,以青少年为重点,努力减少新增吸烟人口;创造支持型社会人文环境,关注居民对健康生活的美好需求,引导居民建立良好的人际关系,积极参加社会健康活动。

3. 增加农村地区健教力量,缩小城乡健康素养差距

农村是健康教育和健康促进的薄弱环节,要正确理解和认识农村健康教育的作用,把农村健康教育作为一项社会系统工程和长期性工作来抓。动员民间力量和社会参与,积极争取社会各界对农村健康教育的支持,充分发挥各行业在农村健康教育中的作用,鼓励企业参与农村健康教育,重视学校、乡镇卫生院、大众传媒等机构对农村健康教育的支持作用。

---

① 《合理膳食、适量运动、戒烟限酒、心理平衡》,《中国慢性病预防与控制》2008年第6期,第609页。

在健康教育进农村文化大礼堂全覆盖的基础上，优化健康教育资源，突出共治、共建、共享、共融服务主线，有针对性地精选农民需要的健康知识与技能，用心、用情、用力做优民生答卷，点对点输送健康知识，提高农村居民获得健康知识的便捷性与主动性，不断增强群众获得感和幸福感。明确教育的重点地区、重点人群和重点内容，努力缩小农村与城镇地区居民的健康素养水平差距，全面筑牢"共同富裕"健康根基。

4. 积极应对人口老龄化，打造"浙里康养"标志性成果

积极应对人口老龄化是实现"健康共富"的基本要求，是满足老年人不断增长的美好生活需要的基本前提。[①] 要把积极老龄观、健康老龄化理念融入健康宣教、促进全过程，持续推进工作创新，根据老年人的文化背景的差异以及特殊需求，适时调整健康教育类型，积极运用数字化手段赋能养老，促进健康宣教内容和形式上的知识性、科学性、趣味性和通俗性相融合，跳出业务提升养老服务，借助云上老年大学等项目，开展健康保健知识咨询活动，及时解答老年人的健康问题，满足老年人健康科普需求。利用老年人活动的场所，如老年干部活动中心、老年大学等，深入开展老年健康促进行动。积极引导老年人参与社区志愿服务活动，以促进老年人不断积累健康知识，树立健康信念，规避健康风险行为，达成健康生活方式和行为。[②] 在提升全民健康素养行动中打造"浙里康养"标志性成果，不断增强老年人的获得感、幸福感、安全感。

---

① 林宝：《完善养老保障与服务体系 积极应对人口老龄化》，《中国人口科学》2023年第4期，第14~18页。
② 李成波、闫涵、熊智强等：《城市社区对老年人健康素养的影响——基于中国西部地区三省市老年人抽样调查的经验数据》，《人口与发展》2021年第2期，第124~135页。

B.10
杭州市中医药文化传承创新在健康杭州建设中的作用及举措

朱德明*

摘　要： 杭州中医药文化是中国中医药文化的有机组成部分。研究杭州中医药文化，首要任务是研究杭州中医药与哲学社会科学的交叉、杭州中医药文化与杭州区域文化的交融历程。近年来，为了研究、传承、创新杭州中医药文化，助力健康杭州建设，杭州市投入了大量的人力、物力，并采取了相应措施，例如，印发《杭州市中医药发展"十四五"规划》，并从中提出打造杭州特色中医药文化实施措施，出版中医药文化专著，创建中医药博物馆，普查中医药遗址，恢复中医药文化街区及村镇，传承与创新传统医药非物质文化遗产，建设中医药文化养生旅游示范基地，推广药膳，中医药文化进社会，举办中医药文化节等。虽然杭州中医药文化发展取得的成绩显著，但在发展过程中发现的问题也不少，例如，中医药文化概念模糊不清，对中医药文化的研究严重不足，中医药文物保护力度不够，重评审轻保护等。针对存在的问题，杭州市对健康杭州建设采取了进一步完善措施：加强中医药文化工作领导，加强中医药文化人才队伍建设，加大中医药文化建设投入，加强杭州中医药文化研究，开发中医药养生研学产品，创建中医药文化旅游带，完善中医药文化工作考评等。去粗取精，集思广益，全力推进健康杭州建设工程，有助于传承杭州中医药文化，增进杭州人民健康福祉，助力打造新时代中医药文化高地，加快杭州健康治理现代化进程。

关键词： 中医药文化　传承创新　健康杭州

---

* 朱德明，浙江中医药大学浙江中医药文化研究院执行院长，浙江省哲学社会科学重点培育研究基地执行负责人，教授，主要研究方向为中医医史文献、中医药文化。

习近平总书记指出："中医药是中华民族的瑰宝，一定要保护好、发掘好、发展好、传承好。"中医药以其独特优势和作用，在抗击新冠疫情中发挥了重要作用，为国际社会提供了独具中医药特点的"中国方案"。中医药文化是中华优秀传统文化的重要组成部分，是中医药学发生发展过程中形成的精神财富和物质形态，是中华民族几千年来认识生命、维护健康、防治疾病的思想和方法体系，是中医药服务的内在精神和思想基础。

因此，回眸 2013~2023 年，尤其是 2022~2023 年杭州市中医药文化传承创新对健康杭州建设的实践作用，提出 2024~2025 年的应用对策，对健康杭州治理现代化，意义非凡！

一　杭州市中医药文化的传承创新

历史文化名城杭州，洋溢着悠久的中医药文化。近年来，为了传承创新悠久的杭州中医药文化，杭州市投入了大量人力、物力，效果显著。

（一）政策支持

1.《中共浙江省委　浙江省人民政府关于促进中医药传承创新发展的实施意见》

2020 年 12 月，浙江省委、省政府印发了《促进中医药传承创新发展的实施意见》，对中医药文化发展提出了新要求，打造"浙派中医"文化品牌，实施"浙派中医"传承创新工程，深入开展中医药文化推进行动计划。加强中医药传统文献研究，编纂"浙派中医"系列丛书，建设省中医药古籍和传统知识数字图书馆。加大非物质文化遗产名录中传统医药类项目的保护传承力度，发挥民间中医的作用，鼓励优秀中医传承人开展传习收徒活动。支持中医药博物馆、文化馆、宣传教育基地建设，进一步丰富中小学、党校等中医药文化教育，广泛开展中医药科普宣传，提升全民中医药文化素养。支持中医药文化与养生、旅游融合发展。到 2025 年，培育一批中医药健康旅游基地和中医药文化养生旅游基地。

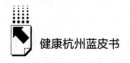
2.《浙江省中医药发展"十四五"规划》

2021年5月25日,经浙江省政府同意,浙江省发展和改革委员会、浙江省经济和信息化厅、浙江省农业农村厅、浙江省卫生健康委员会、浙江省中医药管理局联合发布了《浙江省中医药发展"十四五"规划》,对中医药文化发展提出了新要求,全力打造"浙派中医"文化品牌。深挖中医药文化资源优势,强化中医药古典医籍精华保护与研究利用,完善学术、学派、学科传承,搭建中医药文脉传承与文化传播载体,全面融入"一带一路"重要枢纽和国内国际双循环战略枢纽建设,大力推进国际中医药文化和服务的交流合作,更好向国际社会展示中医药文化魅力,形成更具深度和广度的中医药文化影响力。

3.《中共杭州市委 杭州市人民政府关于促进中医药传承创新发展的实施意见》

2021年5月28日,杭州市委、市政府发布的《关于促进中医药传承创新发展的实施意见》提出,提升杭州中医药文化底蕴,着力打造"钱塘医派"品牌,组织举办中医药文化节等活动,组织编撰《杭州中医药史》和拍摄中医药文化宣传片。加大力度营造推进中医药文化进校园、进社区,营造浓厚的中医药文化氛围。积极将中医药服务和文化体验融入亚运会等重大体育赛事,展现杭州中医药特色,不断扩大国际影响力。

4.《杭州市中医药发展"十四五"规划》

2021年9月22日,杭州市卫健委、杭州市发改委《关于印发〈杭州市卫生健康事业发展"十四五"规划〉〈杭州市公共卫生事业发展"十四五"规划〉的通知》(杭卫发〔2021〕103号)中指出:"打造杭州特色中医药文化。深入挖掘'钱塘医派'的学术内涵,深化河坊街、拱宸桥西直街等一批中医药文化与产业相融合的中医药特色街区和胡庆余堂、广兴堂等特色堂馆建设,将中医药服务和文化体验融入亚运会等重大赛事,促进国际传播和交流。预计到2025年底,挖掘打造杭州十大中医流派、培育国家级中医药健康旅游示范基地和省级中医药文化养生旅游示范基地不少于20个。"

上述浙江省委、省政府和杭州市委、市政府印发的"十四五"期间中医药文化实施意见，遵循了习近平总书记对中医药文化建设的指示精神，符合健康杭州建设的需求。给杭州市中医药文化传承创新工作指明了方向，给予了强有力的政策保障，这极大地推动了"十四五"期间头三年杭州市中医药文化传承创新工作，并取得了骄人业绩，主要表现在中医药文化研究、中医药文化论坛、中医药博物馆建设、中医药遗址探寻与保护、中医药文化街区及村镇建设、传统医药非物质文化遗产传承与创新、中医药文化养生旅游示范基地建设、浙江省十大药膳中的杭州佳肴、中医药文化进社会、中医药文化进校园、中医药文化节 11 个方面，措施有效，成就显著。

（二）具体措施

1. 中医药文化研究

2013 年 11 月，朱德明专著《浙江医药通史》（古代卷、近现代卷，230 万字），其中大量内容为杭州中医药文化，由浙江人民出版社出版发行。2016 年 11 月，朱德明专著《南宋医药发展研究》，因南宋定都临安（今杭州），书中大量内容为南宋时期杭州中医药文化，由人民出版社出版发行。2018 年，浙江科技出版社出版了陈志道主编的《杭州市民间经方及验方集》。2019 年，浙江大学出版社出版了詹强专著《中国近代牌匾的中医药元素》，分功德匾、医师行医匾、药店匾。2022 年，中国中医药出版社出版了朱德明编著《胡庆余堂》，分江南药王、百年基业上下两篇，共九章。本书史论结合，向世人展现了"江南药王"深邃的经营谋略和严谨的管理方法，以及耕心、是乃仁术、真不二价、戒欺、采办务真、修制务精、顾客乃养命之源等企业宗旨，全面论述了胡庆余堂的发展历程及品牌特色。《胡庆余堂》具有"存史、资政、育人"的功能，彰显了诚信企业的历史先声和独特的企业文化，对传承中医药文明、开创未来的中医药事业具有借鉴和示范作用。2023 年，《楼英中医文化》《桐君中药文化》将由中国中医药出版社出版；杭州市卫生健康委员会编撰的《杭州中医药史》，将由浙江古籍出版社出版；杭州市中医药学会编撰的《杭州市中医药学会发展史》，将由浙江

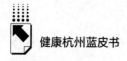

人民出版社出版；朱德明专著《浙江省国家级非物质文化遗产代表性传承人口述史丛书·（张氏骨伤疗法）张玉柱卷》，将由浙江人民美术出版社出版。

2. 中医药文化论坛

从 2017 年 12 月起，杭州市每年举办一期"钱塘中医"论坛，邀请国医大师以及知名中医药文化专家做主题学术报告，以线上、线下等方式传承弘扬杭州中医药文化。2019 年 6 月，由浙江省中医药学会、浙江省立同德医院联合主办的萧山医家楼英文化传承研讨会、楼英祭祀活动在杭州市萧山区举行。中国中医科学院、香港浸会大学、浙江省中医药研究院、浙江中医药大学有关知名专家以及楼英后裔交流发言，深入挖掘萧山楼英中医药文化。

3. 中医药博物馆建设

1987 年，胡庆余堂在古建筑群内，创办了中国首家以中药为主题的博物馆。博物馆建筑面积 4000 多平方米，分别由陈列展厅、中药手工作坊厅、养生保健门诊、名医馆、营业厅和药膳餐厅六个部分组成。胡庆余堂中药博物馆是杭城的一张"金名片"，是我国最早的中药专业博物馆，现为国家二级博物馆，也是全国中医药文化宣传教育示范基地。

中国千岛湖中医药博物馆，位于淳安县临岐镇。2019 年 5 月，在淳安县临岐镇党政班子领导下，由浙江中医药大学朱德明教授具体实施建成，向世人展现了江南中医药发展的历程。博物馆分为中医和中药两大展区，自开馆以来一直致力于传播传统中医药文化，是国家 2A 级旅游景区、淳安县中小学生研学旅行基地、淳安县中小学生第二教学课堂、淳安县爱国主义教育基地、淳安县文化创意产业基地等。截至 2021 年 9 月，共接待中小学生、高等院校学生参观考察学习团 93 批次，共计 3739 人次，接待旅游观光及党政机关事业单位考察团队 32 批次，共计 1682 人次，散客约计 4500 人次，在传播中医药文化尤其是临岐镇中药文化方面发挥了积极作用，中国千岛湖中医药博物馆带动了临岐镇中药产业链的发展。2020 年，中国千岛湖中医药博物馆被浙江省文化和旅游厅、省卫生健康委员会、省农业农村厅、省中医药管理局等厅局联合评为浙江省中医药文化养生旅游示范基地。

2022 年 11 月，杭州市中医院牌匾馆开馆，馆藏 300 多块中医药牌匾，打造了弘扬、传播、普及中医药文化的阵地。

4. 中医药遗址探寻与保护

2022 年 5 月 11~12 日，浙江中医药文化研究院副院长朱德明教授到胡雪岩坟茔扫墓。胡雪岩墓位于杭州市西湖区转塘街道中村（原泗乡）杨家门鹭鸶岭。

2022 年 5 月 22 日，浙江中医药文化研究院副院长朱德明教授寻觅浙江中医专门学校创始人傅嬾园故居。

5. 中医药文化街区及村镇建设

从"十二五"期末开始，杭州市整合中医养生、医疗、康复、文化、中药材等资源，在市区打造了中医药一条街，在农村打造中医药特色小镇。杭州市着力打造上城区河坊街、五柳巷·建国南路、拱墅区桥西直街中医一条街等一批富有特色的中医药特色街区。汇聚了胡庆余堂、方回春堂、叶种德堂、张同泰等"百年老店"，传承知名中医药品牌内涵，提升中医药的影响力和辐射力。

吴山采芝岩位于杭州市西湖区吴山景区内，"采芝岩""栽药圃"摩崖石刻述说着古人培育种植药材的历史。彩霞岭社区通往杭州市四医院的单孔石拱桥——嵇接骨桥，始建于南宋。因时有嵇姓行医者住此，世传秘术，善治骨损，时人以"嵇接骨"来标榜其医术，故名。坐落于伍公山的药王庙，始建于宋朝，原名惠应庙，明清时逐渐演变为药王庙。明末清初，卢之颐、张遂辰、张志聪等医者以侣山堂为主要活动场所，"侣山堂"原址位于吴山西北山脚粮道山路上，杭州名医们在此诊疗、讲学与研究，开创了"钱塘医派"。对于这些中医药文化遗址遗迹，杭州市政府采取了完善的保护措施。

杭州市充分利用生态景观资源、山地资源、温泉资源、中医药种植等优势资源，加快长乐创龄健康小镇、临安颐养小镇、临安湍口温泉小镇等平台的搭建，引进知名中医药康养服务机构，促进中医药和休闲旅游、农业种植等业态相融合，促进中草药种植、中医药康养、中医药休闲疗养等中医药健康养生领域的快速发展。2019 年，淳安县临岐镇被列入农业农村部中药材

特色小镇创建示范乡镇。

6. 传统医药非物质文化遗产传承与创新

2020年，杭州市传统医药非物质文化遗产代表性传承人及专家参加了浙江省文化和旅游厅、杭州市人民政府主办的浙江·中国非物质文化遗产博览会·传统医药非物质文化遗产项目展示活动。在2020年"文化和自然遗产日"前后集中开展非遗宣传展示活动，主题"非遗传承，健康生活"，围绕列入各级非遗代表性项目名录的传统医药非遗代表性项目，宣传展示近年来保护传承的重要成果和优秀实践案例，交流保护经验和措施。深入挖掘非遗在促进人民群众身心健康方面的典型案例和生动事迹，宣传非遗在防控新冠疫情中的积极作用，策划举办传统医药讲座、讲坛等。2020年9月，浙江电台《小雨说非遗》栏目《康养与非遗》专题，报道了方剑乔、朱德明等专家讲解杭州市传统医药非物质文化遗产概况。

胡庆余堂中药博物馆等非遗馆与权威媒体合力宣传中医药非遗，通过微信公众号等自媒体普及中医药的作用。2022年胡庆余堂中药文化节开幕式上，胡庆余堂在"新潮流"中品味中药文化，打造中药文化版"数字藏品""沉浸式剧本杀""研学之旅"IP矩阵。

截至2022年，有多个传统医药非物质文化遗产代表性项目在杭州地区。其中，国家级项目有5个：胡庆余堂中药文化（第一批）、朱养心传统膏方制作技艺（第三批）、张氏中医骨伤疗法（第三批）、方回春堂传统膏方制作工艺（第四批）、桐君中药文化（第五批）。省级项目有9个：张同泰道地药材、叶种德堂中医药文化、姚梦兰中医内科、田氏妇科、彭祖养生文化、茶亭伤科、万承志堂中医药养生文化、何氏妇科、詹氏中医骨伤疗法。截至2021年，市级项目有11个：广兴药膳、叶种德堂传统药酒制作技艺、梨膏糖传统制作技艺、俞同春中药炮制技艺、张同泰中药文化、赵氏正骨复衡疗法、天禄堂中医药文化、周氏骨髓炎疗法、天目山中药文化、钱氏烧伤疗法、桐君采药文化。

7. 中医药文化养生旅游示范基地建设

截至2023年12月，杭州市共有24个中医药基地入选浙江省中医药文化养生旅游示范基地。它们分别是 2013 年首批入选的杭州市清河坊历史文化特色街区、桐君堂（杭州桐君堂医药药材有限公司）、杭州东方文化园、江南春堂同来湾中药材种植基地（杭州江南春堂生物科技有限公司），2015 年入选的建国南路中医街，2016 年入选的杭州市中医院广兴堂国医馆、江南养生文化村，2017 年入选的浙江农林大学中医药文化教育基地，2018 年入选的杭州余杭区创龄生物中草药基地、杭州千岛湖逸之园铁皮石斛种植基地，2019 年入选的杭州大下姜中医药文化养生基地、浙江敬存仁生物科技有限公司，2020 年入选的浙江中医药大学浙江中医药博物馆、杭州九仙生物科技有限公司、中国千岛湖中医药博物馆，2021 年入选的杭州市富阳中医骨伤医院、中国兵器装备集团杭州疗养院、浙江韵芝堂生物科技有限公司、浙江花城食用花卉养生基地，2022 年入选的杭州胡庆余堂中药博物馆、崤山小叠空梦想田园生态旅游区、杭州千岛湖金紫尖铁皮石斛有限公司，2023 入选的杭州方回春堂河坊街馆、桐君山。

22 个杭州市"浙江省中医药文化养生旅游示范基地"充分依托底蕴深厚的中医药文化、积极利用得天独厚的人文环境，以及湖泊、湿地、温泉、森林等自然资源优势，建立"中医药+健康养生+文化传播+生态旅游"相融合的中医药康养产业体系，成功打造了一批可看、可玩、可感受的健康消费体验点，开发集生态旅游、科学普及、商务会展、养生休闲、观光购物等服务于一体的中医药康养综合新业态，创建一批杭州中医药产业特色品牌，构建中医药康养旅游产业体系。

8. 浙江省十大药膳中的杭州佳肴

2019 年 9 月，浙江省中药材产业协会、浙江省中医药学会、浙江省营养学会、浙江省餐饮行业协会和磐安县人民政府联合成立了第一届浙江省十大药膳评选组委会，并组织开展了第一届浙江省十大药膳评选活动，评出了第一届"浙江省十大药膳"，杭州胡庆余堂药膳餐饮有限公司的"江南鱼米之香"、杭州广兴堂文化保健有限公司的"乾隆太极饭"、淳安县万记淳菜府"淳味十全暖锅"占据了首届"浙江省十大药膳"中的 3 个席位。截至 2023 年 9 月，该活动已圆满举办五届评审工作，其中以胡庆余堂药膳为首

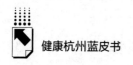
的杭州药膳摘得多个桂冠，对健康杭州建设意义显著。

9. 中医药文化进社会

杭州市积极推进中医药文化进乡村、进社区、进家庭、进机构等，加强中医药文化宣传基地建设，促进中医药文化和知识的普及，提高各方面对中医药文化的认识，增强文化自信。建设有一批中医药科普基地，完善中医药文化宣传科普网络，采用讲堂、论坛等传统形式及微博、微信、短视频等新媒体形式，提升中医药科学知识普及度。

2023年9月，杭州亚运会期间，杭州市中医院建设的杭州市亚运会主媒体中心中医药文化体验馆隆重开馆。作为中医药文化进亚运的重要载体，杭州市中医院与杭州亚组委合作，在亚运主媒体中心建设了中医药文化体验馆，并在杭州亚运会期间为世界各地媒体朋友提供中医药服务，展示中医药魅力。中医药文化体验馆突出服务功能，注重保健服务与文化展示并重，通过提供学习性、体验性内容，展示认知度高、易于接受的中医药知识，知识性、体验性、互动性强。

10. 中医药文化进校园

近年来，中医药文化进小学工程开展得如火如荼，百草园已落地杭州市钱江外国语实验学校、杭州市崇文实验学校、杭州市时代小学、杭州市东城外国语实验学校、杭州市建兰中学，共开发1000平方米百草园种植苗圃，播种了102种中草药，近5000名学生参与了中草药种植和学习中医药文化的活动。浙江中医药大学浙江中医药文化研究院开展中医药文化进中小学活动。2021年7月，杭州市滨江区滨文小学集团与浙江中医药大学签订合作协议，借助高校的资源优势，助力学校争创中医药文化特色学校。在合作期间，两校以"弘扬中华优秀传统文化，促进青少年身心健康"为宗旨，本着"资源共享、优势互补"的原则，发挥高校学科、人才、科技等优势，满足学生多样化学习需求，持续推进中医药文化进校园，为中医药文化传播增添新活力，把学校建设成中医药文化进校园的重要示范基地。其与滨文小学共创中医药文化校园，创建岐黄博物馆、远志本草园和钱江中医廊三大场馆，普及中医药知识，传承中医药文化，助力学校从小培养青少年对中医药文化的兴趣。2023年5月25日，滨文小学中医药文化节暨岐黄博物馆、远志本草园、钱塘中医药廊正式开馆。2023年下半年，已启动了浙江中医药大学附属阳陂湖小学中药文化馆、杭州三墩小学中医药文化陈列馆、余杭区沈括小学中医药文化陈列馆等的创建工作，极大地推动了中医药文化进小学工程，使中医药文化深入儿童心灵。

同时，浙江中医药大学与滨文小学联袂编制了一套中医药文化校本课程教材——《走近中医药》。该教材共12册，覆盖小学全学段，内容包括了解中医、认识方药和养生保健、名医名家、中医药文化等，辅以看、想、识、做等适合学生特点的实践内容。同时还搭建一系列感悟中医药文化的载体——课外实践平台，根据不同学段学生的特点，集团建立了中医药经典诵读、文创设计、标本制作、传统保健体育等学生社团，为沁润中医药文化提供平台，培养学生对中医药文化的浓厚兴趣。

2022年6月1日，方回春堂走进杭州第二中学，双方共同揭牌成立"杭州二中方回春堂中医药文化实践基地"，将中医药文化引进校园，让高中生在学习与实践中切实感受中医药文化的价值与魅力，进一步弘扬传承中医药文化。2023年5月29日，杭州第十四中学附属学校、康桥街道社区卫生服务中心承办"国潮校园·中医药文化节"。活动以"杏林育娃迎亚运，中医飘香润校园"为主题，通过政府搭台、部门支持和医校社协同的形式，多载体培养孩子们对中医药的兴趣，引导"孩子教育孩子""孩子传递家庭"，多渠道点亮学生对中医药的兴趣，引导青少年主动成为中医药文化的传播者、践行者。中医药文化进校园活动，结合当下人们对健康和传统文化的兴趣需求，培养青少年从小建立起正确的生活习惯和方式，以及对中国传统文化的兴趣。

11. 中医药文化节

2019年10月25日，由杭州市卫健委举办的杭州首届中医文化节暨中医养生保健操展示活动，在拱墅区运河广场举行。以后，每年都举办杭州中医文化节，传承与弘扬杭州中医药文化精粹。

近年来，在杭的浙江中医药大学，省、市、县（区）中医院，胡庆余

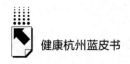

堂、方回春堂等大中型中医药企业，临岐药镇、药材交易市场等，每年都举办中医药文化节，使中医药文化深入人心。

上述杭州市中医药文化传承创新对健康杭州建设的 11 个方面成效，是近年来杭州市委、市政府以及杭州市卫健委、杭州市文旅局、浙江省中医药管理局，以及杭州师范大学、浙江中医药大学、浙江中医药文化研究院、浙江省非物质文化遗产保护协会传统医药专业委员会和杭州市中医药行业学会、从业人员的共同努力结出的硕果。

二 杭州市中医药文化传承创新存在的问题

（一）中医药文化概念模糊不清

杭州市中医药行业的中医药文化概念模糊不清，将中医基础理论、中医各科临床实践经验等同于中医药文化传播，很难跨界在哲学社会科学等其他领域产生较大影响。

（二）对中医药文化研究严重不足

杭州地区没有强有力的中医药文化研究队伍，相关科研成果十分欠缺。杭州是南宋古都，但杭州中医药文化在宋韵文化研究中的地位不高。杭州市对中医药文化资源保护挖掘、转化利用不足，对中医药文化遗迹"活化"利用的重视程度不高，将中医药文化转化为文明素养和健康素养的举措不够。中医药文化知识的宣传推广缺少有效载体和方式，尚未在杭州地区形成中医药文化热。

（三）中医药遗址及文物普查和保护力度不够

中国医药学度过了漫长岁月，历经沧桑和战乱，以致浩瀚的不可移动性、可移动性中医药文物和老物件惨遭损毁。杭州地区对中医药传承的历史（人物）遗址、遗迹和中医药文物、文献抢救与保护力度不够。

（四）重评审轻保护现象严重

杭州地区存在传统医药非物质文化遗产代表性项目及中医药文化养生旅游示范基地重评审、轻保护等现象。一些单位和个人为了自身经济利益，在申报时下大力气，一旦成功入选，就"老方一贴"，回归原有状态，并未采取更有效的措施进行保护和传承。中医药文化进社会力度不够。

三 杭州市中医药文化传承创新推动健康杭州建设的对策

（一）保障措施

1. 加强中医药文化工作领导

杭州市卫生健康委员会、杭州市文化广电旅游局、杭州师范大学建立中医药文化推进工作机制，协调组织及领导开展中医药文化工作，及时研究解决实施过程中的重要问题。杭州各地区要结合实际，细化政策措施，制定本地区中医药文化推进工作方案或专项行动计划，认真抓好落实。

2. 加大中医药文化建设投入

积极争取中央财政专项资金投入，加强杭州市各级财政的专项资金投入，加大力度支持中医药文化建设项目，扎实推动中医药文化建设项目开展。

3. 加快中医药文化智库建设

遴选和聘请国内外知名专家，组建杭州市中医药文化智库，开展决策咨询、定期调研指导等，为杭州市中医药文化工作提供智力支持与保障。

4. 完善中医药文化工作考评

将中医药文化内容作为中医医疗机构考评、名中医评选等指标体系，建立针对中医药文化工作的先进评定与表彰制度。

（二）思路建议

1. 厘清中医药文化概念

朱德明在文化和旅游部主管的《中国文化报》2021 年 3 月 18 日第八版

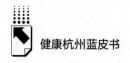

"文脉"栏目上发表的《存诚慎药性，仁术尽平生——以中医药文物为具象，探源中华文化基因》论文中提出了中医药文化概念："中医药文化是中医药学嬗递中精神文明和物质财富的有机结合，它以中医药基础理论、临证经验和药材种植、加工炮制为核心，与自然、哲学社会科学两大体系相融合。从自然科学角度稽探，中医药文化是中华民族认识生命、康养健体、防治疾病的思想和方法体系，是中医药理论与实践的内在精神和学术基石；从哲学社会科学角度来看，中医药文化涉猎政治、经济、军事、文学、历史、哲学、考古、戏曲舞蹈、工艺美术、宗教、衣食住行、生存环境、风俗习惯等领域，更与其中的文史哲融为一体。中医药根植于中华文化，是其不可或缺的瑰宝。"

2. 加强杭州中医药文化研究

杭州中医药文化是中国中医药文化的重要组成部分。因此，研究杭州中医药文化，首要任务是进行杭州中医药与哲学社会科学交叉以及杭州中医药文化与杭州区域文化交融历程的研究。2021年4月，中宣部印发了《中华优秀传统文化传承发展工程"十四五"重点项目规划》，将中医药文化弘扬工程列入其中。2023年2月28日，国务院办公厅《关于印发中医药振兴发展重大工程实施方案的通知》（国办发〔2023〕3号），在第七项中医药文化弘扬工程的建设目标及任务中提出，要建立健全中医药文化传播体系，形成一批中医药文化精品，提炼中医药文化精神标识，打造有代表性的中医药文化节目，实施中医药文化传播行动，这将极大地改变杭州中医药文化研究的积弱窘境。要充分发掘杭州市深厚的中医药文化资源，以"钱塘医派"为切入点，加强中医药文化保护研究，推进杭州中医流派传承，加强名医、名家、名科的学术传承和名术、名方、名药的挖掘保护应用。

3. 形成中医药文化传播合力

开设杭州中医药文化大讲堂。杭州市中医药文化传播尚存在形式单一、内容缺乏、创新传播平台建设待加强等问题。其影响是中医药文化传播不能实现"立体化"传播，不能形成合力进而达到最大传播效果。政府相关部门应鼓励高等院校和科研机构利用其学术基础，结合影视、自媒体、传统报刊媒介，搭建多样的传播平台，拓宽传播渠道；打造形式多样、特色鲜明的中医药文化宣传、教育、推广基地，在杭州地区建设一批省级中医药文化宣传教育基地，积极培育国家级中医药文化宣教基地。充实中医药文化科普队伍，深入研究、挖掘、创作中医药文化科普作品，提升中医药文化的公众知晓度。

4. 开发中医药养生研学产品

中医药文化产业是现代中医药产业的重要板块，包括中医药文化和民俗文化等中国传统文化结合、挖掘杭州特色的中医药历史，以及文化商品化、中医药与旅游业结合等。推进"中药+"融合发展，支持中药产业向保健食品、化妆品（植物原料）、养生养老等领域的跨界延伸，培育省级中医药文化养生旅游示范基地，打造一批中医药特色小镇，推出可看、可走、可吃、可住、可体验的中医药旅游示范项目。鼓励医校研企以人民群众普遍健康需求为重点，联合研发膏方、养生茶、养生枕等系列中医药养生保健产品，以及药食两用产品、功能性化妆品、文化创意艺术品等特色产品。建立中医药研学旅游合作机制，选址临安、桐庐、富阳等地新建一批中医药相关研学基地和实践基地，集中药材种植观赏、文化体验、科普宣教，多元化拓展新业态产品，让人民群众多角度感受中医药魅力。

5. 创建中医药文化旅游带

坚持以中医药文化养生旅游示范基地创建为抓手，将中医药文化产业与旅游产业、文化创意产业等进行有机融合，发展出独具特色的中医药文化旅游产业，传播中医药养生保健知识、推进中医药文化创新与发展。杭州市有关部门应谋划建设国家级中医药产业文化博物馆，以杭州为龙头，以中医药文化为引领，把大运河沿线的道地药材、名医馆、中药企业、中药市场、药膳产品、中医药文化等汇聚串线，共谋振兴中医药事业和产业发展。同时，打造中医药特色街、特色镇，推动中医药健康文化两创转化。

6. 加大中医药文物的征集与利用

依照《中华人民共和国文物保护法》《博物馆条例》《博物馆藏品管理办法》《文物藏品定级标准》等相关法律法规，制定有关杭州地区中医药文

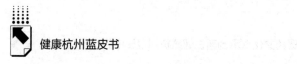

物征集工作实施方案。虽然有字的陶瓷、青瓷类中医药文物难以征集，但纸质类的中医处方、论著手稿、临证经验笔记、中医药古籍、医药广告、药品招贴、医药档案、报纸杂志等还能觅到，应急速征集。

7. 加强非物质文化遗产的传承与保护

杭州地区应对已立项的国家级、省级和市级传统医药类项目进行全面考评，并对保护、传承力度不足的项目提出整改意见；并不断强化法规制度建设，落实非遗代表性项目和代表性传承人的责任、义务，加强非遗代表性传承人管理责任意识，将非遗保护的法定责任落实到人。各区应对国家有关非遗的传承、传播、保护的相关制度和规范仔细研讨，制定相应的地方规范，完善非遗保护法律制度。项目保护单位或个人如果不能信守保护、传承的许诺，并不按要求整改，应对这样的申请主体启动退出机制。

杭州地区各政府部门、非遗传承人、企业、金融资本应合力将传统医药非遗融入现代化生活，探索具有特色的中医药传承保护新路径，推动中医药非遗创新转化利用，培育提升传播品牌，拓展互联网传播传承渠道。促进中医药非遗项目文化创意产业发展，加快中医药非遗项目产业基地和区域性非遗文化产业群建设。促进中医药非遗项目文化资源的数字化转化和开发，利用大数据和人工智能等信息技术进行数字文化产品创作和优质中医药非遗产品的开发，并充分利用各类互联网平台和传播技术加大宣传力度，努力将杭州中医药文化与国家重大战略相融合，助推其进一步走向世界。

8. 加强中医药文化人才队伍建设

鼓励在杭的高校开设中医药文化、中医药文化传播学课程。加强中医药文化相关学科建设，充实学科队伍，注重人才培养。支持中医药文化研究院建设与发展，创建高水平的中医药文化哲学社会科学研究基地，充分发挥智库作用。

9. 推进中医药文化进社会

加强中医药文化进小学工作，组织教师培训、完善教材内容、增加教辅材料、提升教学效果。推动中医药文化进中学，编撰教材、开设课程、设计方案。利用农村文化礼堂，增强农民群众对中医药养生文化的认同感、体验感和参与感。加强中医药期刊、网站、微博、微信公众号等新媒体建设，进一步提升杭州中医药文化传播影响力，推动内容科学化、大众化、特色化，促进文化资源共享。

　　总之，回眸与展望杭州市中医药文化传承创新工作，去粗取精，去伪存真，集思广益，有助于推进健康杭州建设工程，有助于传承杭州中医药文明，增进杭州人民健康福祉，助力打造新时代中医药文化高地，续写"世界上最华美的天城"篇章。

健康人群篇

B.11
杭州市居民营养健康状况
及营养健康知识知晓情况现状及对策

张旭慧　刘辉　徐虹　翟兵中　金铨*

摘　要：　为了解居民的营养健康状况，杭州市于2021~2022年开展了居民营养健康状况和营养健康知识知晓率调查工作。结果显示，居民膳食营养摄入不平衡，超重、肥胖、营养不良和高血压发生率处于较高水平，营养健康知识知晓率较低，应采取措施提升居民营养素养，引导居民建立健康膳食习惯。

关键词：　营养健康状况　营养健康知识知晓率　慢性病　膳食调查　营养监测

居民营养与健康状况可作为衡量一个国家或地区经济与社会发展程度、人口素质和卫生保健水平的重要指标，同时也作为重要的科学依据用于制定国家相关的公共卫生和疾病预防控制策略。近20年，我国居民的膳食结构和营养素摄入水平随着经济社会的快速发展产生了显著改变，居民的饮食结

---

*　张旭慧，杭州市疾病预防控制中心主任医师，主要研究方向为营养流行病学，肥胖与代谢性疾病、心血管疾病等慢性病的关系；刘辉，杭州市疾病预防控制中心主管医师，主要研究方向为营养监测与营养教育；徐虹，杭州市疾病预防控制中心健康危害因素监测所所长，主任医师，分管营养卫生工作；翟兵中，杭州市疾病预防控制中心医师，主要研究方向为生物活性成分与人体健康效应；金铨，杭州市疾病预防控制中心副主任，主任技师，分管营养卫生工作。

构呈现碳水化合物供能比逐年下降，脂肪供能比逐年增高的趋势；谷薯类中的全谷物占比降低，奶类、蔬菜和水果的摄入不足，盐的摄入量一直处于较高水平。① 不合理的膳食结构和不健康的生活方式逐渐成为营养相关疾病的主要诱因。2022 年全球营养报告显示，② 水果、全谷物和坚果含量低的饮食是造成缺血性心脏病等疾病负担的主要原因；高盐摄入是导致缺血性心脏病、中风和脑出血相关的伤残调整生命年减少的危险因素；脂肪在膳食结构中占比过大或摄入种类比例不合理会导致体内脂肪过度积累并引起糖脂代谢异常及胰岛素抵抗，进而提高了糖尿病、脂肪肝和心血管疾病等慢性病的发病风险。③④ 居民营养摄入不平衡和相关慢性非传染性疾病高发逐渐成为影响我国居民健康水平、疾病负担和卫生支出的重要公共卫生问题，也必将成为我国卫生事业发展所面临的重大挑战。定期开展营养监测可以及时发现人群营养健康问题，并通过推动各级行政部门制定相关政策及时采取应对措施，进而改善人群营养健康水平；营养监测还能引导当地食品产业发展，促进地方社会经济更好、更快发展。世界上许多国家尤其是发达国家均定期开展国民营养与健康状况调查与监测，及时发布国民健康状况年度报告，并据此制定和评价相应的社会发展政策，进而改善国民营养和健康状况、促进社会经济协调发展。⑤

居民膳食行为的不合理在很大程度上与个人营养健康素养水平低有关。我国居民营养与健康状况调查结果显示，大众营养健康知识知晓率仅为20.3%，且不同人群的知晓率水平差异较大。⑥ 具备充分的营养健康知识将有助于居民合

---

① 夏佳钰、樊胜根、丁心悦等：《中国可持续健康膳食发展思考》，《中国工程科学》2023 年第 4 期，第 120~127 页。
② https://globalnutritionreport.org/reports/2022-global-nutrition-report/.
③ 李程、朱婧、向雪松等：《三大宏量营养素摄入比例与慢性疾病的研究进展》，《营养学报》2023 年第 4 期，第 313~319 页。
④ 王建、梁馨予：《常见慢性病膳食营养干预进展与思考》，《陆军军医大学学报》2023 年第 15 期，第 1575~1581 页。
⑤ 赵丽云、马乐欣：《国外营养监测与营养调查的现况》，《国外医学》（卫生学分册）2009 年第 5 期，第 281~285 页。
⑥ 方柯红、朱冰、黄利明等：《杭州市成年居民营养健康知识调查》，《预防医学》2023 年第 8 期，第 710~713 页。

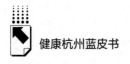
理选择及搭配食物、改善不良饮食习惯，从而起到促进健康的作用。

国家对居民的健康状况高度重视，先后发布了《"健康中国2030"规划纲要》，《国民营养计划（2017—2030年）》和《健康中国行动（2019—2030年）》等纲领性文件。2019年，杭州市也发布了《杭州市国民营养计划实施方案（2019—2030）》。根据上述文件精神，为了解杭州市居民膳食营养和健康现状，发现主要营养问题并分析可能的影响因素，发挥技术支撑作用，杭州市于2021~2022年开展了居民营养健康状况调查和营养健康知识知晓率调查工作，对我市城乡居民食物消费、能量及营养素摄入情况、营养健康状况和营养知识知晓水平进行分析，从而为有关部门制定营养相关疾病防控策略和引导居民形成健康生活方式提供科学依据。

一 杭州市居民营养健康状况

（一）研究对象及抽样方法

本研究采用多阶段分层整群随机抽样的方式，于2022年抽取杭州市临平区和富阳区作为调查点。每个调查点抽取3个乡镇（街道），每个乡镇（街道）抽取2个行政村（居委会）。在每个抽中的村民/居民小组先抽取60户，在60户中抽取32户开展调查工作。最终抽取382户共计1089位2岁及以上居民作为被调查对象，并均签署知情同意书。

（二）研究内容与调查方法

根据浙江省卫生健康委员会下发的《2022年浙江省营养与健康监测工作方案》，依托"浙江省营养监测"系统，开展家庭成员基本情况调查、膳食调查和医学体检。主要调查方法有如下五个方面。

（1）家庭成员基本情况调查。采用面对面询问方式调查家庭成员基本信息（包括姓名、性别、出生日期、文化程度、职业和婚姻状况等）、个人健康情况信息（包括高血压确诊及用药情况、生理状况和劳动强度等）和身体活动情况。

（2）膳食调查。采用入户调查的形式，其中膳食调查采用连续 3 天 24 小时膳食回顾法，调查 6 岁以上家庭成员 3 天内（包含 2 个工作日和 1 个休息日）摄入的所有食物和营养素补充剂的种类及数量，调查食物种类包括主食、副食、水果、饮料、零食等，不包含调味品和食用油。家庭食用油和调味品采用称重记账法，称量并记录家庭调查前调味品结存量、调查期间的购入量和废弃量、调查结束时的结余量和 3 天内家庭用餐人次（包括客人），最终计算家庭 3 天内调味品的实际消费量。

（3）医学体检。由经过培训的调查员采用《人群健康监测人体测量方法》（WS/T424-2013）中规定的方法对调查对象开展集中测量，针对 18 岁及以上调查对象测量身高、体重、腰围和血压。身高测量采用金属立柱式身高计，精确到 0.1 厘米；体重测量采用电子体重秤，精确到 0.1 千克；腰围测量采用腰围尺，精确到 0.1 厘米；血压测量 3 次，取平均值。

（4）数据处理与统计分析方法。依托"浙江省营养监测"系统，实时在线收集原始调查数据并进行数据统计分析，包括调查人群人口学特征、居民膳食结构、营养素摄入情况和体格检查结果等相关内容。其中膳食种类及能量、营养素摄入情况按照标准人系数（以 18 岁轻体力活动男性能量需要量为参考值）进行折算；膳食结构按照《中国居民膳食指南（2022）》的膳食种类和推荐量进行评价；根据《中国居民膳食营养素参考摄入量 DRIs（2013）》对营养素摄入进行评价。营养相关健康问题判定：高血压，即已经诊断为高血压或者收缩压大于等于 140 毫米汞柱或者舒张压大于等于 90 毫米汞柱；超重为 $24 \leqslant BMI < 28$，肥胖为 $BMI \geqslant 28$，营养不良为 $BMI < 18.5$；中心性肥胖为女性腰围 $\geqslant 85$ 厘米，男性腰围 $\geqslant 90$ 厘米。其中体重指数（BMI）＝体重（千克）÷身高^2（米^2）。

（5）质量控制。采用统一的调查问卷和平板终端进行调查并收集数据。所有测量仪器均符合国家计量认证要求。调查人员均由具有一定预防医学或医学专业背景的工作人员或学生担任，并经统一培训、考察合格后上岗。调查数据录入系统后，采用内置逻辑校验和人工校验双重复核，确保数据真实可靠。

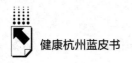

（三）研究结果

1. 样本人群人口学特征

根据调查方案，每个调查点抽取 3 个乡镇的 6 个行政村开展居民营养健康状况调查。其中富阳区抽取了大源镇（青山村和杨园坎村）、里山镇（民强村和灵峰村）、渌渚镇（新港村和百前村），临平区抽取了中南苑街道（苏家社区和红联社区）、星桥街道（太平社区和枉山社区）、东湖街道（汀州社区和星火苑社区），共计 382 户，1089 人完成调查。其中男性 513 人，占 47.11%，女性 576 人，占 52.89%；0~17 岁、18~44 岁、45~59 岁和 60 岁及以上四个年龄组的占比分别为 19.01%、30.67%、25.62% 和 24.70%（见图 1）。

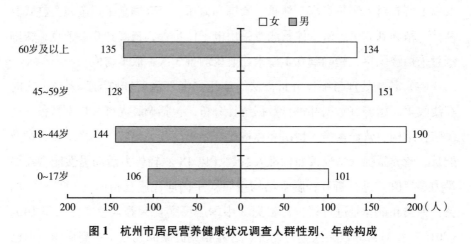

图 1　杭州市居民营养健康状况调查人群性别、年龄构成

2. 居民膳食结构和营养素摄入状况

根据 3 天 24 小时膳食调查和调味品称重结果，对调查人群各类食物及能量、营养素摄入量进行分析，摄入量以标准人日计，即以 18 岁以上轻体力活动男子能量需要量（2250 千卡/日）为基准值进行折算。

杭州市居民谷类平均摄入量为 295.7 克/标准人日，在推荐量 200~300 克/标准人日的范围内，平均摄入量适宜。其中全谷物和杂豆平均摄入量为 9.8 克/标准人日，薯类的平均摄入量为 4.5 克/标准人日，均远低于中国居民膳食指南推荐中 50 克/标准人日的低限要求。畜禽肉的平均摄入量为 162.8 克/标准人日，是推荐量 40~75 克/标准人日高限的 2.17 倍；水产品的平均摄入量为 84.1 克/标准人日，略超 75 克/标准人日的推荐量高限；蛋类为 37.8 克/标准人日，略低于 40 克/日的推荐量低限。蔬菜类的摄入量为 247.3 克/标准人日，低于 300 克/标准人日的推荐量低限；水果类摄入量为 39.2 克/标准人日，更是仅约为推荐量低限的 1/5；奶及奶制品摄入量为 43.3 克/标准人日，也仅约为推荐量低限的 14.43%。坚果和大豆及制品摄入量为 13.8 克/标准人日，同样低于推荐量的低限（见图 2）。

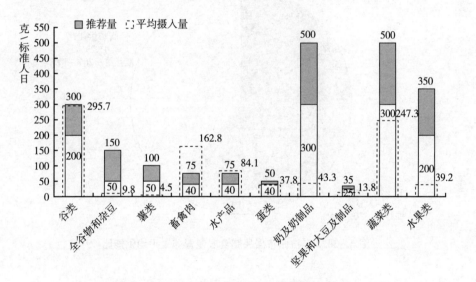

图 2　2022 年杭州市居民各大类食物摄入情况

杭州市居民食用油平均摄入量为 32.8 克/标准人日，略超推荐量 25~30 克/标准人日的上限；调味品盐（包括盐、酱油、酱类、味精鸡精等调味品中所含的盐，根据钠含量折算）摄入量为 10.5 克/标准人日，是推荐限量 5 克/标准人日的 2 倍多。每人每日食物摄入 8 种，未达到膳食指南至少 12 种的推荐要求。

杭州市居民平均能量摄入量为 2084.88 千卡，略低于推荐量（2250 千卡），能量摄入低于能量需要量（EER）的人群占 73.88%。其中碳水化合物供能比为42.57%，低于推荐量50%~65%的要求，有74.95%的人群碳水化合物摄入低于宏量营养素可接受范围（AMDR）；脂肪供能比为41.29%，远超20%~30%的推荐量要求，脂肪摄入高于宏量营养素可接受范围（AMDR）的人群占83.04%；蛋白质平均摄入量为89.6克/标准人日，明显高于65克/标准人日的推荐摄入量（RNI），摄入量超RNI的人群占比为61.50%，而低于平均需要量（EAR）的占比为28.46%（见图3、图4）。

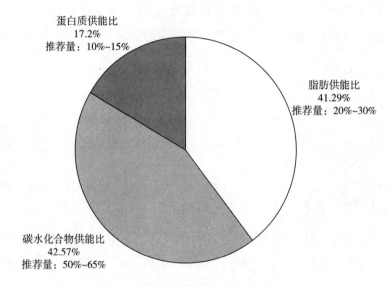

蛋白质供能比
17.2%
推荐量：10%~15%

脂肪供能比
41.29%
推荐量：20%~30%

碳水化合物供能比
42.57%
推荐量：50%~65%

图3　2022年杭州市居民膳食宏量营养素平均供能比

微量营养素中叶酸、维生素 B_6、维生素 B_{12}、钙、维生素 A、维生素 C、维生素 D、镁和硒的摄入普遍不足，摄入量低于平均需要量的比例分别为100.00%、99.81%、99.61%、90.45%、87.82%、84.70%、75.63%、66.18%和47.56%；钠摄入普遍过量，摄入量超过预防慢性病建议摄入量（PI-NCD）的人群占比为90.16%；铁的摄入量相对较充足，有58.58%的人群铁摄入量超过RNI、低于可耐受最高摄入量（UL），有2.83%的人群摄入量超过UL；此外铜、烟酸、磷和锌分别有78.95%、57.70%、67.15%和46.39%的人群摄入量超过RNI而低于UL；锰和钾的摄入量低于适宜摄入量（AI）的比例则分别为66.76%和77.97%（见表1~4）。

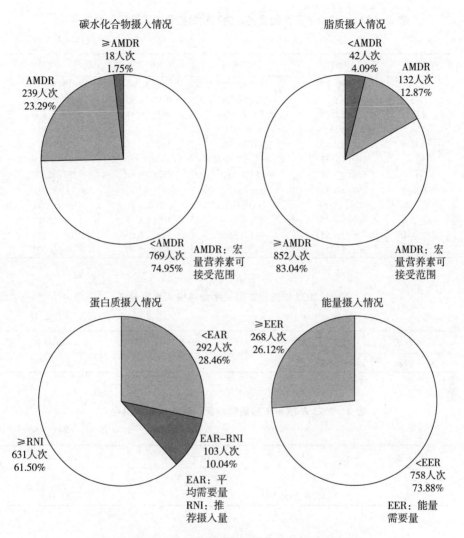

图 4 2022 年杭州市居民膳食宏量营养素摄入水平分布

表 1 2022 年杭州市居民膳食镁、维生素 B_{12} 摄入水平分布

单位：人次，%

营养素	<EAR	EAR-RNI	≥RNI
镁	679(66.18)	130(12.67)	217(21.15)
维生素 B_{12}	1022(99.61)	3(0.29)	1(0.10)

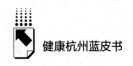

表2 2022年杭州市居民膳食钙、铜和铁等微量营养素摄入水平分布

单位：人次，%

营养素	<EAR	EAR-RNI	RNI-UL	≥UL
钙	928(90.45)	39(3.80)	49(4.78)	10(0.97)
铜	81(7.89)	126(12.28)	810(78.95)	9(0.88)
铁	232(22.61)	164(15.98)	601(58.58)	29(2.83)
叶酸	1026(100.00)	0(0.00)	0(0.00)	0(0.00)
烟酸	219(21.35)	164(15.98)	592(57.70)	51(4.97)
磷	169(16.47)	161(15.69)	689(67.15)[①]	7(0.68)
硒	488(47.56)	98(9.55)	283(27.58)	157(15.30)
维生素A	901(87.82)	73(7.12)	51(4.97)	1(0.10)
维生素B_6	1024(99.81)	1(0.10)	1(0.10)	0(0.00)
维生素C	869(84.70)	49(4.78)	106(10.33)	2(0.19)
维生素D	776(75.63)	14(1.36)	175(17.06)	61(5.95)
锌	362(35.28)	178(17.35)	476(46.39)	10(0.97)

表3 2022年杭州市居民膳食锰摄入水平分布

单位：人次，%

营养素	<AI	AI-UL	>=UL
锰	685(66.76)	308(30.02)[②]	33(3.22)

表4 2022年杭州市居民膳食钾、钠摄入水平分布

单位：人次，%

营养素	<AI	AI-PI-NCD	>=PI-NCD
钾	800(77.97)	201(19.59)[③]	25(2.44)
钠	54(5.26)	47(4.58)[④]	925(90.16)

3. 体格检查结果

858位18岁以上居民的体检结果显示，营养不良、超重和肥胖率分别为5.36%、32.40%和9.09%。其中女性营养不良率为8.03%，男性为

---

① 磷，1~18岁，未制定RNI_UL参考值。

② 锰，0~4岁，未制定AI_UL参考值。

③ 钾，0~4岁，未制定AI_PI-NCD参考值。

④ 钠，0~4岁，未制定AI_PI-NCD参考值。

2.27%。女性超重率为28.85%，男性为36.52%。女性肥胖率为6.94%，男性为11.59%。营养不良率女性高于男性，超重、肥胖率男性高于女性。

不同年龄分布显示，18~44岁、45~59岁和60岁及以上居民的营养不良率分别为9.18%、3.20%和3.07%，女性均高于男性。18~44岁、45~59岁和60岁及以上居民的超重率分别为25.63%、37.37%和35.25%，男性均高于女性；18~44岁、45~59岁和60岁及以上居民的肥胖率分别为11.71%、8.90%和6.13%，其中18~44岁和45~59岁男性高于女性，60岁及以上女性高于男性（见表5、表6）。

表5 杭州市18岁以上居民营养不良、超重、肥胖筛查情况

单位：例，%

项目	营养不良		超重		肥胖	
	例数	营养不良率	例数	超重率	例数	肥胖率
合计	46	5.36	278	32.40	78	9.09
女	37	8.03	133	28.85	32	6.94
男	9	2.27	145	36.52	46	11.59

表6 杭州市居民不同年龄、性别的营养不良、超重、肥胖筛查情况

单位：例，%

性别	年龄段	发生总例数	营养不良率	超重率	肥胖率
合计	18~44岁	147	9.18	25.63	11.71
合计	45~59岁	139	3.20	37.37	8.90
合计	60岁及以上	116	3.07	35.25	6.13
女	18~44岁	72	13.89	18.89	7.22
女	45~59岁	71	5.30	36.42	5.30
女	60岁及以上	59	3.08	33.85	8.46
男	18~44岁	75	2.94	34.56	17.65
男	45~59岁	68	0.77	38.46	13.08
男	60岁及以上	57	3.05	36.64	3.82

调查人群中18岁以上居民中心性肥胖总体发生率为25.73%，男性（28.64%）高于女性（23.21%）；60岁及以上居民中心性肥胖发生率最高

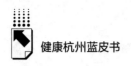

（29.01%），其次为 45~59 岁（28.47%），18~44 岁最低（20.57%）；在性别分布方面，45~59 岁男性和 60 岁及以上女性居民中心性肥胖发生率最高，分别为 33.08% 和 35.38%（见表 7）。

表 7 杭州市居民中心性肥胖筛查情况

单位：例，%

年龄段	合计		男		女	
	例数	中心性肥胖率	例数	中心性肥胖率	例数	中心性肥胖率
18~44 岁	65	20.57	41	30.15	24	13.33
45~59 岁	80	28.47	43	33.08	37	24.50
60 岁及以上	76	29.01	30	22.73	46	35.38
合计	221	25.73	114	28.64	107	23.21

调查人群中 18 岁以上居民高血压阳性率为 19.72%，男性（24.49%）高于女性（15.62%），60 岁及以上居民的高血压阳性率达到 31.42%；高年龄组的高血压阳性率均高于低年龄组（见表 8）。

表 8 杭州市居民高血压筛查情况

单位：例，%

年龄段	合计		男		女	
	例数	高血压率	例数	高血压率	例数	高血压率
18~44 岁	29	9.21	20	14.81	9	5.00
45~59 岁	58	20.64	31	23.85	27	17.88
60 岁及以上	82	31.42	46	35.11	36	27.69
合计	169	19.72	97	24.49	72	15.62

二 杭州市居民营养健康知识知晓情况

（一）杭州市县域医共体建设以来的政策梳理

本研究采用问卷调查的方法来评估调查对象的营养健康知识水平，并依据 2021 年国家卫生健康委员会食品司下发的居民营养健康知识知晓率调查工作方案开展调查。由调查员面对面询问，根据调查对象的回答填写调查问卷。

（二）研究内容与调查方法

（1）调查内容：内容主要包括膳食推荐（"膳食指南"）、食物选择、食物及其营养素、食品安全、营养与健康和节约食物 6 个维度。

（2）数据处理与计算：采用 Epidata 数据库进行数据双录入。营养健康知识知晓率部分问卷分为膳食推荐（4 题，共计 30 分）、食物特点（5 题，共计 21 分）、营养与疾病（5 题，共计 22 分）、食物选择（5 题，共计 19 分）和食品安全（1 题，计 8 分）5 个维度，总分为 100 分。得分越高表示营养健康知识水平越高。总分为 75 分及以上判定为营养健康知识知晓。不同维度分析时由于总分不同，实际分值均标化为 100 分。知晓率（%）=（知晓人数/答题总人数）×100%。

（3）质量控制：在调查中采取全过程质控措施。调查前参加、组织多轮培训，统一标准；调查中实时校验逻辑错误和缺漏项并及时修正；调查后随机电话回访调查对象核对核心信息；数据收集采用双录入交叉比对审核，通过多种措施及综合手段保障调查质量。

（三）研究结果

1. 基本人口学特征

本次调查共完成 4931 份问卷，其中有效问卷 4904 份，有效率 99.50%。

调查对象中城市居民 3166 人（64.60%），农村居民 1738 人（35.40%）；男性 2567 人（52.30%），女性 2337 人（47.70%）；18~24 岁组 679 人（13.80%），25~34 岁组 1279 人（26.10%），35~44 岁组 1024 人（20.90%）；45~54 岁组 1125 人（22.90%），55~64 岁组 797 人（16.30%）。

2. 问卷得分

杭州市居民营养健康知识知晓率调查问卷得分分布为轻度负偏态，总得分为 $66.6 \pm 13.3(\bar{X} \pm S)$，68.5 分（59.5，76.0）[M（P25，P75），下同]。

其中城市及农村居民得分分别为 68.5 分（59.5, 76.0）和 68.5 分（59.5, 75.0）；男性和女性得分分别为 67.5 分（58.0, 75.0）和 69.5 分（61.0, 77.0）。各年龄组中 18~24 岁组得分为 67.5 分（58.0, 75.0），25~34 岁组得分为 68.5 分（60.5, 75.5），35~44 岁组得分为 70.5 分（60.5, 78.0），45~54 岁组得分为 68.5 分（59.5, 75.0），55~64 岁组得分为 68.0 分（58.0, 74.5）。

问卷共分为"膳食推荐"（30 分）、"食物特点"（21 分）、"营养与疾病"（22 分）、"食物选择"（19 分）和"食品安全"（8 分）5 个维度，杭州市居民上述 5 个维度标化得分中位数依次为 61.7、64.3、77.3、68.4 和 100.0；其中各类不同特征人群亚组标化得分中位数最高的均为"食品安全"维度（100.0），城市、男性、18~24 岁组、55~64 岁亚组、女性和 35~44 岁亚组人群标化得分中位数最低的均为"食物特点"维度，前四者为 57.1，后两者为 64.3；农村、45~54 岁和 25~34 岁亚组人群标化得分中位数最低的均为"膳食推荐"维度，前两者为 61.7，后者为 63.3（见图 5~7）。

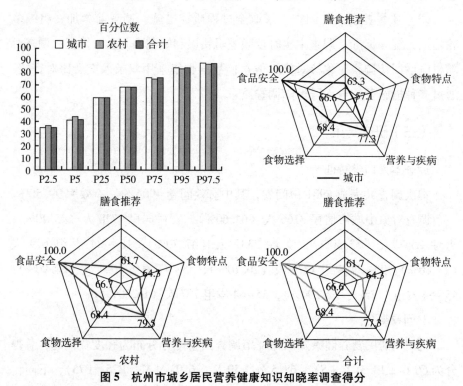

图 5 杭州市城乡居民营养健康知识知晓率调查得分

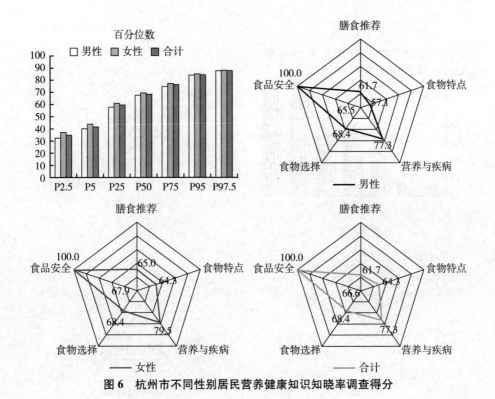

图 6 杭州市不同性别居民营养健康知识知晓率调查得分

3. 知晓率

问卷满分为 100.0 分，得分不低于 75.0 分者被判定为营养健康知识知晓者。杭州市居民营养健康知识知晓率为 28.40%，其中城市居民为 29.40%，农村居民为 25.50%；男性为 25.10%，女性为 32.20%。各年龄组中，18~24 岁组知晓率为 26.50%，25~34 岁组为 27.60%，35~44 岁组为 35.50%，45~54 岁组为 26.60%，55~64 岁组为 25.00%。

三 杭州市居民营养健康状况及营养素养主要问题

（一）杭州市居民营养健康状况问题

1. 膳食结构不合理

调查结果显示，杭州市居民膳食结构不合理，其中谷薯类摄入 300.2 克/

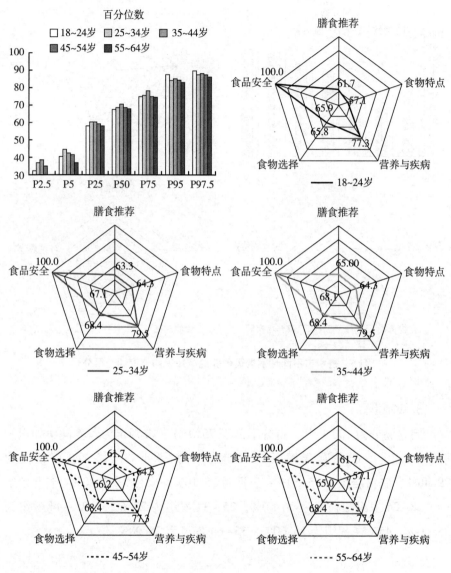

图7　杭州市各年龄组居民营养健康知识知晓率调查得分

标准人日，虽然在推荐量范围内，但与2010～2012年浙江省大城市点监测（以下简称省监测）结果355.1克/标准人日相比明显偏低，且全谷物和杂豆、薯类摄入明显不足。畜禽肉摄入（162.8克/标准人日）过多，是膳食指南推荐量的 2.17 倍，也明显高于省监测结果（124.2 克/标准人日）；水产品（84.1 克/标准人日）略超推荐摄入量，而蛋类（37.8 克/标准人日）摄入不足，与省监测结果相比水产品摄入略低（省监测结果为 94.3 克/标准人日），而蛋类摄入稍高（省监测结果为 33.3 克/标准人日）。奶及奶制品（43.3 克/标准人日）、坚果和大豆及制品（13.8 克/标准人日）、蔬菜类（247.3 克/标准人日）和水果类（39.2 克/标准人日）的摄入量均低于推荐值，与省监测结果相比奶及奶制品（省监测结果为 65.4 克/标准人日）、坚果和大豆及制品（省监测结果为 28.5 克/标准人日）、蔬菜类（省监测结果为 335.5 克/标准人日）和水果类（省监测结果为 72.0 克/标准人日）的摄入均偏低。食用油（32.8 克/标准人日）和食盐（10.5 克/标准人日）的摄入均超过推荐值上限，与省监测结果相比，食用油（省监测结果为 39.7 克/标准人日）相对较低，但食盐（省监测结果为 10.4 克/标准人日）摄入量基本持平。全谷物和杂豆、薯类含有丰富的膳食纤维和不饱和脂肪酸，可以帮助排便清肠、改善肠道菌群、调节血脂，有利于维护肠道健康，减少心血管疾病发病风险。[1] 畜禽肉摄入过多会导致蛋白质和脂肪摄入过量，从而增加肥胖的风险，也会加重肾脏、心脏和肝脏等各种器官的负担，进而增加罹患相关慢性病的风险。[2][3] 蔬菜、水果和奶豆类食物是维生素、矿物质和微量元素的主要来源，摄入不足会导致贫血、便秘、皮肤老化和消化不良等问题，[4][5] 进而危害健康。盐虽然是维持体液平衡和细胞稳态所必需的物质，但

---

[1] Barber, T. M., Kabisch, S., Pfeiffer, A. F. H., et al. "The Health Benefits of Dietary Fibre." *Nutrients*. 2020, 12 (10)：3209.

[2] Li, X., Bayliss, G., & Zhuang S. "Cholesterol Crystal Embolism and Chronic Kidney Disease." *Int J Mol Sci*. 2017, 18 (6)：1120.

[3] Jundi, B, Ahmed, H., Reece, J., et al. "The Relationship of Cholesterol Responses to Mitochondrial Dysfunction and Lung Inflammation in Chronic Obstructive Pulmonary Disease." *Medicina (Kaunas)*. 2023, 59 (2)：253.

[4] Slywitch, E., Savalli, C., Duarte, A. C. G., et al. "Iron Deficiency in Vegetarian and Omnivorous Individuals：Analysis of 1340 Individuals." *Nutrients*. 2021, 13 (9)：2964.

[5] Singh, P., Tuck, C., Gibson, P. R, et al. "The Role of Food in the Treatment of Bowel Disorders：Focus on Irritable Bowel Syndrome and Functional Constipation." *Am J Gastroenterol*. 2022, 117 (6)：947-957.

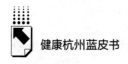

仅需很少的量即可满足这一功能，然而在大多数国家，盐的摄入均已超过人体生理能够排泄的量。过多的盐摄入会导致血压升高，这也是心血管疾病的主要原因。在全球范围内，2017年约7000万残疾调整生命年和300万死亡归因于高盐摄入量，其成为三大饮食风险因素之一。①

2. 营养素摄入不均衡

杭州市居民在营养素摄入方面也存在不均衡现象，大部分调查对象蛋白质摄入充足但脂肪供能比偏高，维生素 A、维生素 B_6、维生素 B_{12}、维生素 C、维生素 D、叶酸、钙、镁和硒的摄入普遍不足，其中所有调查对象叶酸摄入量均低于 EAR，而维生素 B_{12} 的摄入量处于适宜水平的人仅占 0.29%；铁、铜、烟酸、磷和锌大部分调查对象的摄入量处于相对适宜水平。

3. 营养相关不良健康问题高发

体检结果显示，杭州市成年人的超重和肥胖现状不容乐观，尤其是男性，成年人中心性肥胖率高达 25.73%。中心性肥胖是包括代谢综合征在内的各种慢性病的危险因素，而肥胖的发生在很大程度上和膳食能量长期摄入过高有关；调查结果显示居民高血压阳性率也处于较高水平，而高血压是心脑血管疾病等慢性疾病的中间危险因素，也和不健康的饮食、缺乏运动和吸烟等不良生活方式有关。关注并改善居民膳食营养状况，有利于降低超重、肥胖和高血压等相关慢性疾病的发病率，减轻疾病负担。

（二）杭州市居民营养素养主要问题及影响因素

1. 营养健康知识知晓率不高

调查结果显示，杭州市成年居民对膳食指南和膳食宝塔等营养健康知识知晓率为 28.40%，在我国做过类似调查的省市中处于中等水平，高于我国

---

① GBD 2017 Diet Collaborators. "Health effects of dietary risks in 195 countries, 1990-2017: A systematic analysis for the Global Burden of Disease Study 2017." *Lancet*. 2019, 393 (10184): 1958-1972.

9省居民膳食指南和膳食宝塔等营养健康知识知晓率（21.10%）①，也高于同期华东地区居民膳食指南和膳食宝塔等营养健康知识知晓率（23.20%）②和武汉市营养健康知识知晓率调查结果（20.40%）③，但低于北京、上海和重庆3个直辖市居民膳食指南与膳食宝塔等营养健康知识水平（45.00%）。

2. 各维度的营养健康知识知晓不平衡

居民各维度营养健康知识中食品安全和营养与疾病健康知识的知晓水平较高，分别为60.69%和54.17%，而膳食推荐、食物特点和食物选择的知晓率均较低，分别为15.89%、16.77%和26.36%，与全国成年居民营养健康知识知晓率各维度的调查结果分布基本一致。④ 这一调查结果有效揭示了我市居民营养健康知识的短板。

3. 营养健康知识知晓水平与年龄、性别、职业、文化程度有关

调查结果显示，相比于其他年龄组，35~44岁组居民营养健康知识知晓率更高，与既往研究结果基本一致，这可能是因为不同年龄组居民的文化程度不一致。有研究显示文化程度是决定居民营养健康知识知晓率的重要因素，⑤⑥ 本研究中35~44岁年龄组居民大专/职大/大学及以上比例为52.19%，高于45~54岁组（22.67%）和55~64岁组（9.51%）居民的大专/职大/大学及以上比例。与男性相比，女性营养健康知识知晓水平更高，这可能是因为在我国大部分家庭中，女性承担着更多的照顾责任，因而她们

---

① 贾小芳、王志宏、张兵等：《2004~2015年中国成年居民膳食营养知识知晓率的变化趋势》，《卫生研究》2020年第3期，第345~356页。

② 李亚杰、张方圆、万田丽等：《中国≥18岁人群膳食知识和态度现状及膳食知识素养影响因素分析》，《中国公共卫生》2019年第9期，第1267~1270页。

③ 王衡、李鹏、贺贤龙等：《舟山市固定无偿献血者营养健康知识调查》，《预防医学》2023年第5期，第440~443页。

④ 刘爱玲、丁彩翠、仇玉洁等：《2021年中国成年居民营养健康知识水平的年龄差异》，《卫生研究》2022年第6期，第876~880页。

⑤ 刘彤、李英华、王兰兰等：《2019年我国城市居民健康素养水平及其影响因素》，《中国健康教育》2021年第2期，第99~103页。

⑥ 王伟、王智勇、孙佳：《2015年大连市某高校学生健康生活方式相关知识和行为的城乡比较分析》，《预防医学论坛》2018年第2期，第117~120、123页。

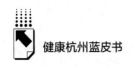
更加关注营养与健康问题，会比男性更主动地去了解与营养健康相关的知识。[①] 研究发现医务工作者的营养健康知识知晓率高于其他职业人群，这与该群体职业背景与营养相关性较高并且普遍具有较高的教育水平和较强的学习能力有关，他们会更主动获取营养健康相关知识，并有能力辨别真伪。文化程度高的人群营养健康知识知晓水平更高，因为他们获取相关知识的途径更广泛，而且理解和应用知识的能力也更强。[②]

四 杭州市居民营养健康状况及营养素养提升对策

引导居民的膳食结构合理化转变是一项紧迫而又长期的工作。本研究为改善居民营养与健康状况，有效预防和延缓营养相关疾病的发生和发展，提出如下对策。

第一，建立和完善营养相关法律法规和政策，通过产品分级分类、税收、营养信息强制性公示等措施，营造健康膳食的社会氛围。

第二，建立并完善定期营养监测制度，及时掌握居民营养健康的现状、变化趋势及其影响因素，同时根据营养监测结果提出有针对性的预防措施，并根据营养监测状况的变化及时调整预防策略。

第三，开展营养健康社区、营养健康学校、营养健康餐厅/食堂等的试点创建工作，在试点场所探索营养相关健康教育形式和营养改善措施的实践，使营养健康理念和合理膳食行动真正落地，提炼科学、有效、符合实际情况的营养干预措施并向全社会推广。

第四，加强公众的营养知识宣教，在各人群尤其是儿童青少年、老年人和孕产妇等重点人群中开展广泛的营养健康教育和健康促进活动，提倡平衡膳食，提高居民营养保健能力，减少营养相关性疾病的发生。

---

① 仇玉洁、丁彩翠、张妍等：《2021年中国成年居民营养健康知识水平的地域差异》，《卫生研究》2022年第6期，第881~885页。

② Martin, L. T., Ruder, T., Escarce, J. J., et al. " Developing predictive models of health literacy." *J Gen Intern Med.* 2009, 24 (11): 1211-6.

第五，针对营养健康知晓率较低的膳食推荐、食物特点和食物选择等方面的知识，应着重加强健康教育。同时根据不同年龄、性别和文化程度的受众特点，充分利用传统纸媒、广播电视、抖音和微信公众号等平台，开展多种形式的健康教育与健康促进，全面提高居民营养健康知识，指导居民合理选择并搭配食物，最终达到合理膳食的目的。

总之，杭州市居民膳食营养摄入存在不合理和不平衡现象，畜禽肉、食用油和食盐的摄入过多，全谷物和杂豆、薯类、蛋类、蔬菜类、水果类、奶及奶制品和坚果和大豆及制品的摄入不足，食物摄入品种不够丰富；脂肪、蛋白质摄入过多，叶酸、维生素 B_6、维生素 B_{12}、钙、维生素 A、维生素 C、维生素 D、镁和硒等微量营养素摄入普遍不足。居民的超重、肥胖、营养不良和高血压发生率处于较高水平。居民营养健康知识知晓水平较低，尤其是在膳食推荐、食物特点和食物选择等维度的知识知晓情况不够理想。有关部门应采取有针对性的措施，加强立法与政策支持、营造营养健康氛围、普及营养健康教育、提升居民营养健康素养，引导居民形成科学的营养理念，采取健康的膳食行为，建立合理的膳食模式，有效减少营养相关健康问题的发生。

健康产业篇

B.12
2022年杭州市中医药产业发展报告

荣超　周磊*

摘　要： 杭州市不断加强政策引领，推进产业集聚发展。中医药数字化向纵深发展；中医药人才再添硕果、学术创新发展；中医药全程深度参与疫情防控救治；中药材种植产业规模化、规范化发展；中药材产品加工产业持续创新发展；三产融合，构建中医药全链条产业体系。虽然近些年杭州市中医药产业发展迅速，但仍然存在一些不足之处，例如，规模化种植高品质中药材程度低，中药材种植不符合产业发展战略；中药材加工能力有限，第三产业发展尚处于起步阶段；中医药医疗资源分配不均，人才基础尚需强化；中医药科技创新能力不足；中医药事业产业联动不够。本研究通过对杭州市中医药产业的主要做法、发展现状及目前存在的问题进行梳理与分析，进而提出如下建议对策：提升中药材产业化和规模化程度，提高中药材品质；促进中药材深加工和中医药第三产业发展；改善中医药医疗资源分配和人才培养；提升中医药科技创新能力；促进中医药事业与产业联动发展。

关键词： 中医药数字化　民族医药　中药材加工　中西医结合

2021年12月，国家中医药局等5部委批复浙江等7省（市）建设国家中医药综合改革示范区，探索符合中医药自身特点和规律的中国特色卫生健

---

* 荣超，浙江中医药大学人文与管理学院副院长，教授，主要研究方向为中医药政策与管理；周磊，浙江中医药大学硕士研究生。

康发展模式。杭州中医药文化源远流长。相传黄帝时期，杭州市桐庐县桐君山为药祖桐君采药之地。晋代葛洪曾在杭州葛岭等处炼制化学药物。南北朝南齐时，出现"武林为医薮，大作推钱塘"的兴旺景象。宋室南迁临安（今杭州），一批医学名流伴随来杭。明清两代，杭州中医药学进入全盛时期，张志聪等在吴山修建侣山堂创立钱塘医派，赵学敏编撰的《本草纲目拾遗》是继李时珍《本草纲目》之后中国又一部有重要价值的中药学巨著。在河坊街开设的胡庆余堂、方回春堂等中医堂馆成为杭城中医药历史文化的见证。1924年，裘吉生在杭州建立三三医院，开创联合中西医共同办院之始。① 杭州中医药的兴盛，也证明了杭州市中医药在全国举足轻重的地位。伴随杭州国医馆、国药堂、医药企业的建设，形成了完备的种植、加工、销售产业链。在《浙江省中医药发展"十四五"规划》《推动浙江省中药产业传承创新发展行动方案（2022—2024年）》相关政策以及政府和市场的协同运行下，2022年杭州市中医药产业有了新的发展。

一　主要做法与发展状况

（一）加强政策引领，推进产业集聚发展

2022年9月，浙江省政府印发了《浙江省国家中医药综合改革示范区建设方案》。该方案不仅阐明了改革的总体目标和方向，而且详细列出了九项重点任务，旨在全面推进中医药的综合改革。作为此项改革的先锋，浙江省确定了包括杭州市在内的5个市和苍南县等8个县（区、市）作为省级中医药综合改革的先行区。这些区域将担负起先行先试、积极探索的重任，为全省乃至全国的中医药改革探路。在这一大背景下，杭州市迅速响应，制定并发布了《杭州市创建"浙江省中医药综合改革先行区"建设方案》。该

---

① 《杭州是中医药起源地之一，中医药造福居民健康五千年》，https：//baijiahao.baidu.com/s？id=1648357785642999524&wfr=spider&for=pc，最后访问日期：2024年5月20日。

方案从市级层面出发，选定拱墅区等 5 个区域作为市级中医药综合改革的先行区，从而推动市区两级的联动和特色综合改革。杭州市的中医药产业在这样的推动下发展迅猛，特别是在综合改革、数字化管理、人才培育、能力提升等关键领域取得了显著进展。为了强化这一进程，杭州市还对中医药管理体制进行了全面优化，包括调整并完善中医药工作领导小组，由市委和市政府的主要领导亲自挂帅，同时建立专班机制，明确各部门的职责，以形成各部门协同推进中医药发展的强大合力。接着，杭州市委、市政府继续深化中医药的创新与发展。在出台《关于促进中医药传承创新发展的实施意见》之后，于 2022 年 10 月 15 日，杭州市人民政府办公厅又推出了《关于加快生物医药产业高质量发展的若干措施》。这一措施的目标是全力推动杭州市成为"浙江省中医药综合改革先行区"。在实现这一目标的过程中，杭州市政府制定并实施了一系列政策和措施。这些措施包括完善体制机制，健全服务体系，优化防治体系，构建科技创新平台，以及加强队伍建设等多个方面。同时，杭州市政府也要求各区县根据自身的特色，开辟新兴的中医药产业道路。[1][2]例如，拱墅区着力于大运河中医药文化的发展，富阳区专注于智慧中医院的特色专科服务，桐庐县致力于数字化服务与中医药产业的融合发展，淳安县则在中医药文化旅游和种植产业方面走在前列。这些区域性的特色和创新，通过政府的硬性考核指标，不断推动着地方产业的发展和创新。[3]

（二）中医药数字化向纵深发展

杭州市正致力于建设"浙产中药"规范化基地，加速发展中医药产业。重点项目包括大盘山国家级自然保护区和华东药用植物种质资源库的建设。

---

① 张红红：《把握重要机遇推动中医药产业高质量发展》，《山西政协报》2020 年 4 月 29 日，第 2 期。

② 李珮：《金融助力"老字号"迸发中医药产业"新生机"》，《金融时报》2023 年 10 月 11 日，第 6 版。

③ 《开拓创新 示范先行 杭州市中医药综合改革先行区建设推进会召开》，https：//www.hangzhou. gov. cn/art/2023/7/31/art_ 1229660579_ 59085343. html，2023－07－23/2023－08－21，最后访问日期：2024 年 3 月 20 日。

这些项目旨在建立标准化、数字化的种质资源共享平台，创建先进的"中药数库"。杭州市利用人工智能和大数据挖掘技术，积极推动一系列数字化改革项目，如"中医处方一件事"、"放心云煎药"和"名老中医数字化传承"。此外，正在开发如中医健康宝和中医"治未病"等新系统。浙江省中医药管理局已认可杭州市的中医药数字化监管平台。①②③ 这个平台是浙江省卫生健康委员会全面实施改革计划的一部分，目的是提升省内中医药全产业链建设能力，支持中医药的传承、创新发展以及国家中医药综合改革示范区的建设。作为浙江省中医药综合改革的先行区，杭州市实施了这一改革计划。重点在于满足老百姓对中医药服务的需求，包括"方便看中医、看好中医、用好中药、有好保健"等方面。杭州市已建立了一个涵盖诊前、诊中、诊后的免费中医药市级平台，结合智慧中医院服务和社区社会中医药便民服务，构建了一个数字化的中医药立体服务系统。杭州市中医院与杭州海康威视数字技术股份有限公司合作，共同打造智慧物联医院科创实验基地。这一基地旨在加速 AI 医学识别及 AI 辅助诊疗在中医领域的应用，并与卫宁健康科技集团股份有限公司合作，共同建设了三位一体的智慧中医实践基地，推进电子病历、智慧服务、智慧管理等方面的综合发展。此外，其与杭州聪宝科技有限公司合作建立了中医智能传承联合研发中心，旨在推动中医药智能化传承和成果转化，打造现代化的中医经验传承体系及应用平台。杭州市中医院还在推进中药制剂中心的数字化建设，以数字化手段规范生产现场管理，严格控制中药制剂的生产质量，确保患者用药安全。通过数字化管理检验数据，能及时发现潜在的质控风险，有效指导检验工作。同时，通过串联生产任务，为生产成品赋码，实现中药制剂生产全过程的无纸化信息追溯，确保患者用药的安全性和有效性。

---

① 王文竟：《求实奋进 追赶发展 努力开创全市中医药产业高质量发展新局面》，《定西日报》2022 年 1 月 20 日，第 1 版。

② 王启亮、陈齐礼、徐欢：《长三角一体化背景下推进衢亳两地中医药产业合作与发展》，《浙江经济》2023 年第 9 期，第 69~70 页。

③ 朱炜：《浙江：探索数字化助力中医药传承创新》，《经济参考报》2023 年 5 月 24 日，第 9 期，第 50 页。

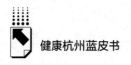

（三）中医药人才再添硕果、学术创新发展

杭州市的本土中医药顶尖人才实现新突破。市中医院的王永钧和何嘉琳两位杰出人才分别荣获了极具威望的"国医大师"和"全国名中医"的称号，标志着杭州在国医大师方面的重大突破。目前，全市共有 2 名国医大师和 2 名全国名中医。此外，还有 29 名全国老中医药专家学术经验继承工作指导老师，4 名浙江省国医名师，以及 44 名浙江省名中医和 11 名浙江省基层名中医。在人才引进和传承方面，杭州市取得了显著成就。已成功累计引进 11 名国医大师、2 名全国名中医和 8 名国家级中医药主委（副主委），每位专家都设立了传承工作室，带徒传承人数达到 52 人，有效推动了整体中医水平的提升。2022 年初，杭州市抓住数字化时代的机遇，运用人工智能技术开发了名老中医诊疗活态传承系统。该系统已成功完成 10 位老中医药专家传承体系的建设。2022 年 7 月，浙江省卫生健康委员会举办的"健康浙里行"中医药传承创新媒体采风宣传活动中，杭州市的中医药工作受到高度重视。杭州市卫健委不断强化对中医药传承创新工作的组织和指导。在财政投入方面，中医药专项资金逐年增长，2022 年中医药传承创新专项资金达到 1 亿元，为中医药传承创新提供了良好的发展环境。杭州市特别重视培育和打造名中医传承创新体系，成立了杭州市名中医研究院。通过开展中医药高层次人才研修、中医护理优才培养、中医骨干跟师培养项目，有效促进了中医药传承创新，人才队伍的数量和质量都实现了新的飞跃。在学术创新方面，杭州市立项的省中医药科技计划项目达到 259 项，覆盖中医药现代化专项、重点研究、科学研究基金、优秀青年人才基金、适宜技术培育等多个类别。在省级"千方百剂"中药制剂成果路演中荣获全省第一名。杭州市还成功举办了"西湖国医高峰论坛"，采用"一个主论坛+九个分论坛"的模式，围绕中国式现代化与中医药传承创新主题，汇集了 11 位国医大师、4 名全国名中医和多位岐黄学者，为杭州中医药的高质量发展提供了战略性的建议和新的动力源泉。①

---

① 王然：《首届西湖国医高峰论坛召开》，《每日商报》2022 年 11 月 20 日。

（四）中医药全程深度参与疫情防控救治

在新冠疫情这场"战疫"中，中医药的价值得到了再次证明。在疫情防控期间，杭州市中医院、红会医院、西溪医院等医疗机构发挥了积极的作用。这些医疗机构自主研发了多种中医药汤剂和颗粒剂，如扶正清肺协定方（抗病毒1号）、新冠预防方、新冠扶正透邪方等，为广大居民的抗疫工作提供了有力的支持。杭州市政府还在全市范围内设立了多个免费供应点，提供大锅汤剂、小杯或小包茶饮等中药产品，及时优化并调整了"预防性中药方"和"防疫茶饮方"的推荐方案。此外，还开展了中医药适宜技术的普及，如发放防疫香囊，鼓励市民进行防疫穴位按摩、穴位艾灸，并练习如八段锦、太极拳等传统功法，以增强体质、培养正气，为抗击疫情守护人民群众的生命健康做出了重要贡献。杭州市西溪医院，在疫情防控期间的定点收治方面发挥了重要作用。该院注重中西医协同治疗，总结出包括中医药汤剂方、漱口方、茶饮方、香囊方在内的"四大法宝"和"系统化中医诊治方案"，形成了一套中西医结合的医疗特有模式。针对无症状感染者和确诊患者，西溪医院采取了中西医结合治疗模式，确保中药的全面覆盖。医院根据不同类型的患者情况，实施精准治疗，"一人一策"，基于专家组拟定的新冠扶正透邪方和本院制剂复方麻杏益肺合剂、复方甘露清热合剂，在疾病的不同阶段进行调整，使用新冠中期治疗方、后期康复固本方等，为患者提供全程的保障。杭州市在中西医结合、中西药并用方面的努力，特别是全程深度参与疫情防控和救治工作，推动中医药"早期、全程、全面"介入抗疫防疫，确保了高风险人群的中药预防干预全覆盖。这些举措不仅彰显了中医药在提升免疫力、预防疾病、降低发病率等方面的独特优势，也得到了包括《人民日报》、新华社及中央广播电视总台1套、4套等多家主流媒体的广泛报道。杭州市中医药防治工作的做法与经验不仅在国内获得了广泛认可，也在国际上产生了积极的影响，展现了中国传统医药文化的力量和智慧。

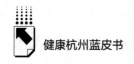
（五）中药材种植产业规模化、规范化发展

杭州市通过支持生产企业在淳安、天目山等道地药材产地建设规模化、规范化的种植养殖基地，发展出了中药材的生态种植、野生抚育和仿生栽培等先进方法。这不仅保护了珍贵的道地药材资源，还促进了中药材的可持续利用。截至2022年，杭州全市中药材的收获面积达到了1.1378万公顷，其中林下中草药种植成为主要模式，保障了道地药材种植的质量与产量。淳安县作为主要的中草药种植基地，拥有1677种药用动植物，占到了全省中药材资源种类的70.00%。① 2022年，淳安中药材的种植面积约13.6万亩，产量达到8177.5吨，产值高达4.95亿元。淳安的"淳六味"——山茱萸、覆盆子、前胡、黄精、重楼、三叶青——是该地区主要的种植药材，其中山茱萸、白花前胡等品种在省内占据超过50.00%的市场份额，这使淳安县成为名副其实的"浙江省中药材基地县"。② 桐庐县的中药材种植面积也达到了2.94万亩，其中林下中药材种植面积超过6000亩。桐庐采用的林药模式多样化，在传统的"桐七味"种植中，铁皮石斛、覆盆子、黄精、白及、三叶青等进行了规模化种植，其中黄精的种植面积占比超过50.00%，目前主要推广的是多花黄精品种。③ 建德市拥有1.1万亩的林下中药材种植面积，其中4200亩为相对集中连片的示范基地，实现年产值达6700万元。建德市推广了珍贵树种+黄精、油茶+黄精、毛竹林+三叶青、松+金线莲等多种农林互促、生态共生模式，拥有黄精、玉竹、重楼、三叶青、覆盆子、铁皮石斛、吴茱萸等中药材产业。④ 杭州市还积极鼓励研发和转化一系列具有确切

① 张宇帆：《杭州市中药材产业协会成立 助推中医药实现现代化、产业化发展》，《每日商报》2023年5月10日，第13期，第7页。
② 《山林变药谷 草药富农家》，https://www.sohu.com/a/679886331_121443915，2023-05-29/2023-08-21，最后访问日期：2023年10月20日。
③ 《中药材产业协会成立 桐庐中医药发展进入新模式》，《杭州日报》2022年6月20日，第18期，第2页。
④ 《建德：林下中药材"配"出致富"良方"》，http://lyj.zj.gov.cn/art/2022/8/18/art_1285504_59036367.html，2022-08-18/2023-08-22，最后访问日期：2023年10月20日。

疗效、临床价值高的特色创新中药及院内中药制剂。杭州市正在培育打造一批"杭产好药名药",以提升当地中药产业的品牌价值和竞争力。作为浙西唯一的中药材交易市场所在地,杭州的西红花、山茱萸、前胡等多种药材在产量和品质上均名列全国前茅。

(六)中药材产品加工产业持续创新发展

2022年,浙江省推出了"千方百剂"战略活动,旨在推动中药材产业的深加工和创新发展。这一活动不仅聚焦传统中药材的炮制和饮片加工,还包括杭州市各大公立中医院、国医堂、中药材企业在药材深加工方面的多元化尝试。例如,富阳骨科推出了以张氏骨伤疗法为基础的百年非遗特色制剂——百草伤膏和消瘀通络熏条。这些产品结合传统医学智慧与现代制药技术,既保留了传统疗法的精髓,又满足了现代消费者的健康需求。杭州天目山药业则围绕"呼吸间实现轻松养生"的理念,研发了一系列健康养生新产品。包括吸入式的纯天然草本产品,如五花、五果、五叶、酒伴和车载系列,让消费者在日常呼吸中享受养生,体验民族新中药的独特魅力。[①] 2022年,桐庐县中药材产业协会的成立标志着中药材行业步入了行业自律和管理的新阶段。桐庐县不仅依托桐君山桐君文化打造中医药品牌,还将传统红曲与当地特色美食——新合索面——相结合,创造了功能性健康产品。这种红曲索面不仅保持了原有的手工制作技艺,还融入了新时代的健康养生理念,受到市场的广泛好评。胡庆余堂则通过对古方进行科学改良,推出了灵芝大棕瓶抗皱眼霜,并根据古方记载配置日用香包香囊,满足不同人群的健康需求。此外,方回春堂运用现代科技研制出破壁灵芝孢子粉,并科学配置中医药代茶饮、膏方等产品,深受市场欢迎。

---

① 《健康养生新时尚呼吸间轻松实现天目山药业首创草本吸入新品发布会》,https://baijiahao.baidu.com/s? id=1766575873153152961&wfr=spider&for=pc,2023-05-22/2023-08-22,最后访问日期:2023年10月15日。

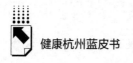

（七）三产融合，构建中医药全链条产业体系

杭州市凭借其深厚的中医药文化底蕴，打造了以优越的种植基础、汇聚众多中药名企和特色中医康养旅游为特点的"聚宝地"。首先，杭州市致力于医企融合，助力名企打造。市政府加强了对产业发展的整体规划，通过实施"雄鹰行动""凤凰行动"等举措，推动名企名品的培育，同时健全完善了"专精特新"中小企业培育机制。目前，杭州市拥有包括正大青春宝、胡庆余堂、康恩贝在内的 17 家大型中药企业，这些企业的工业产值达到了 70 多亿元。其中，百令胶囊、康莱特注射液等中成药品牌产品销量超过亿元，彰显了杭州在中药产业发展上的实力。其次，杭州市深入挖掘和研发中药制剂。杭州市人民政府办公厅出台相关政策，建立了中医药"医、企"揭榜挂帅项目，专注于提升中医药的临床研究与转化能力。同时，积极开展"千方百剂"工程，加强院内自制制剂的开发和转化。截至 2022 年底，全市医疗机构注册备案的中药制剂已有 101 种，占浙江省注册备案中药制剂的近 30.00%。2020~2022 年，全市中药制剂的年总产值逐年提升，2022 年总产值达到 1.12 亿元，相比 2020 年增长了 17.58%。最后，杭州市致力于壮大"中医药+"产业。深入打造上城区清河坊中医特色一条街、五柳巷·建国南路名老中医一条街和拱墅区桥西直街中医药特色街区，形成了国内知名的中医药产业聚集区。"江南药王"胡庆余堂在 2022 年中医文化节中推出了药膳餐馆、剧本杀、中医药文化旅游路线等多项活动。老字号天禄堂则开发了参茸养生、天禄药膳等美味食品和"四气五味·药食无界烘焙局"烘焙店，推动中医药与第三产业的融合发展。此外，杭州市还开发了淳安临岐中药特色小镇、桐庐健康城、富阳葛洪丹谷小镇等中医药产业集群，形成了从中药栽培、饮片炮制到保健食品、中医医疗的全产业链。淳安被誉为"浙江省中药材产业基地县"，在临岐镇建成了中国千岛湖中药材交易市场、369 地产药材交易市场和初加工及冷库仓储等产业配套设施，吸引了众多药商入驻。通过举办各类活动，如浙江千岛湖首届中药材产业发展大会、交易博览会、覆盆子节等，淳安县形成了"产业+文化+养生+旅游"的三产融合

发展新模式。同时，杭州市加强了与科研院校的合作，提供从道地药材保护、良种选育到生态栽培、绿色防控、产品研发的全产业链服务，有效提升了道地药材的品牌价值。以中药材市场和淳六味公司为核心，杭州市打造的千岛湖中药材展览馆、百草园中药材观光园已正式对外开放。通过这些一二三产融合的新模式，淳安县的"产业+文化+养生+旅游"发展之路初显规模。① 杭州市还培育和创建了富春江、千岛湖等19个国家级中医药健康旅游示范基地和省级中医药文化养生旅游示范基地，不断延伸中医药产业链，展现了中医药产业的深远影响和持续发展潜力。

二　尚存问题

（一）规模化种植高品质中药材程度低，中药材种植不符合产业发展战略

目前，杭州市除一些中药材种植基地或药企合作种植地实现了一定程度的产业化和规模化外，尚有多数零散药农种植中药材，总体上呈现分散种植、零散加工、粗放收储、集市交易等市场特征，中药材种植和经营主体"低、小、散、弱"现象明显，难以匹配中药产业新战略发展目标。在中药材品质方面，普遍缺乏品质意识，仿野生种植程度低，药农为提高产量，大量使用农药化肥，致使药材农药残留量高，药材药效成分大打折扣。② 部分地区药农为增加药材收入，采取非道地药材异地种植，种植条件与种植标准和道地药材种植不相适应，造成药材品质降低，对"浙产好药"品牌的树立产生了消极影响。

---

① 《山林变药谷 草药富农家》，https：//www.sohu.com/a/679886331_ 121443915，2023－05－29/2023－08－21，最后访问日期：2023年9月18日。
② 《我省中药材产业"四化"高质量发展面临的"难"与"解"》，http：//www.ggzc.zju.edu.cn/2022/0621/c54204a2595894/page.htm，2022－05－05/2023－08－22，最后访问日期：2023年9月18日。

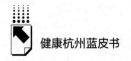
（二）中药材加工能力有限，第三产业发展尚处于起步阶段

目前虽然各大药企及国药馆都在追求中药材深加工，开发创新型产品，但就深加工产品总数、规模、知名度及销量而言还处于较低层次，难以满足社会发展需求。多数创新性产品或品牌仅在当地存在知名度，对于对外销售打开市场而言存在困难，有待拓宽销售渠道。目前杭州市中医药第三产业发展总体处于起步阶段，且多数第三产业品牌知名度较低，难以吸引外界市场眼光，以中医药特色为主的服务业，如疗养院、养老机构、医疗体验馆等客流量少，毛利率较低，不利于第三产业进一步壮大。

（三）中医药医疗资源分配不均，人才基础尚需强化

尽管杭州大力发展中医药医疗，力求建设"家门口"的中医馆，但是就全市中医药医疗资源而言，大多数集中在市区及县城，乡村内基层中医药发展受限，治疗效果欠佳。基层医疗机构多以西医为主，中医药人才缺乏、中医药资源配备不足、医疗能力不足、中医文化氛围不浓。中医药人才培养有限，人才缺乏且难以做好人才下沉基层医疗机构工作。加之基层医疗机构任务重、待遇低、职称晋升通道窄，以及缺乏符合基层中医药人才的培养培训机制与激励政策等，导致其对人才的吸引力不大，甚至经过几年培养后的人才会流失。[①] 由于政府为满足医疗安全性要求，实行的医师执业注册制度需要所有医疗从业者持证行医，导致部分民间中医从业者遇到资质问题，民间中医药传承发展受限，但民间中医传承并不乏有效医疗资源与验方。

（四）中医药科技创新能力不足

目前我国尚未建有中医药类国家实验室，尚无中医药国家技术创新中

---

① 曾鸣：《基层发展中医药难在哪？拱墅模式开出新处方》，https：//www. sohu. com/a/690300602_ 121649727，2023-06-25/2023-08-23，最后访问日期：2023 年 10 月 10 日。

心，政府对于中医药类科技创新投入较少。科技创新需要人才推动，但杭州市中医药高质量人才总量较少，中医药领域领军人才严重不足。中医药数字化改革是杭州市中医药科技创新的重大项目，但目前数字化改革成果较少，成果转化成实际生产能力的效率较低，科技创新有时流于形式，并未推动产业发展或惠及于民。

（五）中医药事业产业联动不够

杭州市中医药产业缺乏"领头雁"，整体创新动能不足，缺少中医药原创性科技创新与转化应用。区域内打造的中医药"特色街区""健康城"等健康产业仍有较大提升空间，中医药文化养生产品和旅游线路有待开发和宣传推广，覆盖预防、医疗、康复、文旅、医药一体的完整产业链尚未形成。中医药产业和特色服务缺乏国际化规模效应，需整合省、市、区三级资源，打响杭州中医药国际化品牌。

三　对策建议

（一）提升中药材产业化和规模化程度，提高中药材品质

一是建立中药材产业合作基地。政府可以与药企合作，建立中药材产业合作基地，确保基地规模化，包括选址、管理、种植等方面的标准化操作。基地应该覆盖不同类型的中药材，以满足多样化的需求。二是制定中药材标准。制定严格的中药材种植标准，包括土壤质量、施肥、病虫害防控等，以确保品质和安全性。建立检测和监管机制，定期对中药材进行质量检验，确保符合标准。三是提供培训和技术支持。为药农提供培训课程，教授先进的中药材种植技术，强调有机栽培和生态友好的方法。提供技术咨询服务，解决农民在中药材种植过程中的问题，鼓励仿野生种植。四是加强品牌保护。设立专门的知识产权保护机构，注册和保护"浙产好药"品牌，防止侵权行为。鼓励药企共同参与品牌推广，增强品牌知名度。五是加强监管。建立

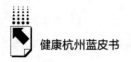

专门的监管机构，监督中药材市场，打击违法行为，包括不合格产品的销售。发布中药材质量报告，公开信息，提高市场透明度。

（二）促进中药材深加工和中医药第三产业发展

一是支持创新产品研发。设立创新基金，资助药企进行中药材深加工和创新产品研发。提供研发税收激励，降低研发成本，鼓励创新。二是推广深加工产品。制定市场推广计划，包括建立专门的中药材深加工展览和交易会，吸引更多的购买商。建立在线销售平台，提高产品在线可见性，拓宽销售渠道。三是鼓励中医药第三产业发展。提供创业支持，降低中医药服务业进入门槛，鼓励创业者开设疗养院、养老机构和医疗体验馆。制定相关政策，鼓励私人投资和合作，提高中医药服务的盈利潜力。四是培训中医药从业者。开展专业培训计划，提高中医药从业者的服务质量，培养更多的专业人才。提供资金支持，鼓励中医药从业者提供高质量的服务，增加客流量和盈利率。五是中医药深度融入康养文旅。中医药与康养文旅的结合可以构建一个完整的健康产业体系。在中医药健康服务与旅游产业融合建设氛围下，发展康养研学营地项目。围绕仲景文化和知名中药生产基地，着力推动医疗保健、药膳养生等中医药康养旅游产品开发。开发特色健康旅游产品和线路，建设一批中医药生态休闲旅游景区和休闲养生养老基地。政府出台政策支持建设中医药健康旅游示范区（基地、项目），提高中医药健康旅游示范区和示范基地的影响力和辐射力，打造中医药健康旅游产业链集群，推进中医药健康旅游高质量发展。

（三）改善中医药医疗资源分配和人才培养

一是基层中医药发展计划。制定详细的计划，包括选址、建设标准、投资资金等，以支持农村地区的基层中医药医疗资源建设。提供基层医生和中医师的培训项目，帮助提高基层中医药医疗的治疗效果。二是中医药人才培养和吸引计划。设立全额奖学金和培训基金，鼓励年轻人在中医药领域深造，确保中医药人才的稳步增长。设立基层医生职业发展计划，提高待遇和晋升通道，以增加基层中医药人才的吸引力。三是中医药民间传承支持。建立合法的民间中医药传承机构，提供经费支持和法律保护，以确保中医药传承得以持续发展。创新传承师徒制度，鼓励有经验的中医师传授知识给年轻一代。

（四）提升中医药科技创新能力

一是建设中医药研究基地。成立高级别中医药实验室和技术创新中心，提供充足的研究经费和资源，以推动中医药科技创新。与高等教育机构合作，鼓励研究团队参与中医药领域的科研项目。二是中医药人才引进。设立中医药高层次人才引进计划，向国内外招聘中医药领域的专家和领军人才。提供研究经费、实验设备和实验室，以支持他们的科研工作。三是加强数字化改革。加大数字化改革项目的投资，提高数字化技术的应用水平，优化中医药数据管理和病历记录系统。使用未来工厂、智能化工厂等新技术，支持中药生产企业的数字化改造的装备升级，力争建设一批智能化、数字化的车间，构建产业大脑，培育产业生态。设立数字化改革成果转化基金，加速将科技创新成果转化为实际生产能力。

（五）促进中医药事业与产业联动发展

一是中医药产业引领项目。确定中医药领域的引领项目，为原创性科技创新提供大力支持，加速中医药产业的高质量发展。提供创新基金，以鼓励企业和研究机构开展中医药领域的研究和创新。二是中医药文化宣传和产品开发。制定详尽的宣传计划，包括推广中医药文化和养生产品的计划，以提高产业附加值。鼓励企业和创作者开发中医药相关产品，如保健品、草药茶、年轻人喜欢使用的网红产品和中医药旅游线路。三是构建完整产业链。加强中医药产业链的协同发展，整合各级政府资源，打造涵盖预防、医疗、康复、文旅和医药的完整中医药产业链。提供创业支持，鼓励初创企业和中小企业参与中医药产业链的建设。四是国际化推广。加强国际合作，整合省、市、区三级政府资源，协同推进产业发展。借助中医

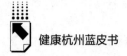

药振兴发展之东风，将中医药产业发展融入共同富裕示范区建设大场景，支持产业做大做强。提升杭州中医药的国际化品牌影响力，吸引更多国际投资。推动中医药国际标准的制定和认可，以便更好地推广杭州中医药品牌。

四　未来展望

杭州市将依据《中共浙江省委浙江省人民政府关于促进中医药传承创新发展的实施意见》《杭州市中医药发展"十四五"规划》等文件，规划创新发展杭州市中医药业。着力将中医药与数字化改革、"互联网+"结合，打造智慧中医药系统。不断夯实中医药人才基础，传统非遗传承与现代中医药创新型人才兼收并蓄。持续促进三产融合发展，规范道地药材种植标准，进行药材深加工，开发创新型产品，将中医药与文化产业、旅游业、治未病、养老服务业等深度结合，打造中医药特色城市。未来，杭州市一定会凭借其悠久的中医药文化与现代创新型文明相结合，发扬光大"钱塘医派"品牌，在我国中医药文明史上留下浓墨重彩的一笔。

B.13
杭州市医院建设类项目健康
影响评价多案例研究

张　萌　朱星雨[*]

摘　要： 本研究拟以杭州市 4 个具有典型意义的医院建设类项目为对象，从实施过程、影响人群和影响因素三个层面开展多案例对比研究，对杭州市现有的医疗建设类项目健康影响评价现状进行系统分析。通过对相关案例进行分析总结，明确医院建设类项目健康影响评价需涉及的内容和方法，为医院建设类项目健康影响评价工作提供规范指引，结合文献综述和实地调研等方法，力求探索并形成一套较完善、成熟且具有实践指导意义的医院建设类项目健康影响评价指标体系。

关键词： 健康影响评价　多案例研究　医院建设项目

健康影响评价系统是由环境影响评价（Environmental Impact Assessment，EIA）派生而成。自 20 世纪 80 年代以来，人类逐渐认识到健康状况受社会、人文和自然物质条件以及个人行为特点等问题的多方面影响。近三十年来，加拿大、澳大利亚和英国等国家开展了健康影响评价，主要是将健康问题纳入环评程序，或者将健康影响评价与环境影响评价合并。世界卫生组织

---

* 张萌，杭州师范大学公共卫生学院副教授，硕士生导师，主要研究方向为卫生政策与管理、健康影响评价；朱星雨，杭州师范大学公共卫生专业硕士研究生。

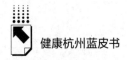

对健康影响评价（Health Impact Assessment，HIA）的定义是："系统地判断政策、规划、项目（通常是多个部门或跨部门）对人类健康潜在的影响及影响在人群中分布情况的一系列程序、方法和工具，以减少健康不平等和改善卫生公平。"健康影响评价是指通过使用各种方法、手段和技术来对政策、规划、计划及方案等可能产生的健康影响，以及在人群中的健康影响进行评价，并据此制定应对措施。20世纪90年代，加拿大以及一些欧洲国家兴起了健康影响评价活动，对其内涵、目的等问题进行了探讨，并有了比较完善的理论。以英国、荷兰为代表的欧洲卫生组织与学者积极探讨了健康影响评价的理论体系，并建立了一套评价的指标体系。进入21世纪后，健康影响评价呈现多样化的发展趋势。欧洲、北美、非洲及亚太地区相继开展了健康影响评价工作，并形成一种全球性的健康影响评价模式，对提高国民健康水平、推进健康公平性具有重大意义。

与国外相比，我国对健康影响评价的关注是从近十年开始的。但该概念一经引进就获得了国家决策层面的关注，将其写入"健康中国"建设的政策文件和《中华人民共和国基本医疗卫生与健康促进法》，这体现了我国的制度优势。总体而言，目前我国的健康影响评价处于起步阶段，尚未建立完善的健康影响评价制度。[①] 健康影响评价制度化在国内仍处于探索阶段，国内早期的健康影响评价工作主要是以研究和局部试点为主。在现有政策和法律背景下，当前正是我国建立和完善健康影响评价制度的"机会之窗"。2016年，我国发布的《"健康中国2030"规划纲要》和《"十四五"国民健康规划》等文件已经明确指出了"全面建立健康影响评估制度"的必要性和紧迫性。在"健康中国"的大背景下，我国应加强健康影响评估制度研究，探索适合我国政治环境和社会环境的健康影响评价机制，鼓励地方性的评价试点，提高制度的可操作性，加强各部门、各行业的沟通协作，利用健康影响评价更好地"将健康融入所有政策"。

---

① 王秀峰：《我国健康影响评估现状与问题及建议》，《人口与健康》2019年第4期，第16~19页。

　　杭州市作为浙江省的省会，也是我国以经济、文化和科技为主的名城，在创建"健康城市"的过程中，始终坚持走在全国的前列，在健康影响评价的独特实践中，不断地积累着宝贵的经验。杭州市政府于 2016 年首次将"将健康融入所有政策"写入了"十三五"规划，并于 2019 年将其纳入市、县（区、市）政府决策体系，并在此基础上探讨了如何充分发挥公共政策引导公众健康、保障人民群众健康权益、创建"健康中国先行区"的作用。杭州市以"健康城市建设指导中心"为依托，积极开展各种健康影响评价工作，不断健全健康影响评价体系，构建了上下联动、部门协同、校地协作的工作机制。对健康影响评价工作的规范化、制度化、系统化和数字化进行了积极的探索和创新，对优秀的个案进行了深度挖掘和提炼；同时，在全市范围内的所属县（市）都进行了健康影响评价，并逐步实现了健康影响评价的逐步推广。

一　健康影响评价在医疗建筑中的运用

　　健康影响评价是一种对政策、规划和工程实施后对人群健康影响的综合评价手段，是对现行卫生服务质量评价体系的一种拓展。本研究将从更广泛的角度，基于城市规划的基础，为医院建筑与城市环境的和谐发展，提出更为全面、人性化、因地制宜的解决方案，突破以往以经验为主的设计思路。

　　随着人们健康意识的增强，人们对医疗设备及环境品质的要求不断提高，这对医院建设提出了严峻的挑战。医院是医疗卫生的主要载体，其复杂度高、科学技术融合程度高，是构建健康城市环境的关键。随着我国市场经济和城市化进程的不断加快，医院已经不再局限于单纯的医疗服务，而成为一个重要的城市空间节点，对城市的公众健康起着举足轻重的作用。同时，社区卫生服务中心作为基层医疗的主体，也是实施分级诊疗的重要依据，它能为社区居民提供基本医疗和公共卫生服务，在整个国家的卫生系统中占有非常重要的位置，与人民生活息息相关，因此，它的发展和建设也受到了政府的高度重视。作为医疗活动的载体，社区卫生服务中心的设计是否合理、

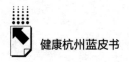
是否安全，也能直接影响到医疗服务质量。

医院设备种类繁多，内部人员构成复杂，技术和系统深度整合，作为医疗卫生服务体系的重要组成部分，医院的综合运营与发展对于推进医疗卫生事业的发展、提升国民健康水平具有不可忽视的意义。澳大利亚卫生保健安全和质量委员会、加拿大认证委员会和英国护理质量委员会[1][2]等卓越认证体系是全球认可的在提高医疗设施服务提供和管理各个层面上的质量的一种重要工具。但对医院建设来说，还需要关注医院环境与人体健康的相关性。健康影响评价是一种有效的手段，可将其作为医院建设规范的补充。医院建设环境对病人的健康状况有正面和负面的影响，这一点已在多个领域得到证明，并且近二三十年来，在医学环境设计上也受到了极大的重视。一个由Ulrich 在 1984 年做的研究，对比了在医院窗口能看到自然景观的患者与看见砖墙的患者在手术后康复所需的时间。研究发现，自然景观可缩短手术后的康复期，并可降低手术后的镇痛需求。[3] 目前，澳大利亚及其他国家的医院建设类项目的健康影响评价业已日趋完善，并被应用于更全面的考量健康风险及影响健康与福祉的重要因素。[4][5]

随着我国医疗水平以及人民生活水平的不断提高，人们对医院环境要求也越来越高，尽管其外部环境已有了很大的改进，但仍停留在外观上。现有的医疗建筑评估指标主要关注医院的自然环境和技术手段，而忽略了其与城市环境、公众健康的相互关系。同时，国内的医疗建筑评价体系也没有对其

① Roberts, J. S., Coale, J., & Redman, R. R., "A History of the Joint Commission on Accreditation of Hospitals," *Jama the Journal of the American Medical Association*, 1987, 258 (07): 936-940.

② Pederzolli, L., Caola, I., & Bergamo, A., "Esperienza del Laboratorio di Microbiologia e Virologia dell'Ospedale di Trento nell'Accreditamento Joint Commission International," *Microbiologia Medica*, 2007, 22 (02): 127-130.

③ Scott-Samuel, A., "The Merseyside Guidelines for Health Impact Assessment," *Merseyside Health Impact Assessment Steering Group*, 2005, 16 (02): 13-114.

④ Kemm, J., "Can Health Impact Assessment fulfil the expectations it raises," *Public Health*, 2000, 114 (06): 431-433.

⑤ Bank, T. W., "Performance Standard 1: Assessment and Management of Environmental and Social Risks and Impacts," *Environmental and Social Risks*, 2017, 18 (02): 107-110.

地域性和环境适应性进行深入的研究。在对医疗建筑进行评价时，除了要重视建筑的设计和运行管理，还要综合考虑其对利益相关者健康的影响。当前，我国医院建筑的规划设计还面临诸多问题。在医院项目建设的早期阶段，通常是由医院负责组织、审批、拟定项目书，专家和社会团体的参与程度较低，缺乏对今后发展和扩建的考虑。从医院环境的总体规划来看，很多医院周边存在严重的交通拥堵现象，缺少配套的停车设施，绿地面积有限，植物配置不当等问题已经成为一种普遍现象，这极大地影响了公众的健康和医院的运行，很难使医院建筑的医学功能得到很好的发挥。将健康影响评价方法引入医疗建筑评价中，可以很好地弥补现有评价方法忽视的医院外在环境及社会因素；同时通过整合社会资源、激发公众参与热情、提高公众对医院环境建设的关注等途径，可以充分调动社会各方面力量。

二 医院建设类项目健康影响评价多案例比较分析

（一）研究方法、案例选择与资料来源

本研究以浙江省杭州市为例，是因为其作为当前健康影响评价试点的标杆城市，在探索健康影响评价制度实施路径方面取得了一定的成效；在健康影响评价体系的运行方式上也有所突破。可以说，杭州市的医院建设类项目健康影响评价的经验具有先进性，相关的个案数据也比较丰富，笔者依托杭州师范大学牵头的"健康影响评价项目"对其实践进行了长期的关注，对相关案例具有深入阐述的可能。本研究以富阳区第三人民医院易地迁建工程、临平区南苑街道社区卫生服务中心扩建工程、西湖区北山街道社区卫生服务中心新建工程和滨江区妇幼保健院迁建工程四个典型项目为例，运用文献调查法和专家评价法，即查阅国家、省市级政府在医院卫生服务方面的政策文件及相关文献并邀请有关领域的专家，对评价项目的健康影响进行探讨，对健康决定因素进行分析，总结评价结果，确保优化建议的科学性和严谨性。

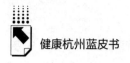

（二）基本概念模型

本研究立足于健康影响评估制度建设的新态势，以及制度建设的科学依据，对健康影响评价的关键指标进行识别，并对各指标进行关联性解析，从而对构建的健康评价的基本要素进行系统的解析，进而对健康影响评价的相关指标进行系统梳理，构建概念模型。已初步建立指标体系框架如下：通过文献阅读、专题小组讨论法，按照"三期一体"评价模型初步确定了医院设计期、建设期、运营期的评价指标。医院设计期共包含6个一级指标，分别为总体规划、室外环境、室内环境、相关建筑设施、人文环境和当地社区；共有23个二级指标和103个三级指标。医院建设期共有3个一级指标，分别为项目施工和建设单位、项目施工和建设工人及建筑工地周围；共有12个二级指标和42个三级指标。医院运营期共有3个一级指标，分别为患者（门诊）、患者（住院）和医护人员建筑环境满意度；共有11个二级指标和61个三级指标。

（三）健康影响评价的实施过程

本研究所选择的4个医院建筑工程类项目，其执行过程无显著差别，均遵循了工程类评价八个步骤的流程顺序。

在评价前的准备阶段，均由建设单位或主管机关向当地健康办递交健康影响评价备案。并由健康办按照拟定的领域，选择相关领域的专家组成评价小组。

在评价的实施阶段，专家们通过对项目建设单位提交的建设项目建议书、国家相关法律文件以及建设项目相关的其他文献材料进行研究和分析，在项目环评结果和相关结论的基础上，开展健康影响评价，并对其潜在的健康效应进行分析。专家小组根据健康影响评价的技术程序，进行筛查、分析和报告。同时，编制的健康影响评价报告也向健康办提交备案，并提到有关部门应在后续的项目建设和运营期对施工工地噪声及扬尘防治，工程涉及的健康环境、健康设施和卫生健康服务等方面进行周期性监测。

（四）项目影响的主要人群及健康决定因素

纳入研究的 4 个项目在医院建设项目健康影响评价研究影响上的主要人群之间并无太大差异，均为社区卫生服务中心/医院建设项目的利益相关者。富阳区第三人民医院建设项目为了在满足医院使用功能的同时，突出"以病人为中心"的服务理念。在建设期就考虑到对建设者（包括建设工人、管理者、施工协作人员等）、周边居民及行人造成的影响，在运营期则考虑到对就诊患者、医院内工作人员造成的影响。临平区南苑街道社区卫生服务中心扩建工程项目在建设期间同样会对建设者（包括建设工人、管理者、施工协作人员等）、周边居民及行人造成影响；在运营期则可能对附近幼儿园就学儿童及工作人员造成影响。西湖区北山街道社区卫生服务中心工程项目的开展在项目设计、建设和营运期可能存在噪声、扬尘、医疗废物处理、交通安全等影响人群健康的隐患，在建设期可能对建设者（包括建设工人、管理者、施工协作人员等）、周边居民及行人造成影响，在运营期则可能对患者、医务工作人员造成影响。滨江区妇幼保健院迁建工程为提升室内外环境设施设置和建筑安全性，在建设期可能对建设者（包括建设工人、管理者、施工协作人员等）、周边居民及行人造成影响，在运营期则可能对就诊患者、医院内工作人员造成影响。

在筛查的 4 个医院建设类项目健康影响评价涉及的健康决定因素之间存在一定的差异（见图 1）。富阳区第三人民医院建设项目涉及的健康决定因素包括绿化环境、病媒生物、噪声、废物处理、治安/安全保障和应急响应、教育、交通安全性、健身场地和设施等。临平区南苑街道社区卫生服务中心扩建工程项目在建设期间可能引起健康问题的主要健康决定因素则包括交通安全性、工作、生活和学习微观环境、土壤质量、空气质量、噪声、水质量与基础卫生设施等。西湖区北山街道社区卫生服务中心工程项目的开展可能引起健康问题的主要健康决定因素包括噪声、水质量与基础卫生设施、交通安全性、空气质量、病媒生物、健身场地和设施、公共服务方面的医疗卫生服务、残疾人服务等。滨江区妇幼保健院迁建工程可能引起健康问题的主要

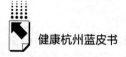

健康决定因素则包括噪声、空气质量、水质量、土壤质量、文化娱乐休闲服务、治安/安全保障和应急响应以及绿化环境等。

医院建设类项目的健康影响评价是一项综合性评估，旨在从多个关键方面综合考量医院建设对人群健康的潜在影响，并根据可能存在的问题提出相应的解决措施，最大程度地保障人群的健康与安全，最终实现建设项目的可持续发展，为社会提供更优质的医疗服务和环境。健康影响评价专家组针对富阳区第三人民医院建设项目存在的健康影响问题提出相关意见：针对新院区的选址靠近山体的问题，选址环境应符合当地城镇规划、区域卫生规划和环境质量评估等方面的要求，地形环境应适宜且医院建成后周边无新增污染类工业企业，选址安静、远离污染源及其他危险设施，同时应避免四害侵扰、病媒微生物等造成传染病传播的风险；而鉴于医院周边道路狭窄，应避免车流拥堵，给就医和周边居民带来不便，医院的交通管理要有目的性，要智能化组织垂直交通，使人流和物流疏散均衡、舒适、快捷、安全。专家组针对临平区南苑街道社区卫生服务中心扩建项目存在的健康影响问题提出的相关意见涉及：建筑连接处材料应采用桩基础及采用沉降后浇带，以减少沉降及收缩产生的裂缝，建筑增加一道外防水，防止水下渗，避免降雨时发生沉降；同时，在医院建筑设计中应充分考虑室外环境的均衡发展，通过选取合适的建筑材料、合理布局和景观设计等手段，提升建筑的外观美观性和舒适度，为患者提供更加舒适、健康的就医环境，在施工过程中，应避免粉尘和施工材料对周边居民、学校产生影响。而在西湖区北山街道社区卫生服务中心工程项目中健康影响的专家组针对北山街道社区卫生服务中心的CT室和预防接种室的人流组织问题提出，医院建设应结合实际场景，通过分析不同人群的需求和特点，采取有针对性的设计方式，分流不同人群，降低人群密度和交叉感染的风险。特别是在医院建筑设计中，应按照医疗功能，避免相互干扰，便于人流的分散，减少人员密集度和疾病传播风险，提高就医效率和安全性；同时应关注特殊人群，建议增加相关医院室内外通道的导向标识、外部停车场的导向标识，以及医院内外通道的规划和建设中无障碍通行、无障碍停车位和出入口、无障碍辅助设施和服务。健康影响评价专家组针对滨江区妇幼保健院迁建工程存在的健康影响问题提出的相关意见提到：绿植树种的选择方面应考虑到花絮过敏、有刺等安全隐患以及乔木等树种对于采光问题的影响。医护人员的工作环境、娱乐设施、休息环境等方面应能更好地促进健康，场地既要在安全耐久、健康舒适、生活便利、资源节约、环境宜居等方面提出合理方案，又需要关注建筑规划布局、室内环境质量、具有疗愈功能的室内设计等方面，让使用者真正感受到医院建筑的健康性和舒适性。

（五）案例小结

目前，我国老旧医院众多，很多医疗服务机构创建时间久远。随着人口数量的日益增长，大部分建筑存在功能布局不合理，医疗设备和信息化管理系统落后，交通不便，停车困难，医疗垃圾处理不便等诸多问题，导致患者难以及时就医和获得更好的医疗卫生服务。为顺应新时代发展，需要进行合理快捷的改扩建，不仅侧重于增加门诊空间，而且要适应门诊量扩大的需求。与此同时，还要进一步完善医院的就医环境，更好地满足病人和医务人员对医疗机构环境质量的需要。进一步优化医疗资源的分配，促进优质资源的扩容，促进区域均衡布局，促进医院的高质量发展，加速建设优质、高效的医疗卫生服务体系。

医院建设类项目的健康影响评价既是落实国家及地方关于医疗卫生服务机构标准化建设的具体举措，也是促进医疗服务机构进一步发展的需要。前文所述的富阳区第三人民医院建设工程在健康影响评价中所面临的重大健康问题，与病人的就医环境有着紧密的联系，它体现了环境因素和公共服务因素等多个健康决定因素在同时发挥作用。其设计理念是站在病人的角度，坚持以人为中心，从安全角度、环境设计和交通组织上取得突破，让病人在更好的医疗环境下就医，以恢复得更快，这对于改善富阳区的医疗条件，改善就医环境，提高人民群众的健康水平，都是十分必要的。临平区南苑社区卫生服务中心扩建项目的健康影响评价正是顺应了人民不断增加的健康需求，对于改善人们的健康质量和生活品质起到了十分重要的作用。该项目建成投

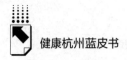

入使用后，将进一步完善并提升临平区特别是南苑街道医疗卫生服务能力，对临平区特别是南苑街道的经济社会快速发展也起到了保障作用，其社会效益非常明显。同时，西湖区北山街道社区卫生服务中心的新建项目的健康影响评价也在一定程度上提高了社区卫生服务的质量，在进一步满足社区居民的就医需要，提高北山街道基层医疗卫生服务能力，顺应群众日益增长的医疗及经济社会发展趋势的同时，使北山街道居民都能享有更好的卫生服务资源，从而进一步推进健康中国建设。随着城市化建设的推进，常住人口数量不断增加，目前滨江区妇幼保健院的门急诊、预防保健能力与人民日益增长的需要不匹配。滨江区妇幼保健院的迁建项目是满足基本医疗与基本公共卫生协调发展需要，进一步完善滨江区公共医疗配套、提升整体医疗卫生管理和服务水平的重要举措。滨江区妇幼保健院迁建工程项目建成后，可以进一步完善公共卫生体系，提高基层医疗卫生服务及妇幼领域医疗保健服务能力。

三　经验启示

推进医院建设类项目健康影响评价的探索实际上是全社会向着健康治理共同体发展前进的必须过程，是全面贯彻党的二十大和"全国卫生与健康大会"精神，以"人民健康"为中心，树立大健康理念，坚持健康优先、统筹兼顾、科学有效、公平普惠，推动落实"将健康融入所有政策"的重要实践；是杭州市推动卫生健康领域共同富裕建设，实现全方位、全周期的人民健康的卫生健康事业前所未有的重大发展机遇。本研究通过对医院建设类项目健康影响评价多案例比较分析，对杭州未来医院建设类项目健康影响评价的经验启示如下。

（一）完善健评流程，促进跨部门协作

杭州市医院建设类项目健康影响评价探索出了科学严谨的实施流程，遵循三期八个步骤的顺序，针对评价准备阶段、评价实施阶段和评价结束及后续阶段提出了不同的要求，在评价准备阶段建设单位或者主管部门应提交本

级健康办完成申请评价与备案受理（提交登记）、组建（评价）专家组两个环节；在评价实施阶段，完成专家组筛选、分析评估、报告与建议三个环节；在评价结束及后续阶段完成评价结果提交备案、结果应用及监测评估三个环节。其中，各级政府作为建立健康影响评价制度、实施健康影响评价的领导机构，在医院建设类项目健康影响评价的实施过程的八个环节中均扮演着不可或缺的角色。各部门尤其是健康办作为落实健康影响评价的责任主体，应持续推进健康影响评价制度的建立和完善，制定相关工作规范和制度；组织协调、督促落实各部门健康影响评价工作的开展。同时各部门应在健康影响评价工作网络的基础上，搭建信息沟通、资源共享的桥梁，促进部门合作的良性运转。在各级党委和政府领导下，构建健康影响评价协同工作网络，畅通各级和各部门间健康影响评价的信息沟通、资源共享、政策咨询等渠道，落实目标任务和夯实工作责任。

政府部门应当充分认识健康影响评价对经济社会发展和提高全民健康水平的重要意义，建立健全健康影响评价实施办法、健康影响评价部门定期例会制度和健康影响评价工作绩效考核办法等相关的健康影响评价制度，明确各相关部门、评价主体机构的权力和职责。鼓励各地条件成熟时，出台实施健康影响评价的地方性法规，有效保障健康影响评价工作的严肃性和权威性。

（二）信息化技术辅助，构建三级专家库

当前杭州市的医院建设类项目健康影响评价主要依托前期文献研究和专家评价两个方面。文献研究需要查阅国家、省市级政府在医院卫生服务方面的政策文件及相关文献，对于健康影响评价相关的海量信息抓取需要信息化的技术手段来辅助完成，即建立健康影响评价的数字化智能化运行模式，实现健康影响因素关键词自动识别、健康影响因素配套文献自动检索、相应修改建议智能输出等一系列功能的应用。

专家评价则需要邀请有关领域的专家，对评价项目的健康影响进行探讨，对健康决定因素进行分析，总结评价结果。这就需要依托区域智库资源，按照"以卫生健康为主，涉及各行业技术领域"的原则，选择专家。

建立三级专家库，为健康影响评价工作提供技术支撑，实现专家库的动态管理和资源的共享。同时应针对健康影响评价的内容和技术操作程序以及相关进展定期开展专门培训、交流学习、座谈研讨。注重发挥专家作用，推广健康影响评价的成果总结与经验，挖掘健康影响评价优秀案例，鼓励将各地健康影响评价实践凝练成新闻报道、研究报告、专业论文、领导批示等，深入分析工作中存在的问题，提出解决问题的路径和方法。

因此，各级政府应充分发挥外部专家、专业咨询机构和技术支撑部门的作用。可根据当地实际情况，与相关专业机构建立健康影响评价合作机制，选择有关科研院所、国家/省/市级卫生健康机构和健康教育专业机构、专业技术团队或符合资质的第三方评价机构作为健康影响评价的技术支撑，或委托其进行健康影响评价。

（三）综合评价方法，注重三期评价

在杭州针对医院工程项目的健康影响评价的 4 个案例中，我们可以发现健康影响评价可以采用定量评价方法，如调查测量或对现有资料的定量评价和利用，也可以采用定性评价方法。具体使用时可以根据工程项目的具体情况选择单一方法或多种方法。

需要注意的是医院工程项目健康影响评价的现场实地考察，可以分别在工程项目的设计、施工和运营期进行。对现场进行考察能够获得实地感受，可以更有效发现存在的隐患，与文献资料提供的信息互为补充。建议在利用工程项目现有环境影响评价数据进行分析评价基础上，补充现场实地考察、利益相关者讨论、公众听证会等方法，具体包括现场环境、项目运营流程的考察和对设计者、建设者、运营者或使用者以及周围可能受影响的公众的访谈等。

（四）关注健康决定因素，分析潜在健康结果

医院建设类项目的实施，应重点关注健康决定因素和健康结果。针对医院工程项目的健康影响评价可在梳理项目环境影响评价报告及相关结论的基

础上进行，针对工程项目不同阶段［项目准备阶段、项目实施（施工/建设）阶段、项目运营阶段］所涉及的健康决定因素清单进行梳理，为开展医院工程项目健康影响评价提供参考，确定现有环境影响评价中涉及健康的相关因素并延伸分析其潜在健康结果，并对现有环境影响评价未涉及的人群健康内容做补充分析。

在医院工程项目健康影响评价的筛选中，应重点考虑：项目是否对健康产生消极和积极影响；这些影响在目前或未来所波及的人群；潜在消极健康影响是否会造成死亡、伤残或入院风险；对于弱势群体（残疾人群、流动人口、贫困人口等）而言，这些潜在的消极健康影响是否会对其造成更为严重的后果；政府、社会及公众对项目的关注程度；项目对经济社会发展是否有较大影响；项目对公众利益是否有较大影响。应优先选择政府重点关注、社会关注度高、对健康影响程度大、与民生密切相关、群众特别关注的项目，进行健康影响评价。

（五）增加健评透明度，动员群众监督

健康影响评价要求项目向受影响社区公开披露与项目相关的风险和影响信息。这些信息可以是完整的评价报告，也可以是调查结果的简短总结，具体取决于项目的规模和预期影响。医院建设类项目健康影响评价的实施也应当让群众知晓项目相关健康影响因素及潜在健康结果，动员群众了解并参与到健康影响评价的过程中。有关部门应当及时公开有关项目的相关信息与评价结果，公开征求群众意见，并及时采纳与做出回应。扩大社会认知度，探索与第三方合作的可行性，建立有效的公众参与机制，让公众对项目实施可能造成的健康消极影响进行监督。

B.14
杭州市探索公共政策健康
影响评价信息化实践[*]

王建勋　吴　婧　李金涛　陈燕娟　王晓凤[**]

摘　要： 杭州市是国内最早由政府层面推动公共政策健康影响评价工作的城市之一。在多年的健康影响评价探索过程中，杭州市针对大健康领域专家不足、健康影响评价审稿效率过低、非卫生健康部门开展健康影响评价能力不足等现实困难，依托数字技术和互联网技术的优势，研发"杭州市公共政策健康影响评价辅助决策信息系统"，初步实现公共政策健康影响评价"平台化管理、智能化辅助、可视化操作"功能，这在一定程度上解决了健康影响评价的时效性、标准化和科学性问题。本研究结合健康影响评价信息化探索过程中尚存在的一些问题，提出了未来发展建议。

关键词： 健康影响评价　信息化　杭州市

公共政策健康影响评价是健康治理体系和治理能力现代化的重要内涵，是贯彻"将健康融入所有政策"，体现健康优先理念的重要抓手。杭州市于2016年启动健康影响评价探索工作，是国内最早由政府层面推动公共政策

---

[*] 基金项目：杭州市哲学社会科学规划课题（项目编号：M23YD040），杭州市医药卫生科技重点项目（项目编号：ZD20210054）。

[**] 王建勋，杭州市健康城市指导中心主任，高级经济师，主要研究方向为健康影响评价；吴婧，杭州市健康城市指导中心，医师，主要研究方向为健康影响评价；李金涛，杭州市健康城市指导中心评价科科长，高级经济师，主要研究方向为健康影响评价和场所健康促进；陈燕娟，杭州市健康城市指导中心副主任，主管护师，主要研究方向为健康治理；王晓凤，杭州市健康城市指导中心主管护师，主要研究方向为健康治理。

健康影响评价工作的城市之一。同时，杭州还是全国数字经济第一城，独特的数字赋能优势也促成了杭州市在国内最早探索开展信息化健康影响评价实践。

一 杭州市公共政策健康影响评价工作背景

（一）杭州市公共政策健康影响评价探索历程

"将健康融入所有政策"是跨部门制定公共政策的一种办法，系统地考虑决策对健康的影响，寻求协同作用，并避免有害的健康影响，以改善人口健康和健康公平。[①] 2013 年 6 月，在世界卫生组织（WHO）第八届全球健康促进大会上通过的《赫尔辛基宣言》指出，"将健康融入所有政策"是实现联合国千年发展目标的组成部分。

健康影响评价是落实"将健康融入所有政策"的策略工具和有效途径。它是指系统地评判政策、规划、项目对人群健康的潜在影响及影响在人群中分布情况的一系列程序、方法和工具。[②] 它旨在通过考察政策、规划、项目对健康的潜在影响，进而影响决策过程。其主要目标是确保将健康影响因素考虑到有关发展的规划和决策过程的早期阶段，强调对当前和未来健康的潜在危害和收益，并为更好的健康结果提供建议。

1999 年，WHO 发表了《哥德堡共同声明》倡导健康影响评价工作，并制定发布了评估指南，以指导各个国家开展评估工作。健康影响评价逐渐成为全球范围内的一项实践，许多国家和地区建立了完善的评估机制和体系。我国于 2016 年 10 月发布的《"健康中国 2030"规划纲要》中明确提出，

[①] 郑韵婷、常春、史宇晖：《以健康影响评价制度建设落实"将健康融入所有政策"》，https://www.cssn.cn/skgz/bwyc/202303/t20230330_5617025.shtml，最后访问日期：2023 年 12 月 11 日。

[②] 苏宁、于建平、高建华、曹若湘、黄若刚：《公共政策健康影响评价工具探索》，《首都公共卫生》2019 年第 6 期，第 277~280 页。

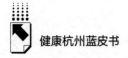

"全面建立健康影响评价评估制度，系统评估各项经济社会发展规划和政策、重大工程项目对健康的影响"。① 2019 年 7 月，全国推进健康中国行动电视电话会议指出"要抓紧建立健康影响评价制度，系统评估宏观经济、生态环境、交通、农业、住房、就业等经济社会发展规划和政策，以及重大工程项目可能对健康的影响，从源头上守住健康底线，保障群众健康"。

健康影响评价作为一种多学科、跨部门的影响评价工具，相比国外，健康影响评价制度化在国内仍处于探索阶段。杭州作为国内最早建立健康影响评价制度的城市之一，2016 年 4 月，杭州市政府在国内率先把"将健康融入所有政策"写入了地方国民经济和社会发展"十三五"规划。2016 年 11 月，杭州市将"城市治理框架下健康影响因素前置评估和实际应用可行性研究及推广"作为《杭州市建设健康城市"十三五"规划》的重点项目推进，并于 2017 年 11 月正式启动了公共政策健康影响评价探索研究项目。2019 年 1 月，"实施公共政策健康影响评价"被列为杭州市委深改委年度重点改革任务。2019 年 10 月，杭州市政府办公厅印发了《杭州市公共政策健康影响评价试点实施方案（试行）》②，杭州市成为国内继湖北省宜昌市之后第二个由政府层面推动公共政策健康影响评价的城市。

（二）杭州市健康影响评价遇到的困难

自 2017 年 11 月起，杭州市就着手开展健康影响评价相关理论研究和实践探索。在不断探索中，充分认识到健康影响因素的复杂性、多元性和交叉性特点，以及现行健康影响评价流程一直存在的审稿耗时费力、缺乏管理平台、关键词难以快速定位、循证文献难以快速查询等现实因素制约的困境，健康影响评价工作制度化、规范化、流程化、标准化、信息化的长效机制无

---

① 《"健康中国 2030"规划纲要》，https：//www.gov.cn/zhengce/2016－10/25/content_5124174.htm，最后访问日期：2023 年 12 月 11 日。

② 《杭州市人民政府办公厅关于印发杭州市公共政策健康影响评价试点实施方案（试行）的通知》，https：//www.hangzhou.gov.cn/art/2019/12/4/art_1229063387_399077.html，最后访问日期：2023 年 12 月 11 日。

法形成，这在一定程度上影响了健康影响评价工作的社会认可度和评价技术的标准性、科学性。

首先，大健康领域专家不足。相比工程项目类健康影响评价，政策类健康影响评价涉及的专业领域更广、健康影响问题更多，而且文本表述均为正向性，负面健康影响因素具有很大的隐匿性，尤其是健康社会影响因素。因此，参评专家的权威性成为影响健康影响评价结果权威程度的决定性因素。但是，在实际评价工作开展过程中，往往又面临专家层次越高其专业知识面也会越窄与实现参评专家覆盖所有领域并不具有可操作性的现实矛盾问题。

其次，健康影响评价审稿效率过低。以杭州市本级为例，平均每年由市政府出台的行政规范性文件有 30 件左右，由各部门自行出台的规范性文件超过 100 件。相比空间规划和工程项目立项论证，政策文件的起草论证周期要短很多。并且在进入征求意见环节后，留给其他部门反馈意见的时间往往只有不足一周时间，甚至只有 3~5 天。而且，政策文件出台时间具有一定的集中趋势，多集中在每年的 4~9 月。如遇市域性且持续时间较长的高规格重大活动，政策文件出台时间会有规避性提前或顺延。由此便造成了短时间内分配到健康影响评价专家个人的审稿任务堆积问题，直接影响到评价专家对健康影响问题的循证质量。

最后，非卫生健康部门开展健康影响评价能力不足。目前有关健康融入所有政策的法律法规尚不健全，工作机制尚未统一规范，尤其是自上而下的协调机制尚未建立，这就导致"将健康融入所有政策"的重要性和长远意义未能在跨部门协作中达成共识。尤其是非卫生健康部门受本位主义思维影响，部门之间原有的职能分离和互动性不足，加之在非卫生健康部门的相关领域缺少卫生健康领域技术专家智力支持，就导致非卫生健康部门考虑健康影响的意识不强、能力不高，并且对健康影响评价在行政程序性规则中的融合仍存在认知局限与实践偏倚。

杭州市依托自身健康影响评价实践经验和数字经济、数字治理第一城的数字技术和互联网技术的优势，于 2018 年启动公共政策健康影响评价数字化探索工作，立足人工智能、大数据、互联网等新一代信息技术，立项开发

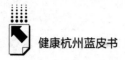
"杭州市公共政策健康影响评价辅助决策信息系统"，并于2021年6月正式投入试运行，初步实现公共政策健康影响评价"平台化管理、智能化辅助、可视化操作"功能，这在一定程度上解决了健康影响评价的时效性、标准化和科学性问题。

二 健康影响评价信息化功能设计

（一）健康影响评价信息化设计思路

在前期公共政策健康影响评价探索性工作的基础上，杭州市充分利用本地数字化技术优势，从解决纸质文件审稿便捷性低、无法快速识别健康影响关键词、检索循证文献费时费力、手写批注不利于汇总、完成评价汇总靠手工等一系列问题出发，研发了基于自然语言处理技术的健康影响评价辅助决策信息系统。信息系统支持文本上传、自动辅助识别健康影响关键词、自动辅助审稿、自动辅助检索文献、自动辅助生成批注意见、自动辅助生成健康影响评价意见汇总表。从而实现健康影响评价工作的规范化、信息化，全面提升公共政策健康影响评价可操作性和科学性。信息化问题与解决方案如表1所示。

表1　信息化问题与解决方案

传统评价方法存在的痛点问题	评价信息化系统的解决方案
纸质文件审稿	在线读取文件、线上评估
无法快速识别关键词	利用自然语言技术实现关键词的识别
收集文献费时费力	自动检索文献库
手写批注不能导出	健康影响因素自动导入
靠手工完成评价汇总	自动整合评价结果

（二）系统角色功能设计

系统根据用户角色分为专家端和管理端（管理员），在登录入口中需要选择以管理员身份或专家身份进行登录，其中专家端又细分为评审项目的专家组组长和组员。如图1所示，健康影响评价辅助决策信息系统根据不同用户角色制定所属的功能。

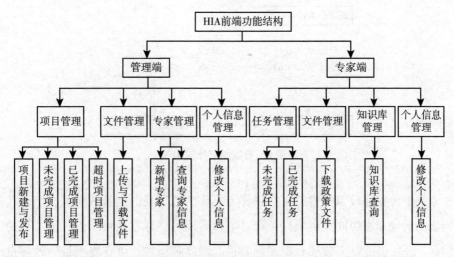

图1　杭州市健康影响评价辅助决策信息系统（HIA）功能层次

1. 专家端系统实现

专家端的需求是通过系统清楚地了解并知道自己的工作任务内容，审阅文件并保存审阅结果，在任务的最终截止日期之前完成任务，还可以查看完成的历史工作任务以及项目结果。在评估过程开始之前，可以查询影响健康的潜在因素。在评估过程中，能够自动可视化政策文件中的健康影响因素。此外，系统还需具备基础功能，如对个人信息的修改或登录密码的修改等。

专家通过系统进行工作的流程依次为等待项目发布、进行项目评审和提交个人评审结果。若该专家被管理员任命为项目组组长，则需要对项目进行评价汇总，汇总专家组各位成员的建议和评审结果，对项目给出一个最终的评价结果。专家端工作流程如图2所示。

2. 管理端系统实现

根据管理需要，管理员可以划分为市级管理员和县（区、市）级管理员，还可设置部门管理员账号。管理端主要权限，包括专家的新增；进行项目的

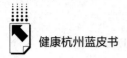

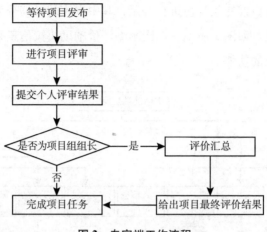

图2 专家端工作流程

发布并上传相关政策文件，自行选择专家作为该项目的组长或组员，组长和同组的其他专家协同完成项目；针对项目后期可能存在项目小组成员变更的情况，还需要能够完成项目成员的替换、删除和添加；可查看项目的处理过程以及最终项目结果反馈；查看不同专家参与的项目情况；检索需要查询的专家、文件和项目；针对超时、已完成和未完成等不需要项目的删除。

管理员通过系统进行工作的流程依次为发布新的项目、选择一名专家组组长和若干组员，管理端可以进行人员的调整，包括删除、新增和替换，并且还可以根据情况进行项目的删除。另外，在项目未完成时，管理员可以查看项目的进度，当项目完成后，可查看项目最终结果以及专家提供的建议，以便于后续为该项目做出相应的决策。管理员工作流程如图3所示。

（三）系统工作流程设计

健康影响评价辅助系统的工作流程设计如图4所示。具体来说，管理员需要先创建一个新的项目，在创建新项目的时候，需要先选择专家组成员和专家组组长，然后上传项目文件，此时便可以发布项目。与此同时，该项目的组员和组长在其操作界面中可以看到新发布的项目，专家组的成员需要根据项目政策文件的内容做出对应的评价，并提交评价结果。专家组的组长除

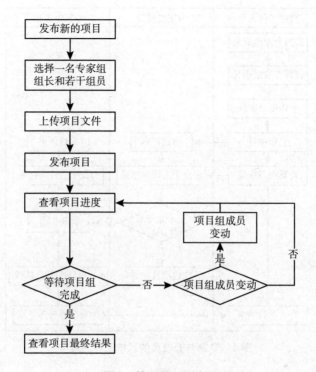

图3 管理员工作流程

了评估政策文件，还需要针对项目组的成员提交的评估内容进行项目评价汇总工作，并给出项目评价最终结果。到此，项目的评价工作结束。管理员可以看到整个项目进程，包括任意项目成员的评估内容和项目汇总评价。

（四）系统数据库设计

1. 前端数据库设计

系统的前端数据库设计是针对前端开发需要，该数据库的主要功能是为了方便前端的各个页面跳转保留用户信息，从而更有效地传递页面信息。

此处的数据库主要用于对前端的各类全局属性的数据进行存储、修改等操作，以确保各个组件对该数据更好、更方便地使用，相当于一个微型前端数据库。在该数据库中，不仅存储着重要的用户信息，还保留着一些关于业务的信息，使得专家以及政府人员在前端页面的操作中能够更加流畅，使程

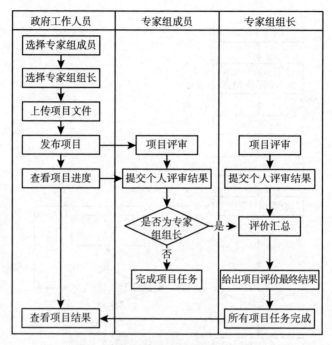

图 4 专家与管理员的系统工作流程

序更加具备数据的有效性。

正常的前端数据调用时，通过 getters 属性获取数据、通过同步或异步方法对数据进行修改，而模块属性主要根据不同的业务需要，对存储的数据进行划分，使得前端数据库井然有序，具体如图 5 所示。

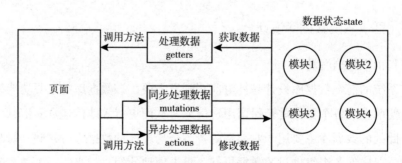

图 5 前端数据存储流程

2. 系统数据库设计

根据系统的需求分析以及各项功能的设计，将一个个系统中的实体抽象出来，包括用户实体、项目实体、任务实体、文件实体、批注实体、快速评价表实体、评价汇总实体、健康影响大类方向实体、健康影响小类方向实体和关键词实体等（见图6）。

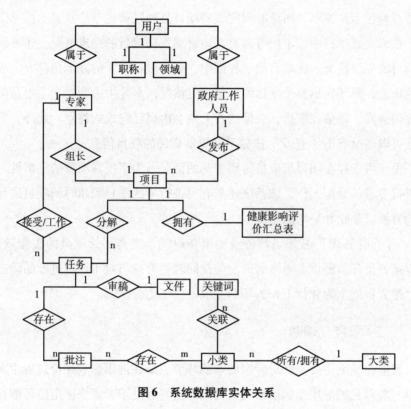

图 6   系统数据库实体关系

三   健康影响评价信息化系统的效果和亮点

（一）平台化管理

所谓平台化管理就是管理员可以在健康影响评价系统上管理相关的项

目。如图 7 所示，管理员可以在平台上发布需要评估的项目，然后选择该项目需要的专家组成一个项目专家组。项目发布之后相应的专家便可以收到对应的未完成任务的提示。此外管理员还可以看到整个项目的进度情况，在管理员的操作界面上，通过点击选择"未完成项目"中的"进行中的项目"和"超时未完成的项目"选项，便可以展示对应的项目。其中进行中的项目通过蓝色卡片显示，而超时未完成的项目是通过黄色卡片来显示。

在未完成项目中，不仅可以直观地看到不同项目的完成情况，还可以看到项目的进展情况。在项目展示界面中，每个项目卡片的左上角都有一个圆环的标志，圆环表示整个项目的评估进度情况。卡片中央则展示了组员的各自评估进度。评估完成后，头像的右上角会出现已完成的符号。此外，管理员还可以通过点击"查看"按钮了解更加详细的项目信息。

由于可能存在项目组成员需要变动的情况，为了提高项目的灵活性，重新进行专家的分配工作，该系统还具有对进行中的项目和超时的项目进行专家的替换、删除和新增的功能。

"平台化管理"缩短了评价前的准备时间，提高了管理员的工作效率，为专家评价环节提供了更多时间。与此同时，管理员对于评价进度的动态掌握，很大程度上为评价工作的顺利完成提供了监督保障。

（二）智能化辅助

智能化辅助主要是针对专家的审稿环节，即在健康影响评价过程中准确识别一些常见的健康影响因素的关键词，这将有助于专家快速定位可能存在较大健康影响的政策原文段落。为了实现这一功能，本系统使用了采用自注意力机制的 Bi-GRU-CRF 深度学习模型。

该模型可以自动识别文件中潜在的健康影响关键词。在系统应用中，首先是对政策原文进行扫描，识别其中所有的健康影响关键词，然后勾选操作界面中"自动标注"选项，原文中的健康影响关键词就会被高亮显示。当把鼠标移动到关键词上面的时候，将会出现用于显示其所属子类及其潜在的健康影响窗口。

评价专家可在系统智能化辅助功能的提示下，快速掌握政策文件中潜在的、关键的健康影响因素，初步了解政策文件的大致内容。"智能化辅助"既提高了专家审稿评价的效率，又兼顾了评价的严谨性和科学性。

（三）可视化操作

在可视化方面，除上述讲到的项目进度可视化之外，本系统还可以在智能化辅助功能过程中实现可视化。具体来说，在专家的评估界面中，通过点击"卡片模式"可以将增加的批注进行展示。

系统会根据文本情况进行提示是否支持进行自动标注健康影响因素。如果支持，专家勾选"自动标注"和"可视化分析"选项，就可以实现可视化分析健康影响因素。如图7所示，勾选"自动标注"和"可视化分析"选项，在审稿页面的右边可以看到对于健康影响因素关键词比例与影响因素高频关键词词云。其中对于"关键词分析"模块，不同的关键词使用不同的颜色标注，若关键词在政策文件中出现的次数较多，那么在饼图中所占的比例也就越大。同样，在"高频关键词"模块中，关键词通过词云的形式来展示。与"关键词分析"模块类似，不同的关键词用不同的颜色来表示，出现的次数越多，对应的关键词的尺寸也就越大。

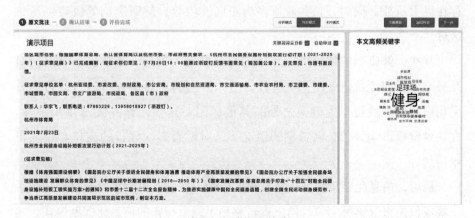

图7　自动标注功能

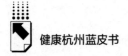

此外，为了详细地解释自动标注下的关键词影响因素，专家通过点击"分析模式"，可以看到不同关键词在文档中的情况，包含健康影响因素关键词所属类别、关键词出现次数、关键词所占比例和不同关键词所带来的潜在健康影响等内容。

"系统可视化"模式，通过简单的视图直观呈现了复杂文件的关键信息，实现了关键信息的快速传递，为专家给出明确的评价意见提供了有效参考。

四 健康影响评价信息化探索面临的挑战

当前，国内健康影响评价信息化建设还处于试点探索阶段，距离实现理想状态的智能化普及应用还有很大差距。首先，健康影响评价信息化在评价过程中实现自动分级功能还面临巨大挑战。不同政策文件的受影响人群、受影响地区、受影响职业及其影响程度等因素各有不同。针对不同政策文件，根据其对健康影响程度的不同，需要分级开展不同程度健康影响评价，以便于确定其适用范围。但是，健康影响因素具有多元性和复杂性，权威的剂量反应依据也相对缺乏，在短期内完善健康影响评价数据库存在巨大挑战。同时，公共政策多为正向性内容，健康影响等级难以量化区分。

其次，健康影响评价责任主体定责存在巨大挑战。当前，国家层面对开展健康影响评价仍处于倡导阶段，对未开展健康影响评价的行政行为并无相应罚则，使得卫生健康之外的其他部门对这项工作并无过多积极性。在缺少健康影响评价长效机制的情况下，对健康影响评价的支持和投入很难持续。

最后，信息化距离智能化还有很大差距。目前，虽然该系统已经超越了一些仅仅是把健康影响评价的流程转移到了线上操作的信息化探索模式，实现了在线标注、关键词定位和自动检索文献等功能，但是仍然未实现真正意义上的智能化辅助专家决策功能，缺乏一定的灵活性和交互性。

以信息技术和计算机技术为支撑的大数据和人工智能发展，为健康影响评价提出了新的思路和方法，尤其是诸如 ChatGPT 等人工智能技术驱动的自然语言处理工具的应用，也为健康影响评价指明了新的方向。比如，自动化推荐相关文献、从语义层面上挖掘潜在的健康影响关键词等功能。未来，把握大数据和人工智能的浪潮，通过海量数据辅助健康影响评价的机理研究，可以夯实健康影响评价的理论基础和技术基础，从而推动健康影响评价从信息化走向智能化。

案例篇

B.15

"五色花"婴幼儿家庭养育
照护模式和探索

陈国伶 朱燕 刘金玲 蒋天武*

摘 要： 为化解3岁以下婴幼儿照护服务供需矛盾，提升婴幼儿家庭照护服务水平，杭州市以拱墅区天水武林街道社区卫生服务中心为试点，依托信息化平台，打造3岁以下婴幼儿家庭照护模式，构建婴幼儿照护服务体系，摆脱婴幼儿照护难的困境；配备一支专业的照护服务团队，破解基层卫生人才短缺困境；引入专业婴幼儿照护、科学喂养技术，解决基层医疗服务能力不足的问题，以期基本实现婴幼儿科学、合理的家庭照护以及健康成长的目标。杭州市在实践应用中创建了3岁以下婴幼儿照护家庭服务新模式、创新了婴幼儿家庭照护服务新团队、创造了未来婴幼儿健康服务新成效。

关键词： 婴幼儿 家庭照护 母乳喂养

良好的养育照护是父母（养护人）在与婴幼儿共同生活的过程中，为婴幼儿提供喂养、照料、陪伴以及玩耍、交流和学习的条件等，从而保障

* 陈国伶，杭州市拱墅区天水武林街道社区卫生服务中心副主任、硕士生导师、主任护师，主要研究方向为公共卫生管理、妇幼保健、健康教育；朱燕，杭州市拱墅区天水武林街道社区卫生服务中心副主任医师，主要研究方向为妇幼保健；刘金玲，浙江树人学院树兰国际医学院讲师，主要研究方向为社区护理、护理教育；蒋天武，杭州市拱墅区天水武林街道社区卫生服务中心主任，主要研究方向为公共卫生管理、全科医学、妇幼保健。

和促进婴幼儿健康成长。"五色花"婴幼儿家庭养育照护模式通过生长发育监测、家庭养育照护咨询指导、父母课堂、亲子活动、入户指导等促进儿童早期发展，提高婴幼儿健康养育照护能力和水平。本研究将从"婴幼儿家庭养育照护模式"的背景出发，总结分析了杭州市的经验做法和实践特色。

一 "五色花"婴幼儿家庭养育照护模式产生背景

（一）政策背景

3岁以下婴幼儿照护服务事关婴幼儿健康成长，事关千家万户的幸福，事关民族的未来。国务院办公厅印发《关于促进3岁以下婴幼儿照护服务发展的指导意见》（国办发〔2019〕15号），浙江省政府工作报告中也提出要"加强3岁以下婴幼儿托育工作，着力破解托育难问题"，该项工作成为领导重视、百姓关心的一件民生大事。2018年，拱墅区政府开始全省3岁以下婴幼儿照护试点工作，坚持以"政府引导、部门协作、家庭为主、多方参与"为总体思路，破题探索，建立起了婴幼儿照护服务的"552工作模式"，即制定出台婴幼儿照护服务发展的5个政策文件；鼓励开展家庭自主照护养育模式、托幼一体延伸服务模式、社区开发开办普惠模式、企事业单位自办福利模式、社会力量兴办托育模式5种形式的婴幼儿照护服务；搭建线上智慧平台、线下发展中心2个平台，逐步满足人民群众对婴幼儿照护服务的需求。其中，"家庭自主照护养育模式"指结合社区卫生服务中心妇幼保健工作，加强对婴幼儿抚养人科学育儿知识传播和宣传教育，由家庭抚养人作为养育任务主要承担者的婴幼儿养育模式。

（二）情况简介

杭州市拱墅区天水武林街道社区卫生服务中心是全国示范社区卫生服务中心，也是"全国院务公开示范点"，浙江省签约服务培训基地，浙江中医

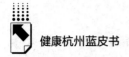

药大学、杭州师范大学等社区实习科研教学基地，还是前下城区 3 岁以下婴幼儿照护服务家长培训基地。承担了全科医学、社区护理、社区卫生管理等学生实习带教科研工作。根据摸排调查发现，辖区婴幼儿托育机构存在以下较为突出的问题：一是安全性隐患突出，规范程度不高，涉及消防、建筑、环保、食品、人身、卫生防疫等诸多安全风险普遍存在；二是供需严重失衡，普惠性不足，有照护需求的家庭占比达 35.00%，而实际毛入托率仅有 9.78%，与 OECD 国家相比差距明显；三是家长、看护人及从业人员普遍缺乏科学的、系统的育儿知识，科学育儿水平不高；四是宣传指导普及的渠道不够通畅，原有"三优"中心功能发挥不足。中心工作团队通过走访北京、上海、河南新密等地，实地考察学习 3 岁以下婴幼儿照护服务先进做法，充分借鉴日本、芬兰的照护指南和工作经验，不断收集并分析发达国家和地区关于 3 岁以下婴幼儿照护工作的经验做法。同时结合中心妇幼保健工作，提供养、教、医融合服务。"养"即在产后入户访视中，对婴幼儿家长和养护人进行养护知识指导，评估养护家庭环境，帮助家长为婴幼儿搭建合理正确的绿色成长环境，增加国家基本公共卫生服务规定的产后入户次数，从孕后期 8~9 个月，产后 7 天，产后 1 个月，产后 2 个月，产后 4 个月分别入户。"教"即编写 3 岁以下婴幼儿照护服务指南和手册，线下开设养护人课堂，围绕疾病防治、体格发育、科学喂养、家庭成长、潜能发展 5 个方面设置理论和实操的情景式演练教学，受众群体区别于传统的妈妈课堂，更包括保姆、月嫂之内的直接养护人。线上为 3 岁以下婴幼儿家庭建立了宝妈群、孕妈群、养护人群等多个群组，为辖区的 2000 余名孕产妇和 3 岁以下婴幼儿养护人 24 小时提供线上咨询服务，内容包括母乳喂养、辅食添加、健康咨询、异常状况处理、预防接种咨询等，让大家足不出户就能得到专业医生的指导。"医"即在传统儿童保健的基础上，拓展新的婴幼儿照护医疗支撑门诊体系，结合养护人需求，聘请省儿童医院专家开设儿童发展早期干预门诊名医工作室，同时开设全市首个基层社区卫生服务中心的母乳喂养门诊、营养厨房门诊、妇幼一体化门诊、家庭养育照护门诊等一系列针对婴幼儿成长中的干预指导门诊。

二 主要举措

3 岁以下婴幼儿家庭照护服务模式于 2019 年 12 月在天水武林街道辖区启动运行，用时 3 年，初步形成了成熟的运行模式，以医疗、护理及教育为核心理念，基本实现了孕产育一体化的婴幼儿家庭养育照护服务实践。

（一）破题先行，搭建平台

从 2018 年底开始，天水武林街道社区卫生服务中心（以下简称中心）通过对国内外先进地区走访调查，不断收集并分析发达国家和地区对 3 岁以下婴幼儿照护工作的经验做法，做实 0~6 岁儿童健康管理服务和 0~3 岁儿童中医药健康管理服务，强化 3 岁以下婴幼儿健康养育照护和咨询指导、儿童生长发育和心理行为与评估、儿童超重和肥胖的预防、眼保健和近视防控、口腔保健等健康指导和干预；针对每个月龄段婴幼儿体格、认知和社会情绪等变化特点，制订家庭养育照护实施方案；积极探索婴幼儿照护服务发展路径，大力推动婴幼儿照护服务发展，中心于 2019 年 12 月挂牌成立 "3 岁以下婴幼儿家庭实训基地"。

（二）组建团队，从有到优

（1）打破边界，推动学科交叉融合。中心成立 3 岁以下婴幼儿家庭照护模式工作领导小组，不断加大人力经费投入、扩大业务用房面积、增加设施设备。通过建立儿童保健科、中医儿科、小儿推拿、围产保健科、妇幼一体母乳喂养门诊和口腔科等多学科合作机制，提供从孕期到儿童早期教育发展的全方位连续服务。

（2）以终为始，夯实人才培养闭环。为切实提高整体医疗技术水平和儿童早期发展技术服务能力，中心与杭州市妇产科医院、杭州市儿童医院、浙江省儿童医院等上级医院签订合作协议，不定期选送优秀人才前往上级医院进修深造或接受短期强化培训。上级医院围绕医疗管理、人才培养、专业

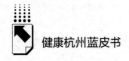

技术指导、双向转诊、大型医疗设备共享、出生缺陷筛查与防治和远程医疗服务等方面给予指导并开展合作。目前妇幼保健门诊5位医生均接受了专业儿科进修学习并取得证书。同时6位医务人员参加了中国妇幼中心举办的养育照护小组师资培训、国家爱婴医院母乳喂养系列课程培训、家庭语言指导师培训，其中，3人取得家庭语言指导师证书，1人取得母乳咨询证，1人取得养育照护师证书。

（3）筑巢引凤，促进医教有机融合。邀请国内外专家学者，来中心开展教育培训，参加人员通过专业考核方可上岗。在婴幼儿早期教育方面，我们学习了芬兰0~6岁儿童早期教育和护理，聘请芬兰专家学者到中心授课并指导交流。此外，团队全体人员参加了爱婴医院母乳喂养系列课程、家庭语言师指导、母乳喂养、婴幼儿亲子阅读等系统培训，均高分通过考核。另外，中心还融合了辖区幼儿园及青少年活动中心早期教育系列课程，授课方法的专业性和授课内容的全面性得到了保障。

（三）数字赋能，精细管理

（1）数字化助力"浙有善育"。浙江省卫健委妇幼处数字赋能项目实施，将婴幼儿喂养状况调查问卷及家长营养知识调查问卷纳入"浙有善育"智慧托育数字化集成应用，家长可以通过"浙里办"APP记录婴幼儿的喂养情况并学习科学的营养喂养知识，儿童保健医生可以通过APP了解婴幼儿喂养和营养情况、家长认知误区等，为婴幼儿提供更有针对性的营养喂养指导。中心多措并举，促进0~3岁婴幼儿养育人喂养行为改善，改善婴幼儿营养和健康状况。

（2）数字化助力精细管理。儿童保健医生对居住在本辖区的高危儿（尤其是早产儿、危重症治愈后出院的患儿）进行入户指导，例如，生长发育评估、行为测定、科学喂养、营养指导、生活护理等，不仅减少了他们来回奔波医院的次数，更有利于高危宝宝的早期干预，助力宝宝健康快乐成长。同时在社服系统建立高危儿档案，增加高危儿的随访频次，通过数字化信息系统进行精细化管理，同时提高管理质量，防止漏访漏管。对基层无法干预的高危儿通过数字赋能的区级市级转诊系统及时精准转诊，让家长和孩子少走弯路，最大程度减少漏诊误诊。

（3）数字化助力"一站式"服务。家长在浙里办 APP 中"浙有善育"的"养育"模块，可进行"喂养自测""生长自测"及育儿知识视频学习。在浙里办 APP 中"健康杭州"的"母子手册"模块，选择"儿童体检"，进行母子健康手册绑定，可实时了解儿童体检信息。同时儿保医生根据体检情况推送个体化的养育指导方案。家长如果发现孩子身高和体重增长速度过快，或者明显低于同龄人平均水平，通过"养育照护一键通"就能预约养育照护门诊，进行生长发育评估和各类体检和筛查，报告在线就可以查询。

（四）总结提炼，创新"五色花"家庭养育照护工作模式

（1）理论基础，强化落地。联合国儿童基金会及世界卫生组织（WHO）在儿童发展目标中均提及，促进儿童早期发展最直接有效的方法就是养育照护。2018 年，WHO 等国际组织联合发布养育照护促进儿童发展框架，将养育照护定义为"一个由照护者创造的环境，旨在确保儿童身体健康，饮食营养，保护他们免受威胁，并通过互动给予情感上的支持和响应，为他们提供早期学习的机会"，明确了以健康营养、安全、回应性照护和早期学习机会为核心的养育照护策略。2020 年，中国妇幼保健协会婴幼儿养育照护专委会的专家达成了我国针对婴幼儿健康、营养、安全、回应及早期学习的照护目标和照护建议的共识。[①] 五色花工作模式是在此理论基础上，根据社区卫生服务中心实际运行情况，构建了婴幼儿家庭养育照护模式。

（2）挖掘内涵，形成品牌。"五色花"是指由金、绿、蓝、橙、红五种颜色的向心花瓣组成，寓意"健康、智慧、童趣"，内涵为"五色花·守护生命最初 1000 天"（见图 1）。"五色花"家庭养育照护模式从五个方面切入婴幼儿照护。一是金点子（科学喂养）通过培育特色母乳喂养门诊及营养膳食厨

---

① 《婴幼儿养育照护专家共识》，https：// mp. weixin. qq. com/s/FXzUgSVOmXiTfl3ZkngDBg，最后访问日期：2023 年 11 月 25 日。

房，以参与式及健康教育的工作方法，为婴幼儿养护人提供母乳喂养、辅食添加、营养保健等关于婴幼儿哺育喂养方面的知识，从而保证婴幼儿获得充足的营养；二是绿环境（家庭成长）培育特色入户访视体系，通过入户方式传授家庭环境搭建、安全保障、家庭互动、亲子交流等婴幼儿养护知识；三是蓝智慧（潜能发展）培育特色"小花牛"医养亲子课堂和家庭养育照护门诊，提供对婴幼儿运动、语言认知、社会交往、情绪调节技能的促进以及家庭养育回应性照护的指导服务；四是橙活力（体格发育）培育特色儿童成长促进门诊，包括对婴幼儿身高体重、头围等发育参数进行监测和健康检查，以及时发现异常情况；五是红健康（疾病防治）培育特色线上疾病防治课程和咨询指导，包括疫苗接种、常见疾病的预防和识别，以及相关疾病护理知识。

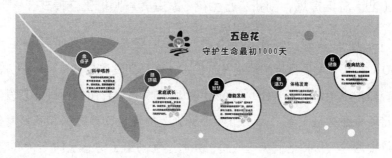

图1　"五色花"logo及内涵介绍

三　"五色花"家庭养育照护模式的
实践及特色之处

（一）探索三联合一的实践模式

中心以辖区婴幼儿成长健康需求为切入点，结合社区卫生服务中心的服务特色，利用更接近群众的服务优势，探索3岁以下婴幼儿照护家庭服务新模式的三种方式：系列特色门诊、养护课堂及入户指导。系列特色门诊是指在原有围产保健、儿童保健的基础上，针对3岁以下婴幼儿照护服务项目开设一系列特色门诊，包括母乳喂养门诊、营养膳食厨房、婴幼儿家庭养育照护门诊、妇幼一体化门诊、中医儿童保健门诊等；养护课堂是针对辖区3岁以下婴幼儿养护人，在中心开展养护人系列课程，引入上级医院儿科专业师资力量，对养护人进行线上和线下、多种形式的养护知识的理论和实操培训，设立了"小花牛"医养亲子课堂，全球群组化保健模式课堂；入户指导是指在国家公共卫生服务规定的入户访视之外，对辖区内孕产妇及婴幼儿开展孕期8个月、产后7天、产后1个月、产后2个月、产后4个月的家庭入户访视，对养护人进行家庭科学喂养、家庭环境搭建以及婴幼儿生长发育的健康指导。

1. 系列特色门诊

（1）婴幼儿家庭养育照护门诊。以家庭养育问题的专业化咨询与指导为特色，以0~3岁婴幼儿为重点服务对象，通过对儿童神经心理发育、社会适应性、亲子关系及家庭养育照护能力等进行评估，为各类家庭育儿问题提供有针对性的养育照护指导服务，缓解父母育儿焦虑，促进儿童生理、心理与社会适应能力的全面发展，也有利于对各种发育偏离儿童的早期干预。

①团队组成。由专业的婴幼儿照护师、专职护师、中医儿童保健医师及拥有多年儿童保健科临床工作经验的高年资医师组成。

②全面评估。通过对家庭养育照护环境、照护技能、睡眠、喂养、身体活动、体格生长、发育行为进行全方位的照护评估，全面评估儿童生理、心理、社会适应能力水平，梳理家庭育儿的问题。

③干预指导。通过评估对儿童生长发育进行系统监测，帮助家长找到儿童出现问题的原因，并做出合理的、可执行的育儿规划，让家长找到适合自己家庭和孩子的养育方式。指导家庭开展婴幼儿喂养、培养儿童良好行为习惯和睡眠习惯、高质量亲子互动等，针对照护不当引发的喂养困难、睡眠不足、过敏、生长发育落后、运动发育落后、语言发育落后等常见问题制订个体化干预计划并定期随访，切实为各类家庭育儿问题提供有针对性的养育照护指导服务，缓解父母育儿焦虑，同时，经过干预和训练，帮助儿童实现早期良好发展，把发展的潜力转化为现实的能力。

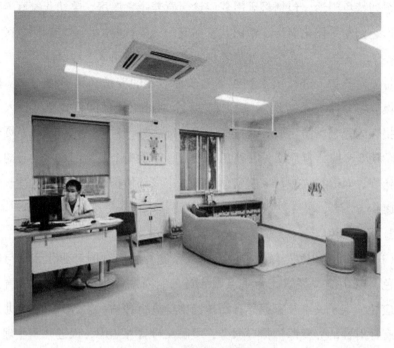

图2　婴幼儿家庭养育照护门诊

（2）妇幼一体化门诊。将围产保健、儿童保健、产后康复合并为一，为孕产妈妈们提供系统化的产前、产后、儿童保健服务；以优化诊疗流程、改善诊疗环境为切入点，打造孕产妇保健、儿童健康管理一体化的诊疗服务体系。

①孕产妇产前产后一体化。全程由2位具有15年以上妇幼保健工作经验的资深医生，为宝妈们提供一对一的线上线下个性化服务。产前开展围产保健的同时，提供健康教育、心理咨询与指导、孕期营养、疾病筛查与防治、遗传咨询与产前筛查等医疗与保健服务，同时对妊娠合并甲状腺疾病、妊娠糖尿病等妊娠常见合并症、并发症进行指导和干预，指导养育人员进行乙肝、幽门螺杆菌等疾病的筛查工作。在产后提供母乳喂养指导、婴幼儿保健系列服务，并对产后伤口恢复美化、产后盆底康复、产后母乳喂养、产后体重控制等新手妈妈们最为焦虑的核心问题进行个性化指导。

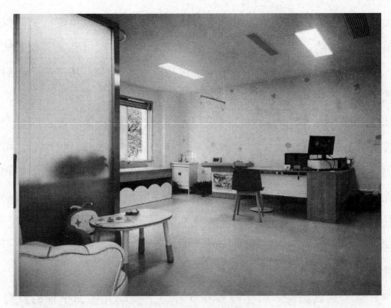

图3　妇幼一体化门诊

②关注婴幼儿成长全周期。秉承全生长周期理念，从0岁开始，对生长发育进行监测，提供免疫规划、家庭养育评估等咨询指导，指导活动贯穿于孕产妇产前产后检查及一系列随访，多维度深化儿童保健服务。在婴幼儿养育技巧上下功夫，指导感统训练，提高婴幼儿的语言能力、社会能力、运动能力等，保障和促进婴幼儿身心健康发育，减少疾病的发生。让宝妈们感受从孕育到养育的连续呵护，懂得营养、环境、药物使用、年龄等因素对胎儿发育的影响，减轻首次养育宝宝的心理、身体负担，快速掌握育儿技巧，为生育二孩、三孩奠定基础。

（3）母乳喂养门诊。很多妈妈在母乳喂养的路上会遇到不小的阻碍，为了给妈妈们在"喂爱"路上保驾护航，中心积极倡导和支持母乳喂养，开设母乳喂养门诊。

①开设首家门诊。中心和浙江省母乳哺育公益促进会合作开展母乳哺育服务项目并签订合作协议，这也是浙江省母乳哺育公益促进会与杭州市基层社区卫生服务中心的首次合作；联合开设了杭州市基层社区卫生服务中心的

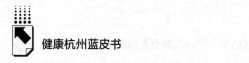

首家母乳喂养门诊，由专业的母乳喂养指导师、催乳师以及资深妇幼保健医护人员组成的团队，为准妈妈和新手妈妈们面对面传授母乳喂养相关知识和技能，提升母乳喂养成功率，平稳地度过生理性涨奶期，从产前到产后全程跟踪式解决母乳喂养的烦恼。

②主要服务内容。现场评估每一位就诊孕产妇的身体情况，制订个性化的母乳喂养方案；详细介绍母乳的分泌机制、成分、喂养过程中婴儿可能会出现的各种表现；讲解早接触早吸吮的重要性；演示舒适的喂奶姿势和正确的婴儿含接姿势；对预防和解决母乳喂养相关问题进行答疑解惑；对奶量不足、乳头混淆、乳胀、乳头疼痛、乳头凹陷、乳头破裂、乳腺管堵塞、乳腺炎及回奶等问题进行干预处理；同时开通线上问诊服务，全方位守护宝妈们的母乳喂养之路。

（4）营养膳食厨房。科学喂养在3岁以下婴幼儿生命早期的发育中有着至关重要的作用。对儿童来说，摄取营养不仅是为了满足生理需要，更是为了保证生长发育的需要。加强婴幼儿膳食管理，保证幼儿获得生长发育和活动所必需的营养，是婴幼儿养育照护的一项重要工作。

①团队组建。中心组建了由儿保医生、中医师、营养师组成的营养膳食厨房指导团队，主要针对一些新手妈妈不知道如何喂养、喂养不当，以及孩子已经存在营养不良如贫血、消瘦、体重低下、生长迟缓，或超重、肥胖等个性化的问题予以指导。

②儿童营养膳食指导。膳食营养厨房专业的营养师和医护人员通过与家长进行"一对一"的儿童营养膳食指导，纠正家长在添加辅食过程中的错误做法，指导家长科学制作幼儿辅食，同时还会手把手教家长制作营养膳食餐。家长可在营养厨房中根据孩子的需要，挑选和搭配食材，制作宝宝专属的个性化营养餐。辅食添加也是婴幼儿咀嚼肌发育和语言发育的关键环节。

③开设婴幼儿食育课堂。为新手妈妈提供从6月龄的辅食课到婴幼儿共同参与的亲子食育课堂。食育课堂的设计重点在于强化感官能力，培养孩子的自信心和动手能力，尤其是手部细微动作的锻炼，在课程中，激发孩子对食物的兴趣，让他们能够认识食材、了解食材，并进一步学会选择食材、制

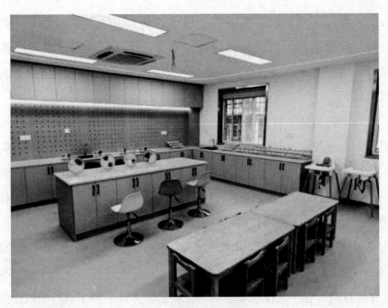

图4 营养膳食厨房

作美食。让孩子动手接触食物和厨房，激发孩子们的创造力，在每一次的美食制作中教会他们树立正确的饮食观念，培养正确选择食物的能力，充分调动幼儿的感官，通过视、听、嗅、味、触觉的体验，直接获得生活体验。

（5）中医儿童保健门诊。儿科中医保健门诊以"未病先防""既病防变"为指导原则，开展儿童中医预防保健和疾病诊治工作，是集小儿体质调理与中医治疗于一体的特色门诊。针对不同阶段和不同体质状态的儿童，结合中药内服、中医外治法等综合系统的中医干预方法，进行病后的调护指导以及未病时的体质调理。

①中医养护指导。由具有硕士研究生学历的中级职称中医师，通过望、闻、问、切，对儿童身体情况进行综合评估，针对儿童状态及家长养护等具体情况，对儿童家长进行中医药健康指导。其中包括开具儿童个性化推拿处方、传授儿童家长简单易行的操作手法等。

②儿童体质辨识。以中医理论为指导，以小儿的体质为认知对象，从体质状态及不同体质分类的特性，制定个性化防治方法。对有偏颇体质的孩子

如气虚质、阴虚质等，给予相应的（包括饮食、生活起居、活动及推拿保健穴位等）全面指导，同时也提供食疗方案，还可在营养膳食厨房挑选和搭配食材，制作宝宝专属的营养膳食，让孩子在色香味俱全的美食中防病治病，健康成长。

③小儿中药药浴。针对小儿年幼喂药困难问题，推出小儿药浴疗法，中药药浴是在中医理论指导下，根据小朋友机体的自身情况，选配相对应的中草药，进行全身、半身或者局部沐浴的一种外治疗法，皮肤是人体最大器官，中药物经皮肤吸收，避免了胃肠反应，让孩子在愉快轻松的戏水玩闹中，提高抵抗力，防病治病。

④中医外治疗法。门诊以中医外治为特色，开展了小儿推拿、穴位贴敷、耳穴疗法、中药药浴、针灸、拔罐等多种中医特色疗法，不打针，少吃药，儿童接受度较高，在小儿体质调理和常见病防治方面取得了良好的效果。

2. 养护课堂

（1）"小花牛"医养亲子课堂。婴幼儿早期健康发展对儿童健康和潜能的激发至关重要。0～3岁是儿童语言、认知、社会情感发展的关键时期，并且这种早期发展的影响可以持续终身。

①搭建交流平台。"小花牛"医养亲子课堂根据儿童早期发育的规律和特点，从营养、卫生与健康、回应性照护、安全与保护、早期学习机会方面帮助家长掌握家庭养育的相关知识、方法和实操技能，以创造一个适宜婴幼儿身心健康成长的家庭养育环境，同时也为众多宝爸宝妈们搭建一个分享育儿经验、寻求育儿问题解决方法的交流平台，解决养育过程中面临的诸多困难。

②多彩课程赋能成长。儿童保健医师根据婴幼儿生长发育情况制订每阶段健康宣教重点和亲子活动的详细计划，有条理实施，以促进婴幼儿全面健康成长。通过有效的活动，婴幼儿在玩耍中促进了粗大及精细运动发展，以及情绪能力及学习能力的发展。目前共开展了36场"小花牛"医养亲子课堂，家长们感慨收获满满，也认识到了自己平时在养育孩子时存在的误区。

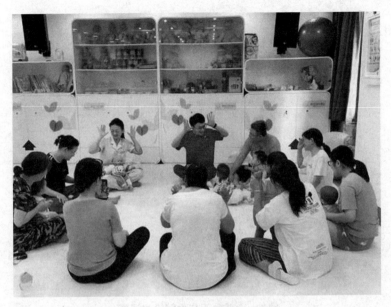

图5　"小花牛"医养亲子课堂

（2）全球群组化保健模式课堂（以下简称群组化保健模式课堂）。是以孕产妇的生理、心理、家庭及社会需求为基础，充分体现以母婴健康为中心的服务理念，通过优化医疗资源，整合服务内容，促进妇幼保健服务体系改善和质量提升，打造生育全程优质服务链，促进母婴健康的活动。

①开展形式。中心与杭州市妇产科医院合作，由一位资深的围产保健科医生与一位受过全球群组化保健（GCG）模式培训的资深助产士组成一组医护团队来提供专项服务。将月龄相近的孕妈妈组建成一个小组，定期开展活动，让小组成员通过分享经验与他人建立联结，这种联结强有力地促进了成员间关系的建立，同时促进了她们学习、赋权和行为改变。

②实践活动。群组化保健模式为孕妇提供了获取工具和知识的机会，帮助她们建立信息，进而促使她们获得不断增强的赋权感。活动内容包含：孕期营养管理，孕期不适的处理，孕期减压与运动，认识分娩，呼吸练习，分娩方式与疼痛的管理，入院准备及新生儿护理，情绪管理与母乳喂养，新生儿安全与产后康复，新生儿护理等。目前中心已经开展2次群组化保健模式

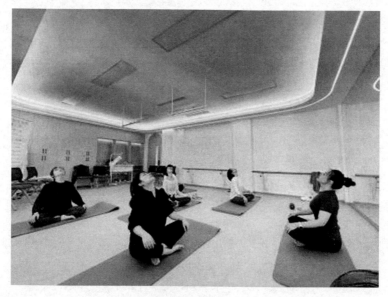

图6　全球群组化保健模式课堂

课堂，有13位准妈妈参加过活动，大部分是连续参加的。区别于传统的讲座宣教模式，群组化保健模式课堂更受孕妈妈们的欢迎和认可，因为有"深刻的积极体验感"和"强烈的获得感"。

3. 入户指导

中心的医务人员通过走入婴幼儿家庭，对家庭环境搭建、家庭养育方式进行评估和指导。国家基本公共卫生服务项目对入户指导的要求只有产后7天一次，而在中心"五色花"家庭服务模式下，小月龄段4次的入户分别针对科学喂养、疾病防治、家庭成长、潜能发展、体格发育五大版块内容在家庭环境中的具体操作进行一对一的当面指导。孕期8个月由围产保健医生提供产前指导、分娩准备、母乳喂养准备等特色访视；产后7天由围产保健医生评估产妇及新生儿身体状况、进行母乳喂养指导和新生儿护理等国家公共卫生服务项目访视；产后1月、2月和4月分别由儿童保健医生开展婴儿成长评估、家庭成长干预、科学喂养、早期发展指导等特色访视。

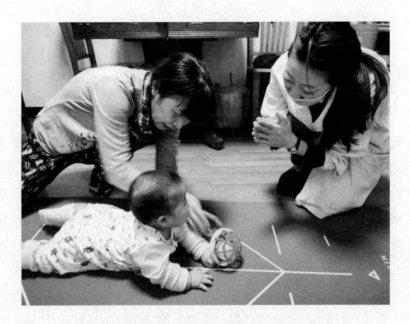

图7　入户对 4 个月婴儿进行家庭成长干预指导

（二）创新"235"服务特色

作为一项全新的试点工作，该项目主要的创新点在于牢牢把握以家庭为主的 3 岁以下婴幼儿照护模式，以养护人照护能力培育为主要着力点，创新"235"服务特色，即 2 个依托、3 种照护手段、5 种照护内容。"2 个依托"即以婴幼儿照护家庭实训基地建设为依托和以一份 3 岁以下婴幼儿照护服务手册撰写为依托；"3 种照护手段"即婴幼儿入户指导、3 岁以下婴幼儿照护系列特色门诊和养护人课堂；"5 种照护内容"即完善 3 岁以下婴幼儿体格生长、疾病防治、科学喂养、潜能发展、家庭成长。创新家庭自主照护养育与社区卫生服务中心技术指导结合的"五色花"照护模式。

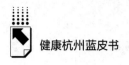
四 实践效果

（一）创建"医防护"一体化中心

天水武林街道社区卫生服务中心"医防护"儿童健康管理中心紧紧围绕科学喂养、家庭成长、智护训练、体格发育、疾病防治"五色花"主题，分别设置了儿童医疗区、预防保健区和婴幼儿照护区，包括儿科、儿童中医、康复、保健、预防接种、养育照护、营养膳食厨房、康复理疗等功能区域，着力打造基本医疗、预防保健和养育照护三位一体的全链条服务体系，实现儿童健康体检、预防接种、养育照护服务、疾病诊疗等一条龙服务。自投用以来，中心开办特色"'小花牛'医养亲子课堂"共59次，参与人次达581人次；"GCG"（全球群组化保健）服务18次，参与人次达175人次，建立"孕前—孕期—分娩期—产后"全孕周期衔接机制，推动儿童健康管理和服务的高质量发展。

（二）编写了一护照一手册

编写3岁以下婴幼儿照护护照及0~3岁婴幼儿照护服务手册。照护护照以时间轴为顺序，根据0~3岁婴幼儿每个时间段发展水平"观察要点"，由发育与健康、感知与运动、认知与语言、情感与社会性等方面组成，分必选项与自选项。① 养护人员在各时期观察孩子行为，对照护照章节内容进行打卡，可助其分辨是正常行为还是异常行为，指导及时就医、及早矫治。在"打卡式"健康养娃的路上，让养护人用趣味的方式完成更多的家庭养护任务。在1000天健康旅程结束之后，打卡累积一定数量，可获得中心赠予的专属"五色花"纪念章和健康大礼包。同时从2019年末开始，中心团队坚

---

① 《3岁以下婴幼儿健康养育照护指南（试行）文件解读》，http：//www.nhc.gov.cn/fys/s3586/202211/556e3097042141bcaa6bb003aab710ca.shtml，最后访问日期：2023年10月11日。

持立足于"医养教融合""实践导向",旨在照护人通过阅读即可将流程化应用到实际育儿过程中,突出适用性、实用性。2022年编写完成并出版的《0~3岁婴幼儿照护服务手册》(见图8)深受百姓特别是新手妈妈及直接养护人的追捧喜爱,也得到了各界专业同行的学习借鉴,同时被国家新闻出版署在2021年和2023年两次纳入"农家书屋"推荐目录,在中央宣传部及相关部门主办的2021"新时代乡村阅读季"的活动中,被评为2021"农民喜爱的百种图书"。

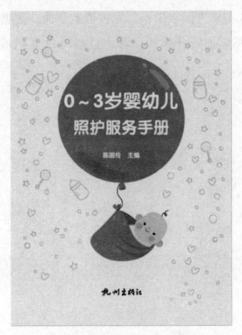

图8　《0~3岁婴幼儿照护服务手册》

(三)打造家门口的婴幼儿成长驿站

杭州市于2021年在全国首创"婴幼儿成长驿站"这一服务载体,分为示范型和基础型,并统一标识,打造15分钟婴幼儿照护服务圈,为婴幼儿家庭提供科学养育指导,引导婴幼儿和家长在参与和体验中同学习、共成长。中心"小花牛"医养亲子课堂也成功被列入杭州市婴幼儿成长驿站名

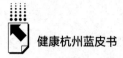
单，得到了辖区婴幼儿家庭广泛好评。

在婴幼儿照护服务供需矛盾突出的情形下，家庭自主照护模式是认可度高、成本低、专业的照护服务模式。在我国三孩政策推动下，将会产生越来越多的婴幼儿照护服务需求，专业、经济的家庭自主照护服务模式必将受到广大家长的认可。在接下来的研究中，中心将开展家庭自主照护服务模式质量与效果评价的研究，为该模式的推广打下坚实基础。下一步，中心将紧紧围绕中国计生协婴幼儿照护服务示范创建区工作要求，在省市各级领导及卫健部门指导下，扎实推进试点工作，完善覆盖全面、普惠优先、管理规范、服务多元的婴幼儿照护服务模式，着力打造可供复制借鉴的杭州经验和样本。

权威报告·连续出版·独家资源

皮书数据库
ANNUAL REPORT(YEARBOOK)
DATABASE

分析解读当下中国发展变迁的高端智库平台

所获荣誉

- 2022年，入选技术赋能"新闻+"推荐案例
- 2020年，入选全国新闻出版深度融合发展创新案例
- 2019年，入选国家新闻出版署数字出版精品遴选推荐计划
- 2016年，入选"十三五"国家重点电子出版物出版规划骨干工程
- 2013年，荣获"中国出版政府奖·网络出版物奖"提名奖

皮书数据库　　"社科数托邦"
　　　　　　　　微信公众号

成为用户

　　登录网址www.pishu.com.cn访问皮书数据库网站或下载皮书数据库APP，通过手机号码验证或邮箱验证即可成为皮书数据库用户。

用户福利

- 已注册用户购书后可免费获赠100元皮书数据库充值卡。刮开充值卡涂层获取充值密码，登录并进入"会员中心"—"在线充值"—"充值卡充值"，充值成功即可购买和查看数据库内容。
- 用户福利最终解释权归社会科学文献出版社所有。

数据库服务热线：010-59367265
数据库服务QQ：2475522410
数据库服务邮箱：database@ssap.cn
图书销售热线：010-59367070/7028
图书服务QQ：1265056568
图书服务邮箱：duzhe@ssap.cn

社会科学文献出版社 皮书系列
SOCIAL SCIENCES ACADEMIC PRESS (CHINA)

卡号：13726186 3396
密码：

S 基本子库
SUB DATABASE

中国社会发展数据库（下设 12 个专题子库）

紧扣人口、政治、外交、法律、教育、医疗卫生、资源环境等 12 个社会发展领域的前沿和热点，全面整合专业著作、智库报告、学术资讯、调研数据等类型资源，帮助用户追踪中国社会发展动态、研究社会发展战略与政策、了解社会热点问题、分析社会发展趋势。

中国经济发展数据库（下设 12 专题子库）

内容涵盖宏观经济、产业经济、工业经济、农业经济、财政金融、房地产经济、城市经济、商业贸易等 12 个重点经济领域，为把握经济运行态势、洞察经济发展规律、研判经济发展趋势、进行经济调控决策提供参考和依据。

中国行业发展数据库（下设 17 个专题子库）

以中国国民经济行业分类为依据，覆盖金融业、旅游业、交通运输业、能源矿产业、制造业等 100 多个行业，跟踪分析国民经济相关行业市场运行状况和政策导向，汇集行业发展前沿资讯，为投资、从业及各种经济决策提供理论支撑和实践指导。

中国区域发展数据库（下设 4 个专题子库）

对中国特定区域内的经济、社会、文化等领域现状与发展情况进行深度分析和预测，涉及省级行政区、城市群、城市、农村等不同维度，研究层级至县及县以下行政区，为学者研究地方经济社会宏观态势、经验模式、发展案例提供支撑，为地方政府决策提供参考。

中国文化传媒数据库（下设 18 个专题子库）

内容覆盖文化产业、新闻传播、电影娱乐、文学艺术、群众文化、图书情报等 18 个重点研究领域，聚焦文化传媒领域发展前沿、热点话题、行业实践，服务用户的教学科研、文化投资、企业规划等需要。

世界经济与国际关系数据库（下设 6 个专题子库）

整合世界经济、国际政治、世界文化与科技、全球性问题、国际组织与国际法、区域研究 6 大领域研究成果，对世界经济形势、国际形势进行连续性深度分析，对年度热点问题进行专题解读，为研判全球发展趋势提供事实和数据支持。

法律声明